MEDAT

KOGNITIVE FÄHIGKEITEN UND FERTIGKEITEN

DAS ÜBUNGSBUCH

3. AUFLAGE

MedGurus
VON & FÜR STUDENTEN

Zuschriften, Lob und Kritik an:
MedGurus Verlag; Hetzel, Lechner, Pfeiffer GbR; Am Bahnhof 1, D-74670 Forchtenberg
Oder per E-Mail an: buecher@medgurus.de

Bibliografische Information der Deutschen Nationalbibliothek
Die Deutsche Nationalbibliothek verzeichnet diese Publikation in der Deutschen Nationalbibliografie; detaillierte bibliografische Daten sind im Internet über http://dnb.dnb.de abrufbar.

1. Auflage März 2014
2. Auflage April 2015
3. Auflage März 2016

Lektorat, Korrektorat: Marina Essig, Florian Scholl
Layout: Marte Kiessling
Satz: Leonie Ambrosius, Maximilian Münzer
Umschlag: Baska Wolna
Druck und Bindearbeit: Schaltungsdienst Lange, Berlin

Printed in Germany
ISBN-13: 978-3-944902-14-2

INHALTSVERZEICHNIS

1 VORWORT

Hinter dem Namen **MedGurus** steht eine Initiative von motivierten Medizinstudenten und approbierten Ärzten, die es sich zur Aufgabe gemacht haben Medizininteressierten zu ihrem Studienplatz zu verhelfen. Es ist uns ein Anliegen Chancengleichheit bei der Vorbereitung auf den Medizinertest herzustellen und keine Selektion durch überteuerte Vorbereitungskurse und -materialien zu betreiben. Wir haben daher in den vergangenen Jahren viel Zeit und Herzblut in die Erstellung von Vorbereitungskursen und Übungsmaterialien für den Medizinaufnahmetest investiert, um Dir diese Bücher und Kurse zu studentisch fairen Preisen anbieten zu können. In dieser Zeit hatten wir das Glück und die Gelegenheit mehrere tausend Medizininteressierte auf ihrem Weg zum Studienplatz begleiten zu dürfen.

Das Konzept unserer Buchreihe ist simpel. Der Leitfaden zum MedAT erklärt umfangreich und anhand von Beispielen die Lösungsstrategien für die einzelnen Untertests. Daneben gibt es unsere Übungsbücher zu den jeweiligen Untertests, die ausreichend Aufgaben bereitstellen, um die Lösungsstrategien ausgiebig einzustudieren. Dabei werden unsere Bücher regelmäßig auf den neusten Stand gebracht und an die ständigen Änderungen im MedAT angepasst.

Für Dein Feedback zu unseren Büchern haben wir immer ein offenes Ohr. Deine Wünsche, Anregungen und Verbesserungsvorschläge setzen wir gerne um. Wir sind für Dich immer unter der folgenden E-Mail-Adresse erreichbar: **buecher@medgurus.de**

Du findest uns auch unter **www.facebook.com/medgurus** bzw. „**MedGurus Vorbereitung & Verlag**". Hier veröffentlichen wir auch regelmäßig Neuigkeiten zum MedAT.

Im Übrigen werden fünf Prozent der Gewinne der **MedGurus** für karitative Zwecke gespendet. Detaillierte Informationen zu unseren geförderten Projekten findest Du auf unserer Homepage **www.medgurus.de**.

Jetzt wünschen wir Dir viel Spaß bei der Bearbeitung dieses Buches, eisernes Durchhaltevermögen für die Vorbereitung und nicht zuletzt großen Erfolg im MedAT!

Dein Autorenteam

Alexander Hetzel, Constantin Lechner und Anselm Pfeiffer

Mehr unter **www.medgurus.de – Eine Initiative von und für Studenten**

EINLEITUNG

2 EINLEITUNG

Der MedAT vereint die beiden vorherigen Aufnahmeverfahren der Medizinischen Universitäten in Innsbruck, Wien und Graz, indem sowohl naturwissenschaftliche Vorkenntnisse, als auch kognitive Fähigkeiten geprüft werden. **ACHTUNG!** Die Abfolge der einzelnen Untertests beim MedAT kann sich kurzfristig ändern. Zum Zeitpunkt der Erstellung dieses Buches war die unten aufgeführte Abfolge vorgesehen. Falls sich kurzfristig Änderungen ergeben sollten, findest Du diese auf unserer Homepage **www.medgurus.de**.

2.1 AUFBAU DES MEDAT-H

Der MedAT-H ist aus vier Testteilen aufgebaut:

- ✓ Basiskenntnistest für medizinische Studien
- ✓ Textverständnis
- ✓ Test der kognitiven Fähigkeiten und Fertigkeiten
- ✓ Soziales Entscheiden

Testteil	Untertest	Aufgaben	Zeitvorgabe	Punkte	Wertung
Basiskenntnistest für medizinische Studien	Biologie	40	30 Min.	40	40 %
	Chemie	24	18 Min.	24	
	Physik	18	16 Min.	18	
	Mathematik	12	11 Min.	12	
Textverständnis	Textverständnis	12	35 Min.	12	10 %
Vormittag gesamt		106	110 Min	106	50 %
		Mittagspause 1 Stunde 20 Minuten			
Kognitive Fähigkeiten und Fertigkeiten	Figuren zusammensetzen	15	20 Min.	15	40 %
	Merkfähigkeit Einprägungsphase	8 Ausweise	8 Min.		
	Zahlenfolgen	10	15 Min.	10	
	Implikationen erkennen	10	10 Min.	10	
	Merkfähigkeit Abrufphase	25	15 Min.	25	
	Wortflüssigkeit	15	20 Min.	15	
Soziales Entscheiden	Soziales Entscheiden	10	15 Min.	10	10 %
Nachmittag gesamt		85	103 Min.	85	50 %
MedAT-H gesamt		191	213 Min.	191	100 %

2.2 AUFBAU DES MEDAT-Z

Der MedAT-Z ist aus vier Testteilen aufgebaut:

- ✓ Basiskenntnistest für medizinische Studien
- ✓ Manuelle Fähigkeiten
- ✓ Test der kognitiven Fähigkeiten und Fertigkeiten
- ✓ Soziales Entscheiden

Testteil	Untertest	Aufgaben	Zeitvorgabe	Punkte	Wertung
Basiskenntnistest für medizinische Studien	Biologie	40	30 Min.	40	30%
	Chemie	24	18 Min.	24	
	Physik	18	16 Min.	18	
	Mathematik	12	11 Min.	12	
Manuelle Fähigkeiten	Drähte biegen	3	45 Min.		30 %
	Formen spiegeln	7	45 Min.		
Vormittag gesamt		104	165Min.	92	60 %
		Mittagspause 1 Stunde			
Kognitive Fähigkeiten und Fertigkeiten	Figuren zusammensetzen	15	20 Min.	15	30 %
	Merkfähigkeit Einprägungsphase	8 Ausweise	8 Min.		
	Wortflüssigkeit	15	20 Min.	15	
	Merkfähigkeit Abrufphase	25	15 Min.	25	
	Zahlenfolgen	10	15 Min.	10	
Soziales Entscheiden	Soziales Entscheiden	10	15 Min.	10	10 %
Nachmittag gesamt		75	93 Min.	75	40 %
MedAT-Z gesamt		179	258 Min.	167	100 %

WICHTIG! Zwischen den einzelnen Untertests werden keine Pausen gewährt. Es wird abgesehen von der Mittagspause ohne Unterbrechungen durchgearbeitet.

WAS MUSS MAN BEIM MEDAT-H BZW. MEDAT-Z BEACHTEN?

- ✓ Im MedAT-H und MedAT-Z ist immer nur eine der fünf möglichen Antworten (A) bis (E) korrekt, das heißt es sind keine Mehrfachantworten möglich.

- ✓ Für falsche Antworten werden keine Punkte abgezogen, das heißt Du solltest immer eine Antwortmöglichkeit ankreuzen, da Du – salopp gesprochen – nur gewinnen kannst.

2.3 AUFBAU DIESES ÜBUNGSBUCHES

Dieses Übungsbuch knüpft inhaltlich an das Buch „MedAT - Der Leitfaden" an und dient der Einübung der dort erklärten Bearbeitungsstrategien zu den einzelnen Untertests des MedAT. Ideal ist eine vorausgehende Vorbereitung der Lösungsstrategien und der Beispielaufgaben, wie sie in unserem Buch „MedAT – Der Leitfaden" angeboten werden.

Das Übungsbuch wurde speziell zur Vorbereitung auf den Testteil **Kognitive Fähigkeiten und Fertigkeiten** konzipiert und enthält Übungsaufgaben zu den folgenden Untertests:

- ✓ Figuren zusammensetzen
- ✓ Merkfähigkeit
- ✓ Zahlenfolgen
- ✓ Wortflüssigkeit
- ✓ Implikationen erkennen

Die Aufgabenstellung wird einleitend kurz erklärt, danach folgen die Übungsaufgaben. Die Lösungen und deren Erklärung findest du am im Kapitel Lösungen am Ende des Buches.

2.4 KORREKTUREN, NEUIGKEITEN, LOB UND KRITIK

Leider kommt es trotz intensiver Bemühungen hin und wieder zu kleinen Fehlern. Daher haben wir zu jedem Buch eine Seite auf unserer Homepage eingerichtet auf der Du alle Korrekturen zur aktuellen Auflage findest. Falls Dir ein Fehler auffällt, der dort noch nicht korrigiert ist, teile uns diesen bitte per Mail an **buecher@medgurus.de** mit oder poste ihn direkt auf der Seite. Zudem veröffentlichen wir hier auch aktuelle Änderungen und Informationen zum MedAT. Folge einfach dem nebenstehenden QR-Link.

Wir freuen uns über jegliche Art von Kritik, die uns hilft unsere Bücher weiter zu verbessern. Darum wäre es toll, wenn Du uns Deine Meinung zu diesem Buch mitteilst. Schicke dazu einfach eine E-Mail an **buecher@medgurus.de**. Danke für Deine Hilfe!

FIGUREN
ZUSAMENSETZEN

3 FIGUREN ZUSAMMENSETZEN

Aufgabenbeschreibung

Bei diesem Untertest werden einfache geometrische Figuren gezeigt, wie Dreiecke, Vierecke, Vielecke, Kreise oder Halbkreise. Deine Aufgabe ist es eine, in mehrere Teilstücke zerschnittene, Figur gedanklich wieder zusammenzusetzen, um die korrekte Ausgangsfigur identifizieren zu können. Dabei muss die Figur aus ihren Teilstücken so zusammengesetzt werden, dass keine Ecken überstehen und kein Platz zwischen den Stücken bleibt. Die Teilstücke dürfen für das Zusammensetzen nur gedreht, aber nicht gespiegelt werden. Meist ergeben die zusammengesetzten Teilstücke eine Figur, die 15–20 Prozent größer ist als die abgebildeten Figuren, die zur Auswahl stehen. Lass Dich davon nicht in die Irre leiten.

Zu den Teilstücken werden vier Figuren als Antwortmöglichkeit dargestellt. Entspricht die Figur keiner der abgebildeten Antwortfiguren (A) bis (D), ist (E) "Keine der Figuren ist richtig." die korrekte Antwort.

Dieser Untertest ist im MedAT 2016 aus 15 Aufgaben aufgebaut, die in 20 Minuten zu bearbeiten sind. Die folgenden zwölf Übungsblöcke entsprechen in Form, Anspruch und Umfang dem Untertest **Figuren zusammensetzen** im MedAT 2016 und sind daher ebenfalls in 20 Minuten zu bearbeiten.

Block 1

Anzahl der Aufgaben: 15
Bearbeitungszeit: 20 Min.

1.

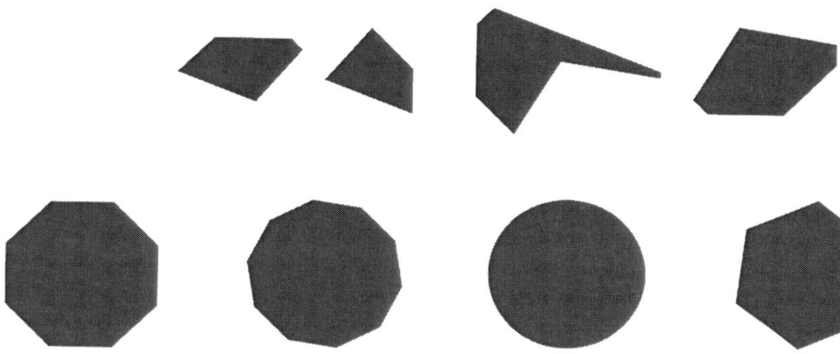

Keine der Figuren ist richtig.

(A) (B) (C) (D) (E)

2.

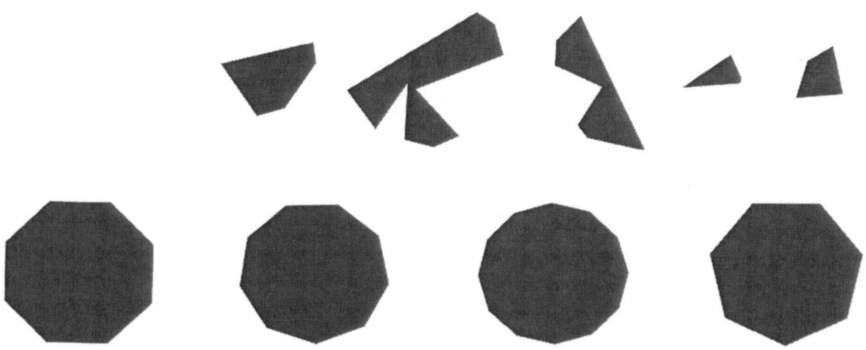

Keine der Figuren ist richtig.

(A) (B) (C) (D) (E)

3.

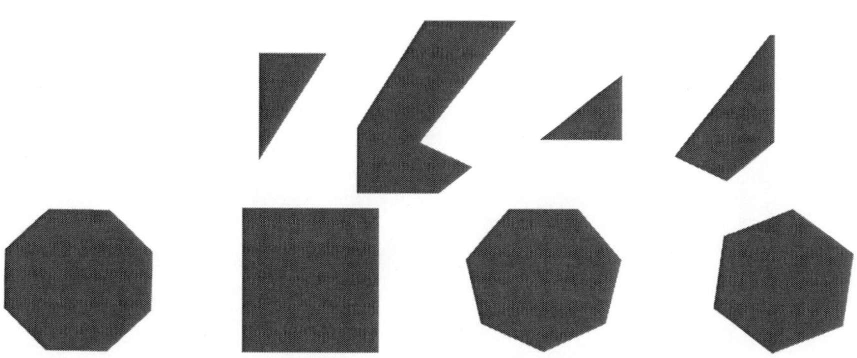

Keine der Figuren ist richtig.

(A) (B) (C) (D) (E)

4.

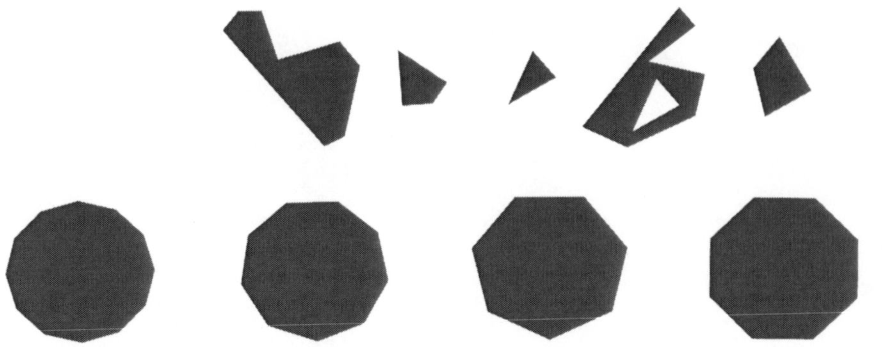

(A) (B) (C) (D)

Keine der Figuren ist richtig. (E)

5.

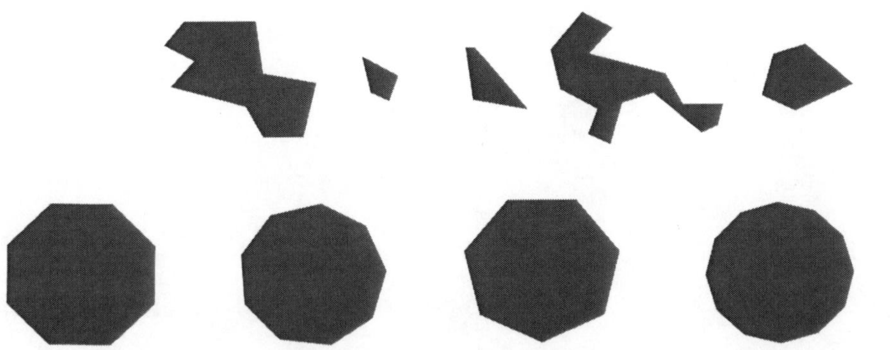

(A) (B) (C) (D)

Keine der Figuren ist richtig. (E)

6.

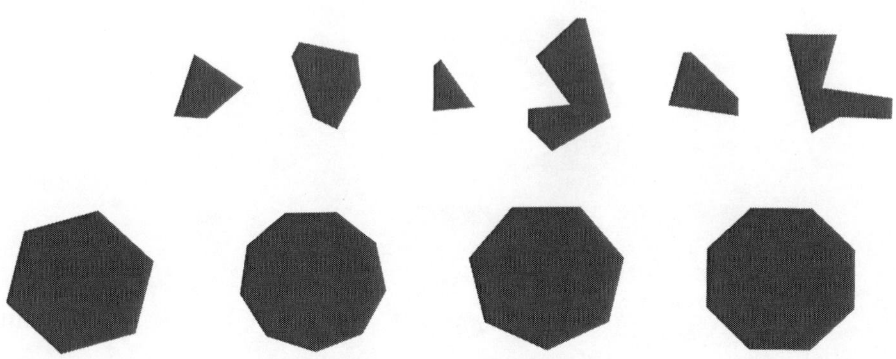

(A) (B) (C) (D)

Keine der Figuren ist richtig. (E)

7.

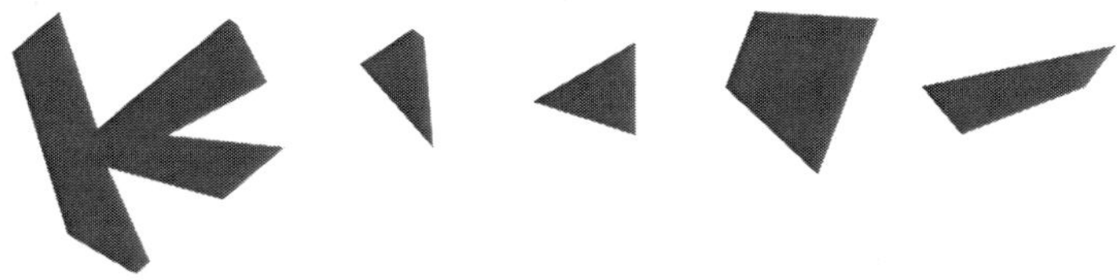

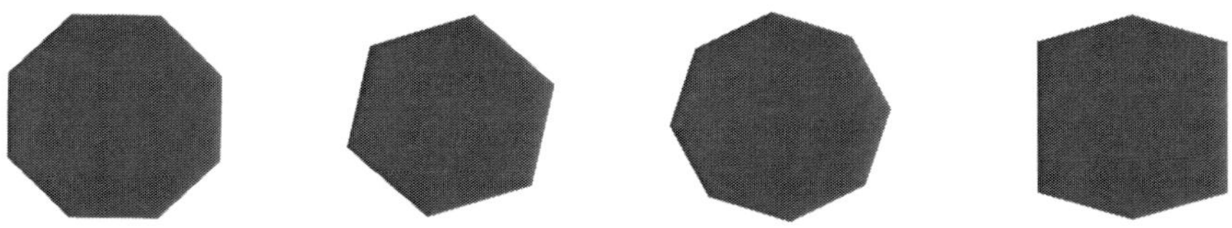

Keine der Figuren ist richtig.

(A) (B) (C) (D) (E)

8.

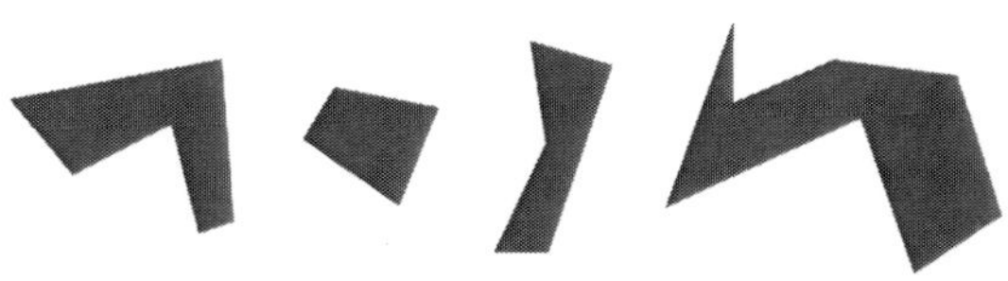

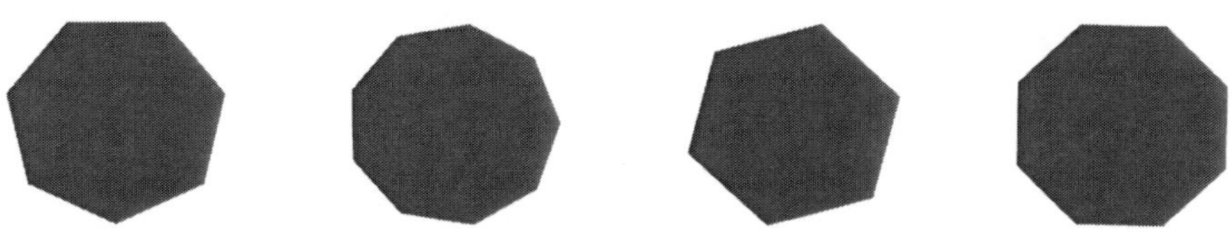

Keine der Figuren ist richtig.

(A) (B) (C) (D) (E)

9.

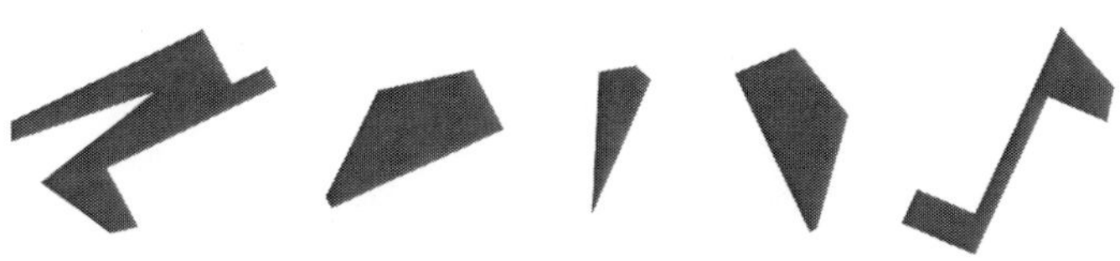

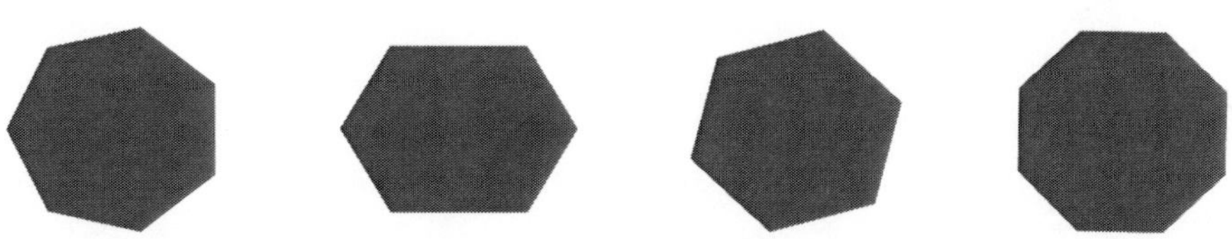

Keine der Figuren ist richtig.

(A) (B) (C) (D) (E)

10.

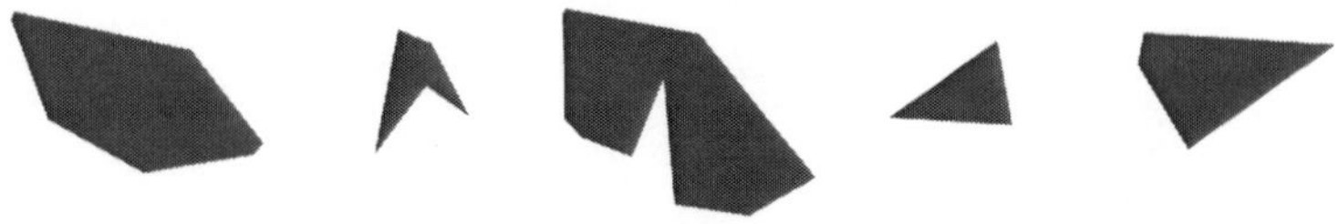

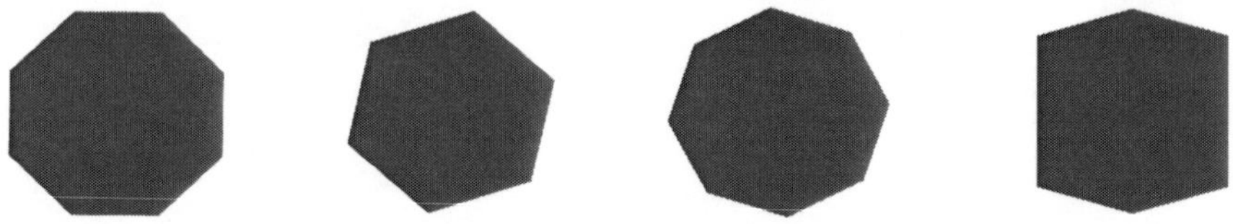

Keine der Figuren ist richtig.

(A) (B) (C) (D) (E)

11.

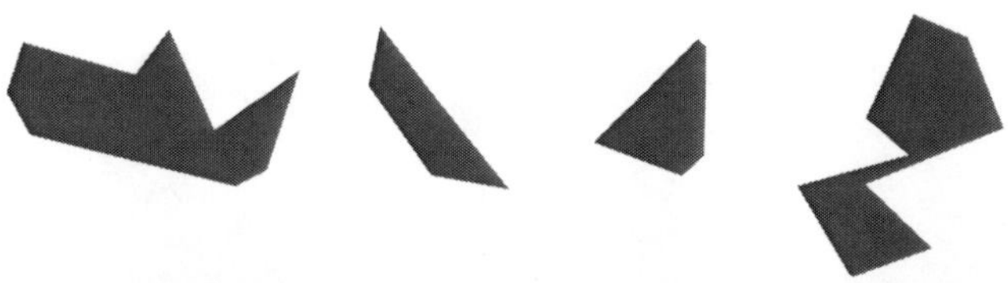

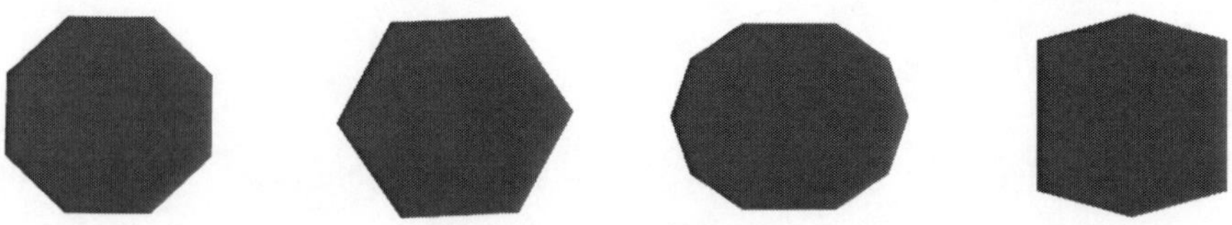

Keine der Figuren ist richtig.

(A) (B) (C) (D) (E)

12.

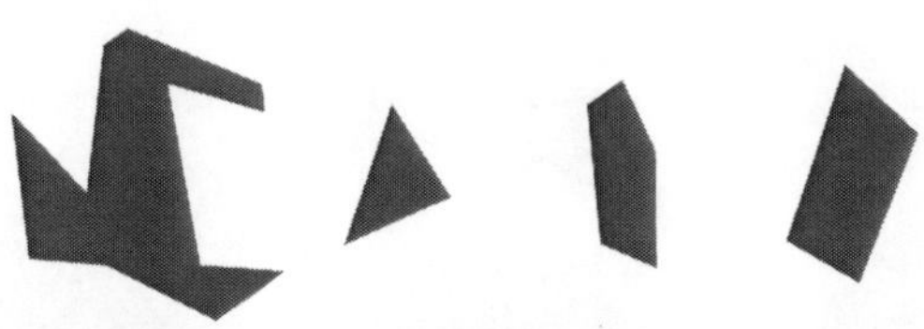

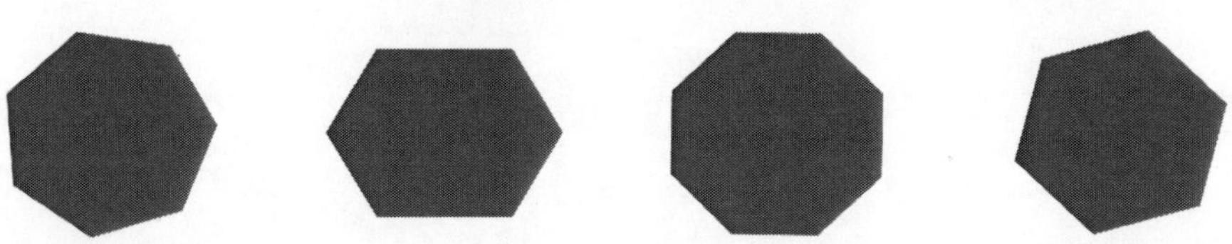

Keine der Figuren ist richtig.

(A) (B) (C) (D) (E)

13.

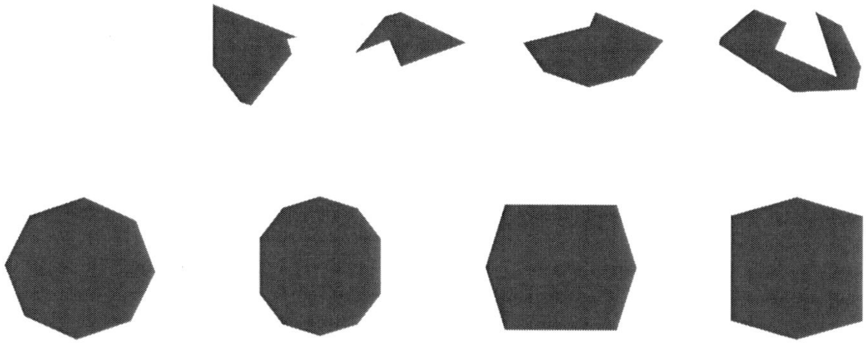

(A) (B) (C) (D) (E) Keine der Figuren ist richtig.

14.

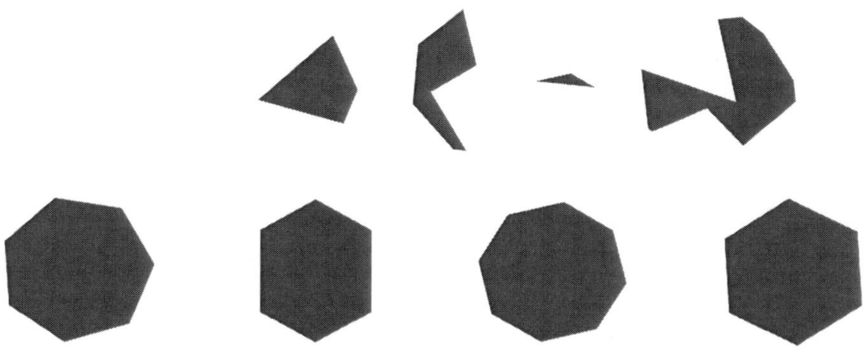

(A) (B) (C) (D) (E) Keine der Figuren ist richtig.

15.

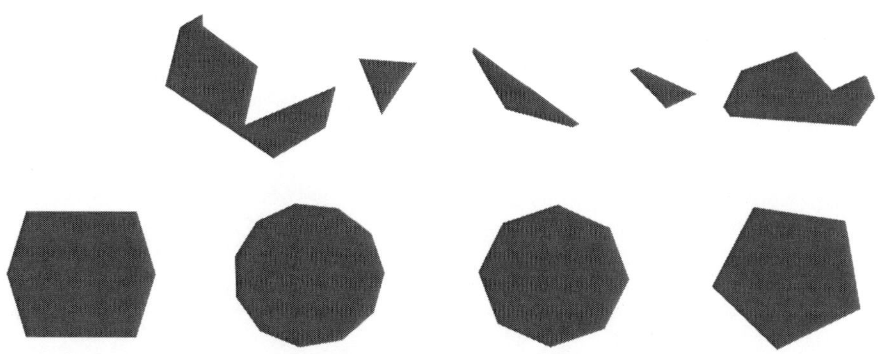

(A) (B) (C) (D) (E) Keine der Figuren ist richtig.

Block 2

Anzahl der Aufgaben: 15
Bearbeitungszeit: 20 Min.

1.

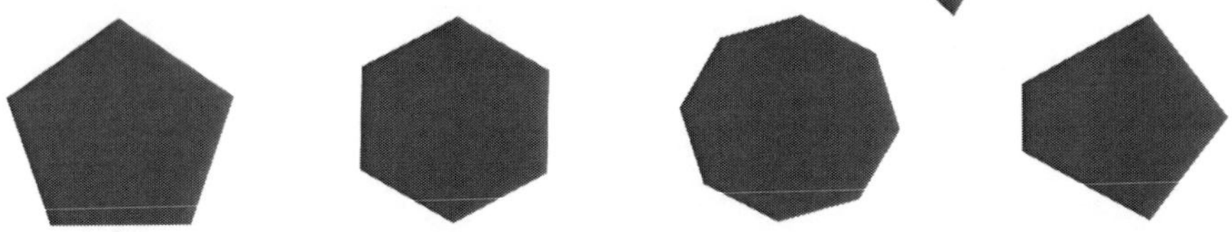

(A) (B) (C) (D) (E) Keine der Figuren ist richtig.

2.

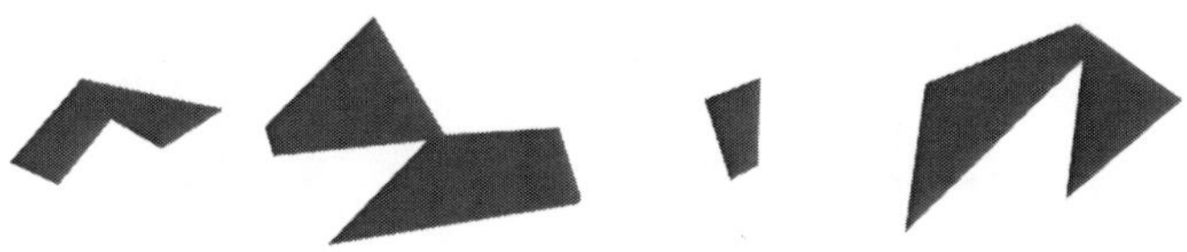

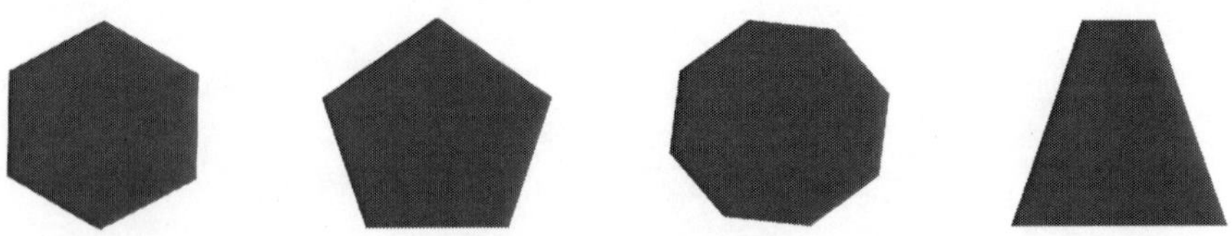

(A) (B) (C) (D) (E) Keine der Figuren ist richtig.

3.

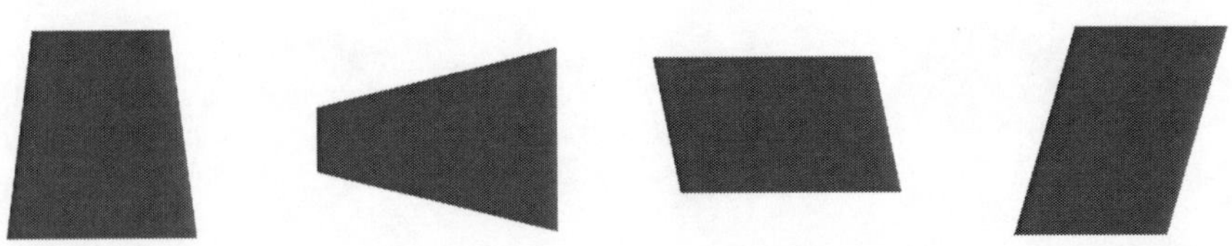

(A) (B) (C) (D) (E) Keine der Figuren ist richtig.

4.

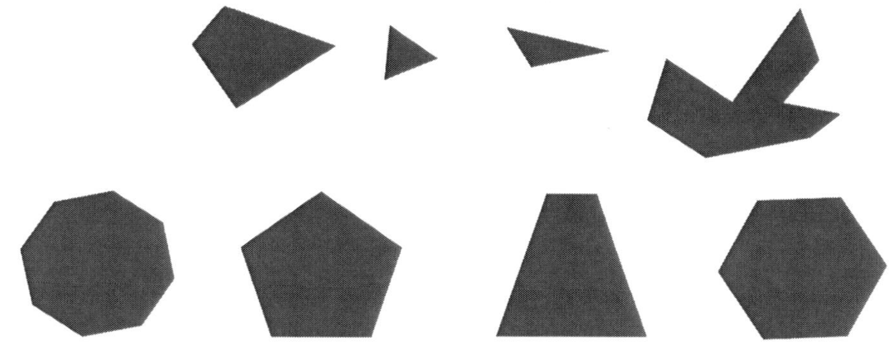

(A) (B) (C) (D)

Keine der Figuren ist richtig. (E)

5.

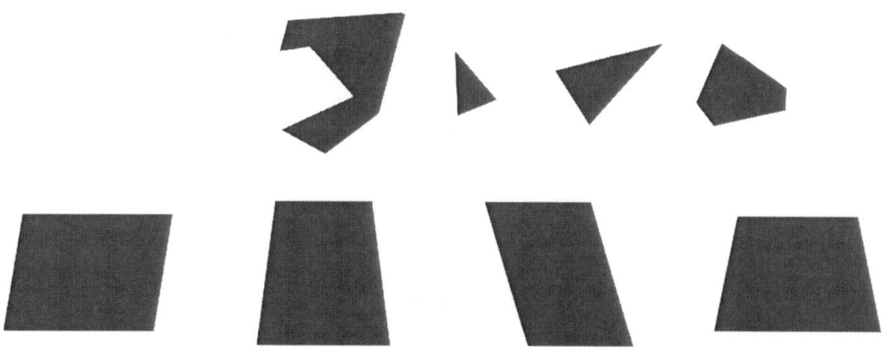

(A) (B) (C) (D)

Keine der Figuren ist richtig. (E)

6.

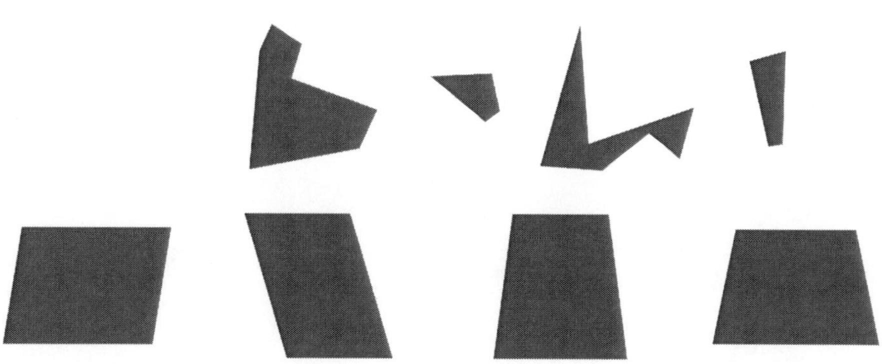

(A) (B) (C) (D)

Keine der Figuren ist richtig. (E)

7.

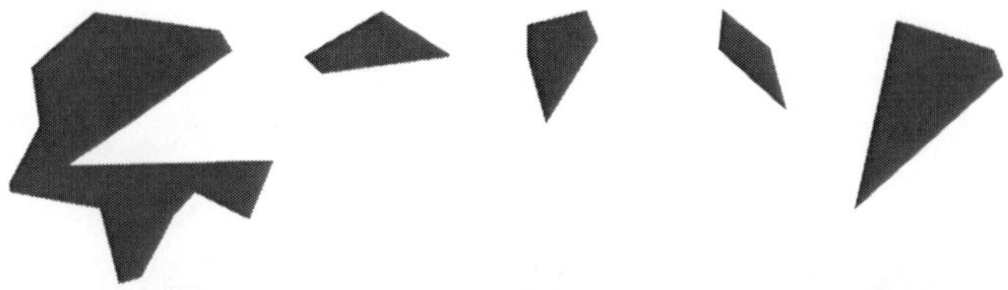

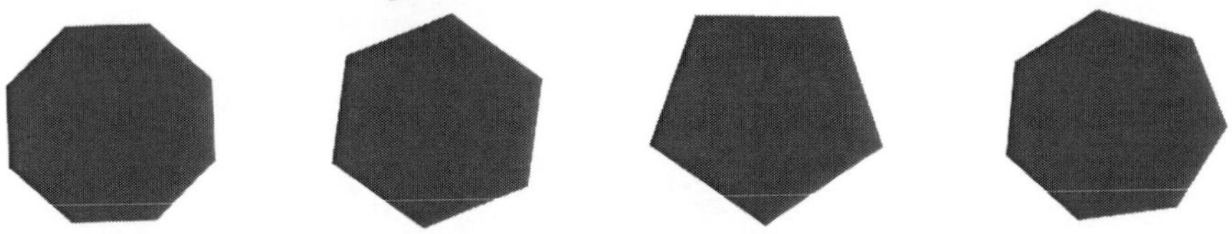

Keine der Figuren ist richtig.

(A) (B) (C) (D) (E)

8.

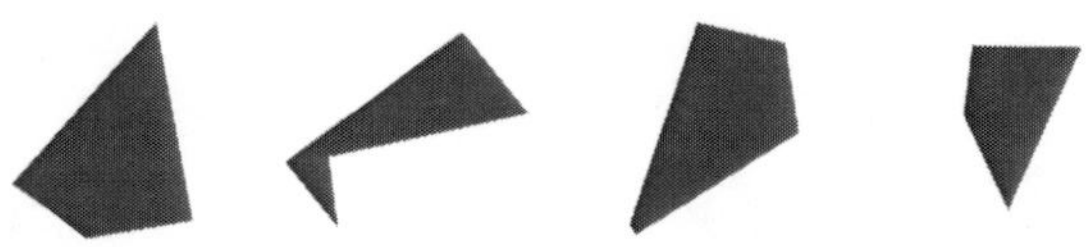

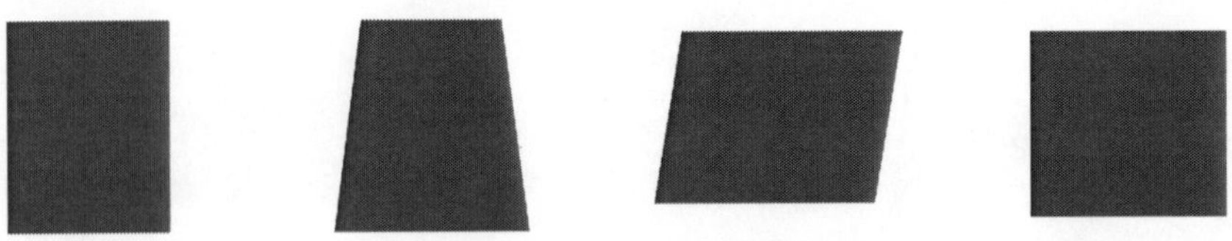

Keine der Figuren ist richtig.

(A) (B) (C) (D) (E)

9.

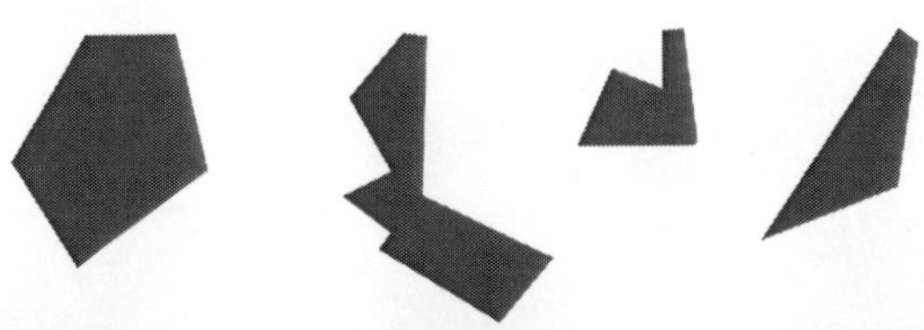

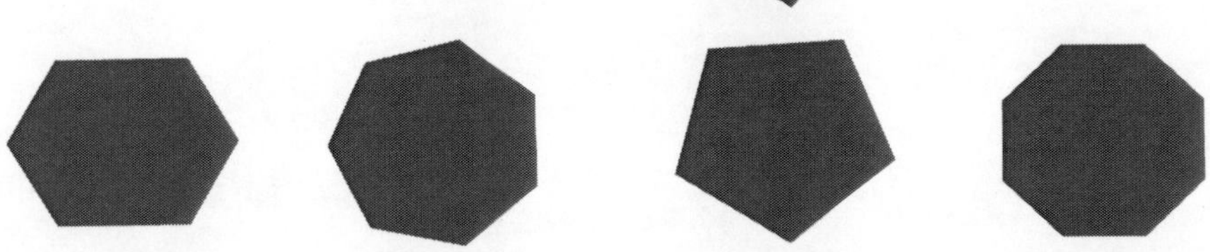

Keine der Figuren ist richtig.

(A) (B) (C) (D) (E)

10.

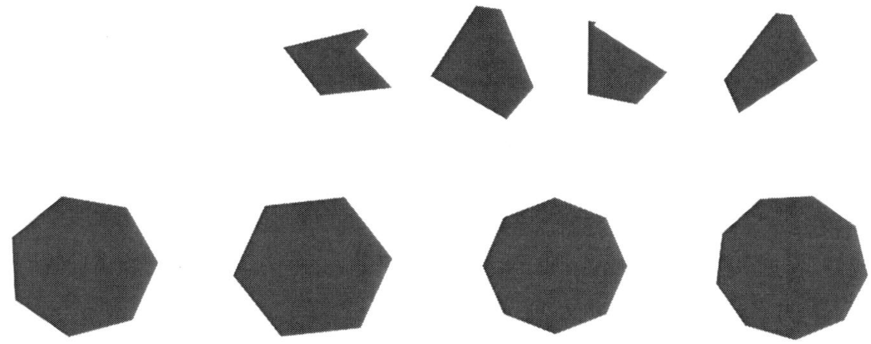

(A) (B) (C) (D) (E) Keine der Figuren ist richtig.

11.

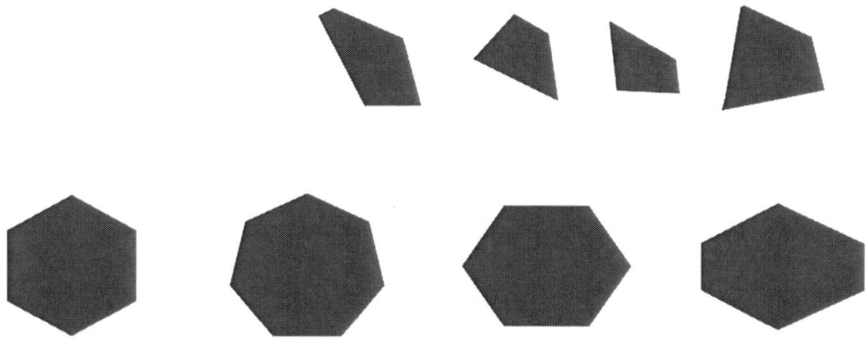

(A) (B) (C) (D) (E) Keine der Figuren ist richtig.

12.

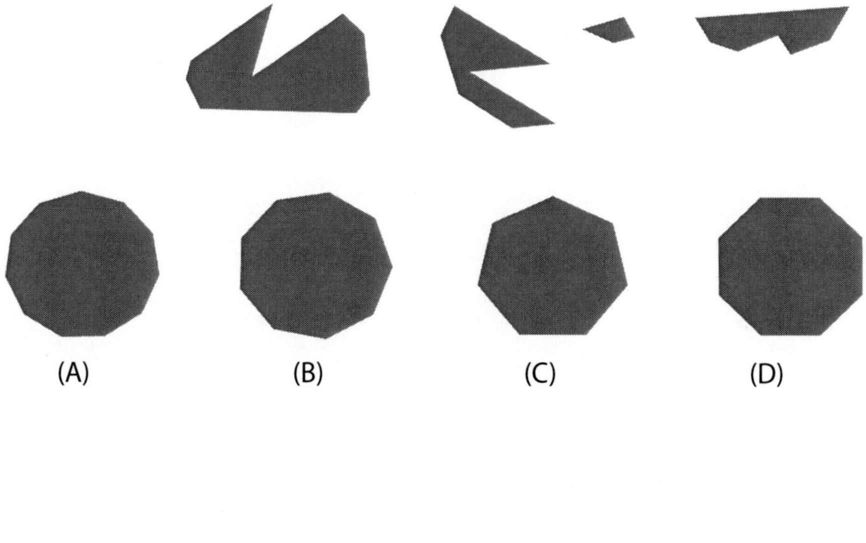

(A) (B) (C) (D) (E) Keine der Figuren ist richtig.

13.

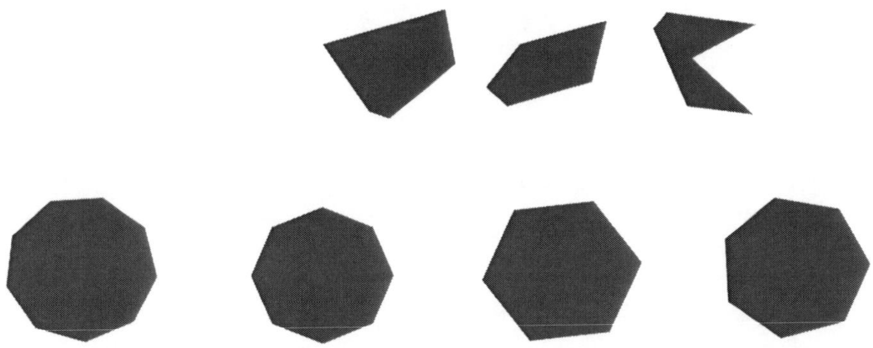

Keine der Figuren ist richtig.

(A) (B) (C) (D) (E)

14.

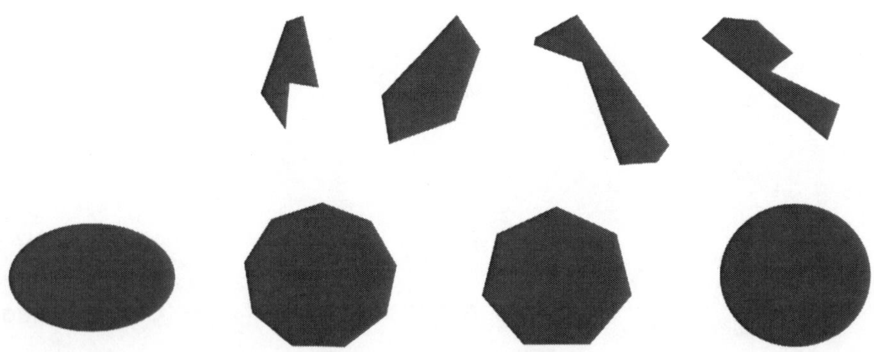

Keine der Figuren ist richtig.

(A) (B) (C) (D) (E)

15.

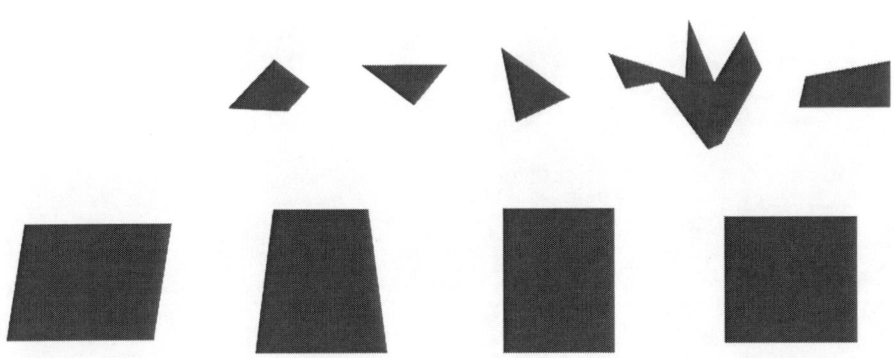

Keine der Figuren ist richtig.

(A) (B) (C) (D) (E)

Block 3
Anzahl der Aufgaben: 15
Bearbeitungszeit: 20 Min.

1.

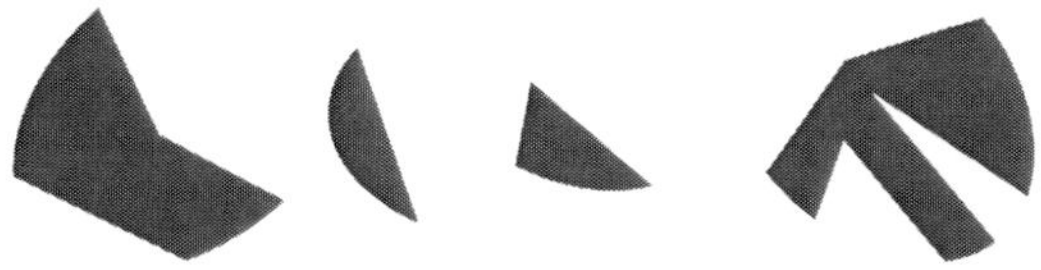

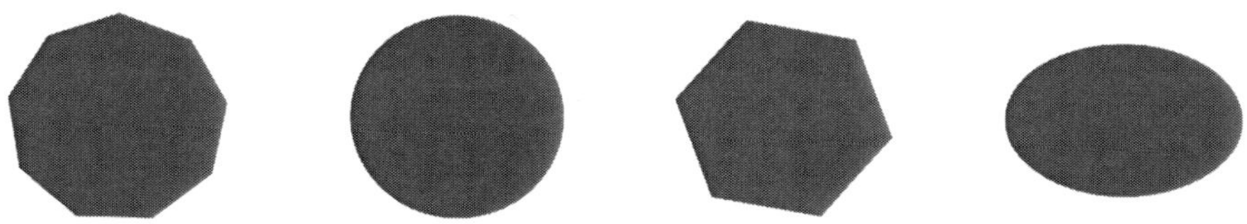

(A) (B) (C) (D) (E) Keine der Figuren ist richtig.

2.

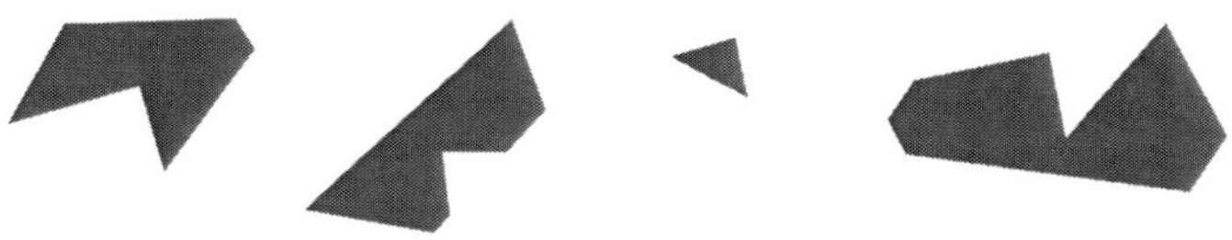

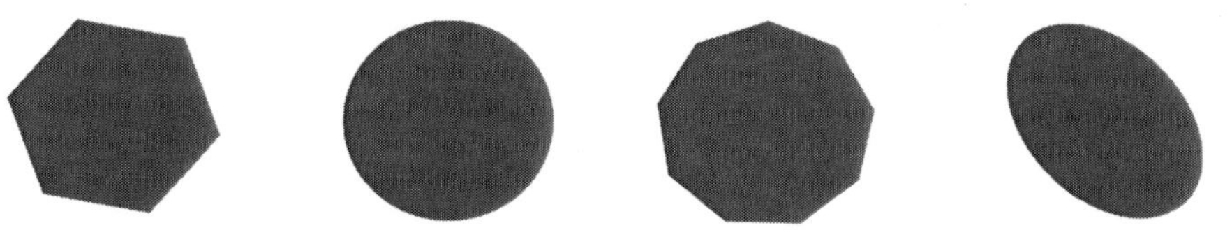

(A) (B) (C) (D) (E) Keine der Figuren ist richtig.

3.

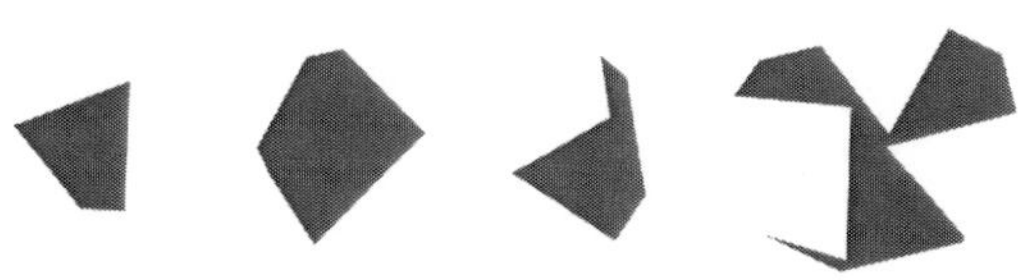

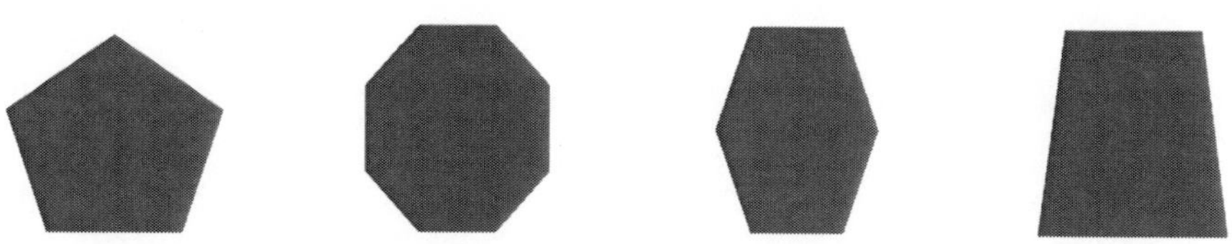

(A) (B) (C) (D) (E) Keine der Figuren ist richtig.

4.

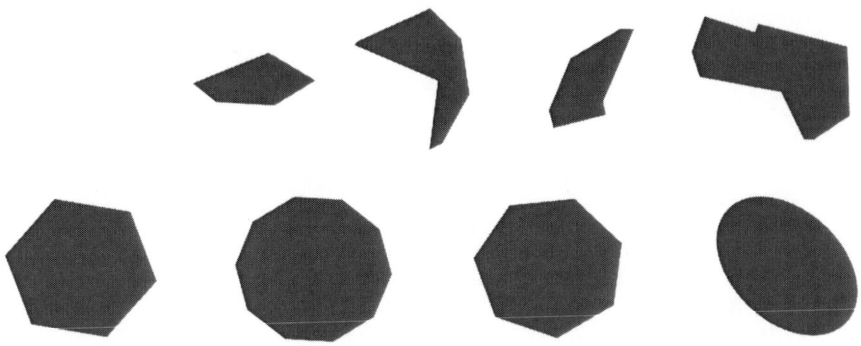

Keine der Figuren ist richtig.

(A) (B) (C) (D) (E)

5.

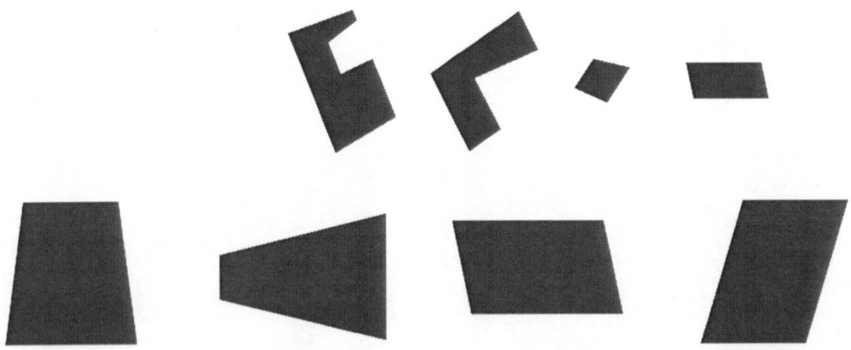

Keine der Figuren ist richtig.

(A) (B) (C) (D) (E)

6.

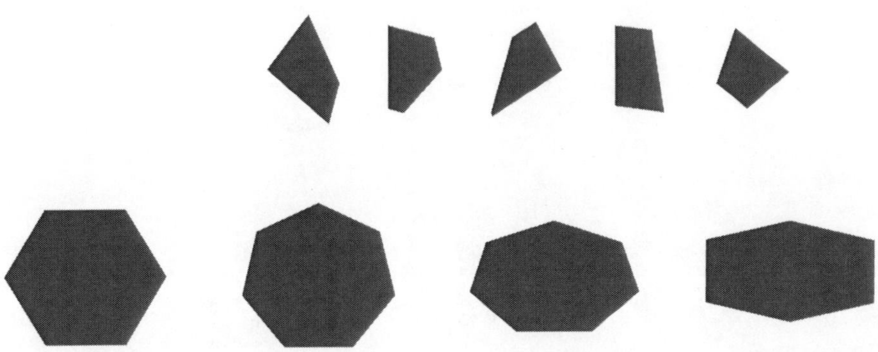

Keine der Figuren ist richtig.

(A) (B) (C) (D) (E)

7.

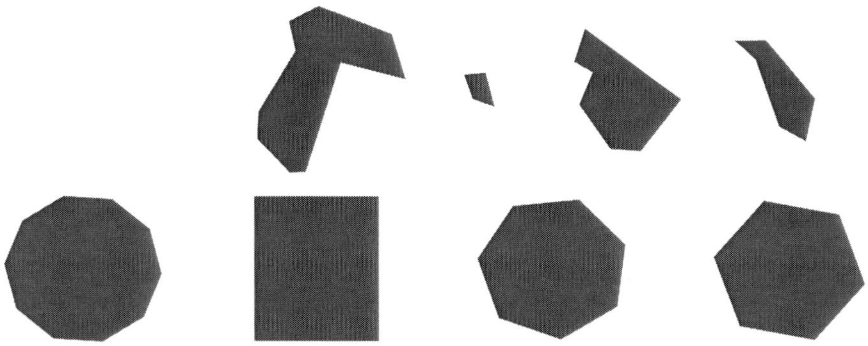

(A) (B) (C) (D) (E) Keine der Figuren ist richtig.

8.

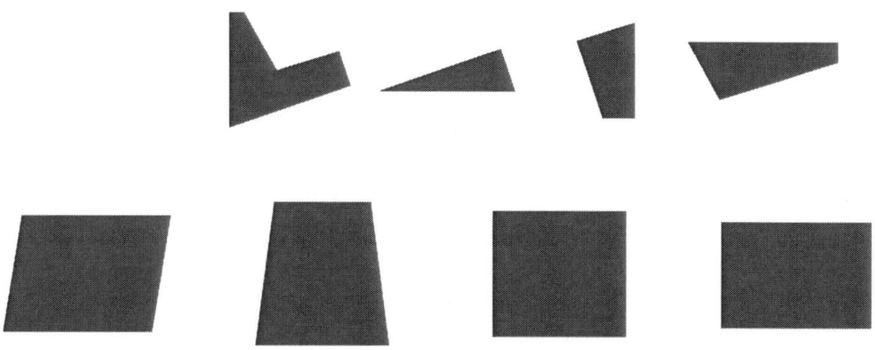

(A) (B) (C) (D) (E) Keine der Figuren ist richtig.

9.

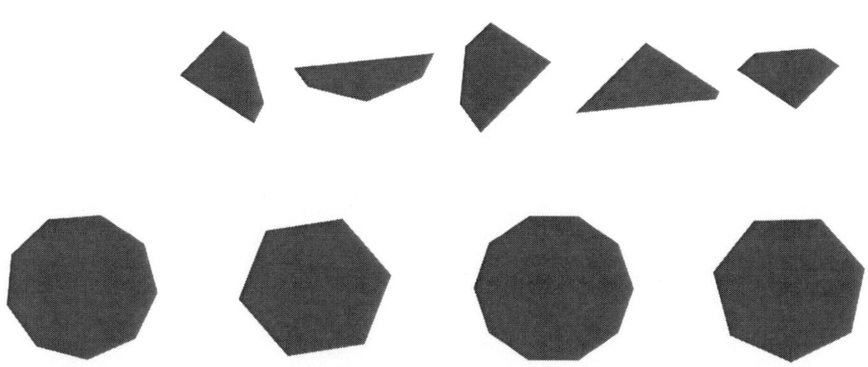

(A) (B) (C) (D) (E) Keine der Figuren ist richtig.

10.

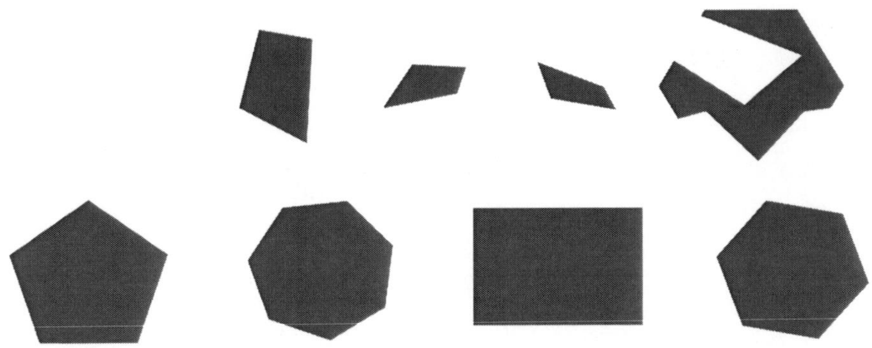

(A) (B) (C) (D) (E) Keine der Figuren ist richtig.

11.

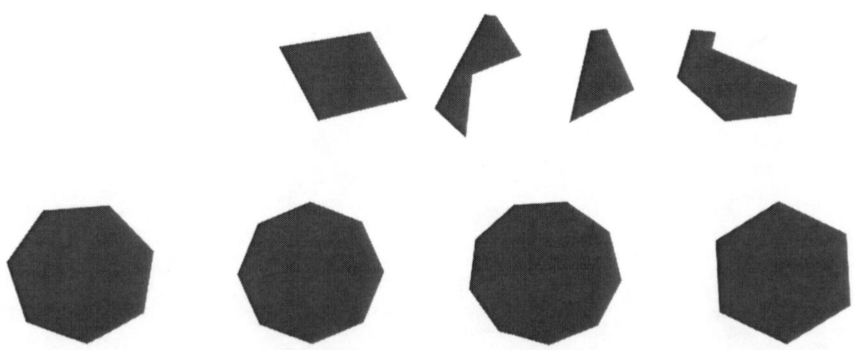

(A) (B) (C) (D) (E) Keine der Figuren ist richtig.

12.

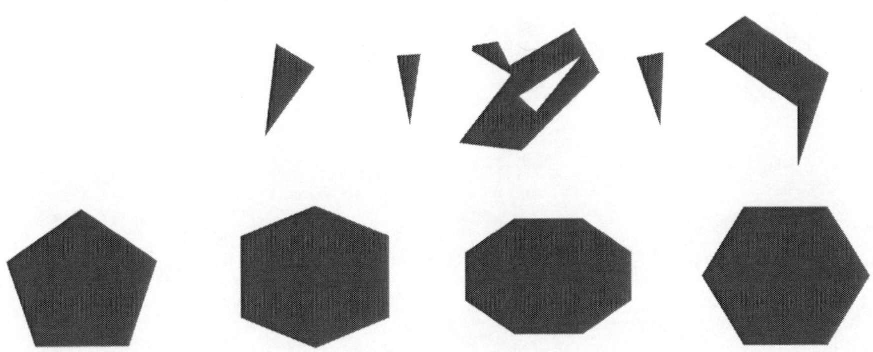

(A) (B) (C) (D) (E) Keine der Figuren ist richtig.

13.

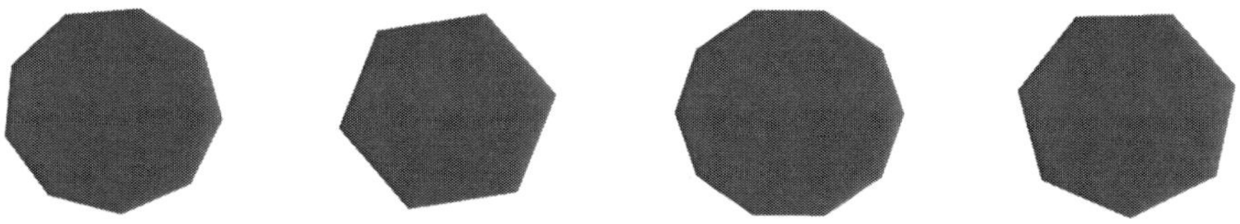

(A) (B) (C) (D)

Keine der Figuren ist richtig.

(E)

14.

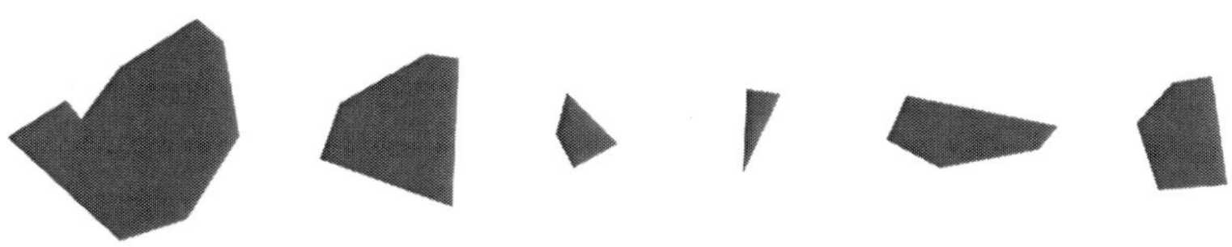

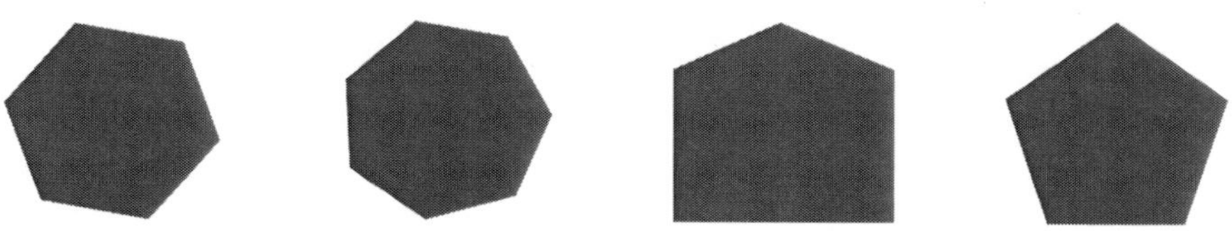

(A) (B) (C) (D)

Keine der Figuren ist richtig.

(E)

15.

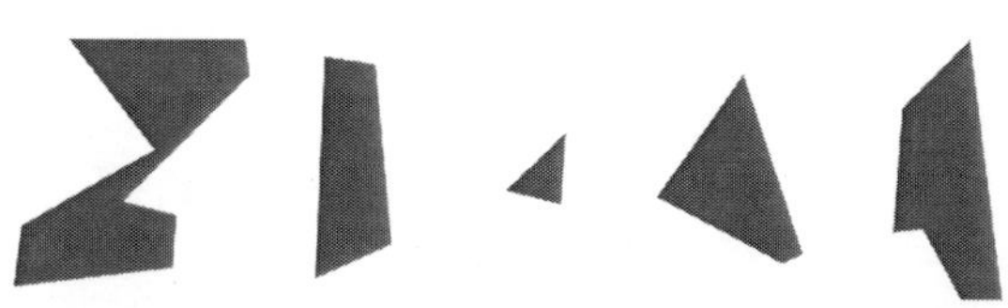

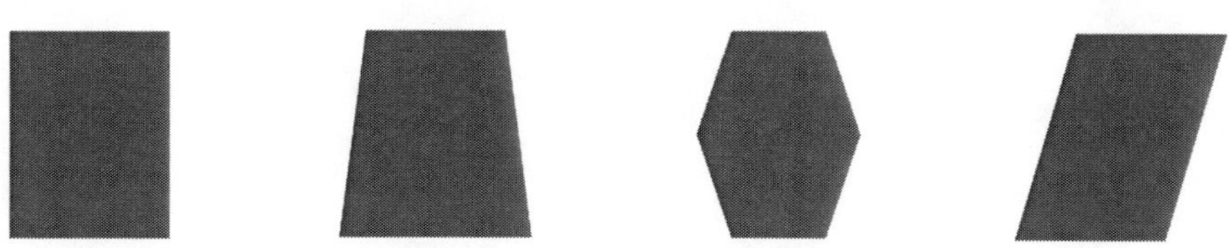

(A) (B) (C) (D)

Keine der Figuren ist richtig.

(E)

Block 4

Anzahl der Aufgaben: 15
Bearbeitungszeit: 20 Min.

1.

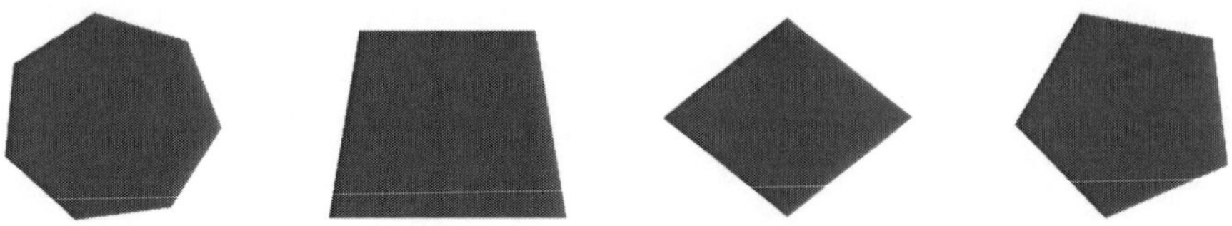

(A)	(B)	(C)	(D)	(E) Keine der Figuren ist richtig.

2.

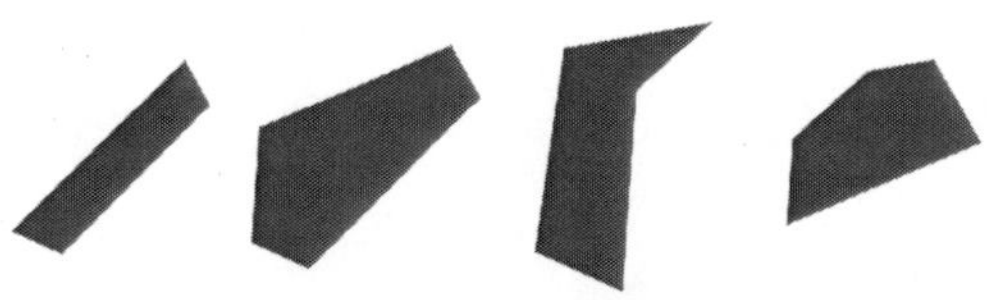

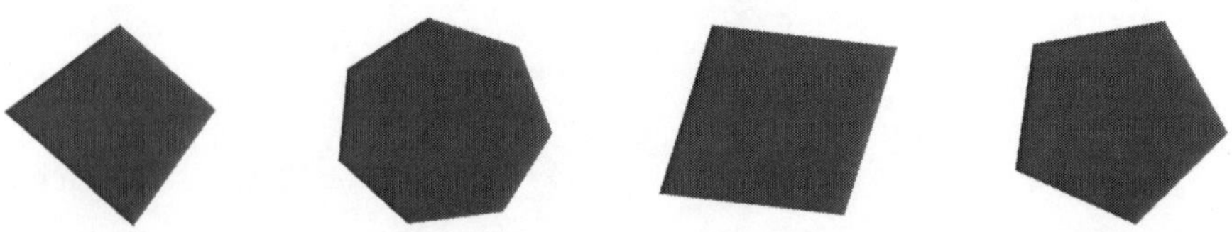

(A)	(B)	(C)	(D)	(E) Keine der Figuren ist richtig.

3.

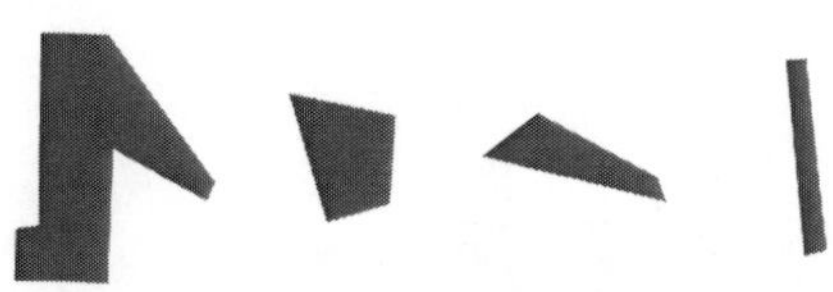

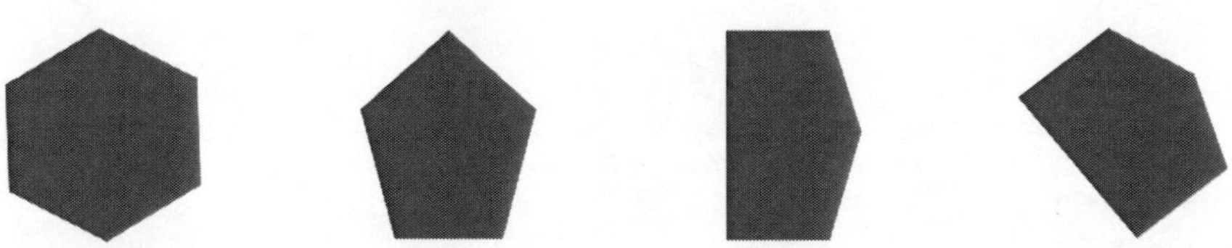

(A)	(B)	(C)	(D)	(E) Keine der Figuren ist richtig.

4.

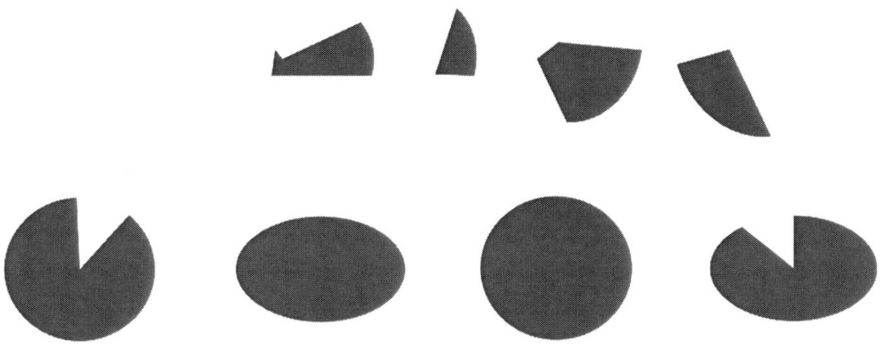

Keine der Figuren ist richtig.

(A) (B) (C) (D) (E)

5.

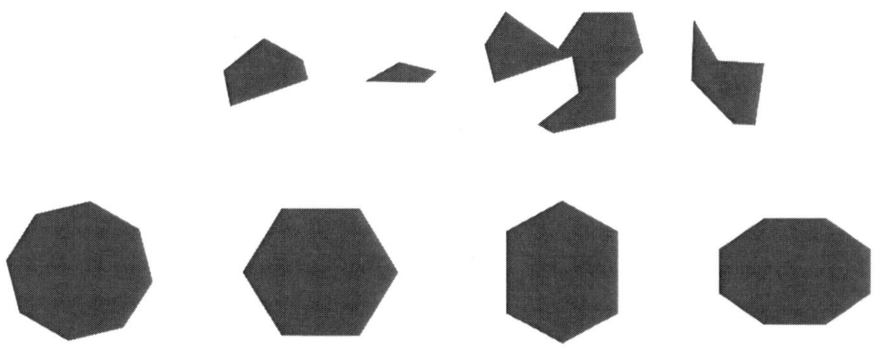

Keine der Figuren ist richtig.

(A) (B) (C) (D) (E)

6.

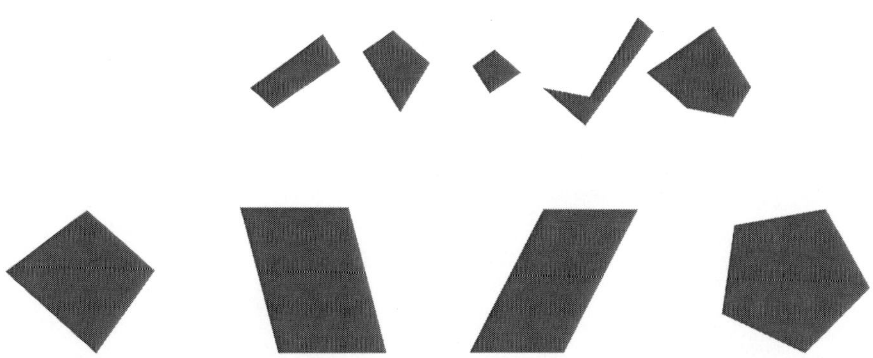

Keine der Figuren ist richtig.

(A) (B) (C) (D) (E)

7.

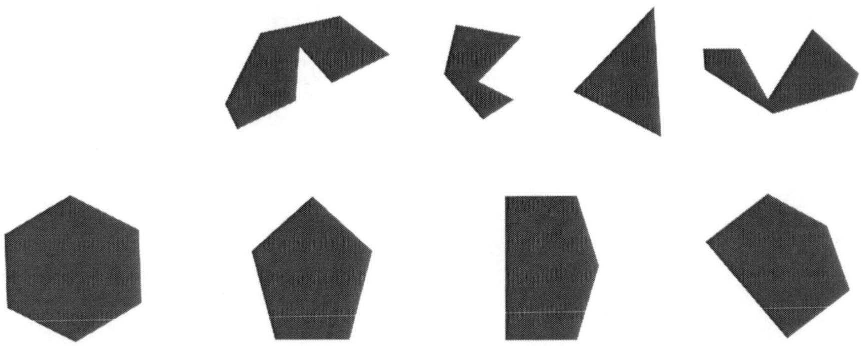

(A) (B) (C) (D) (E) Keine der Figuren ist richtig.

8.

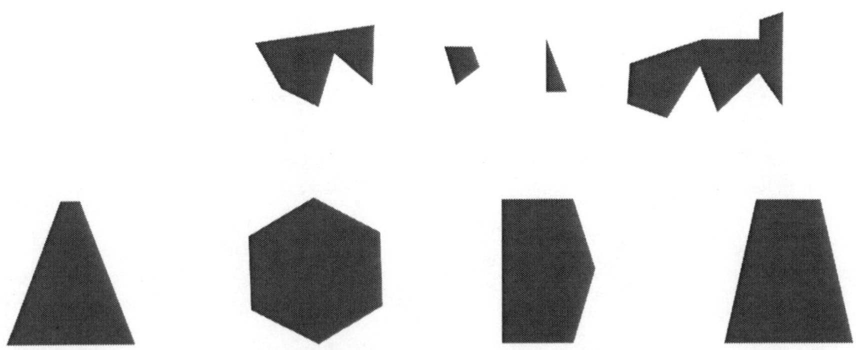

(A) (B) (C) (D) (E) Keine der Figuren ist richtig.

9.

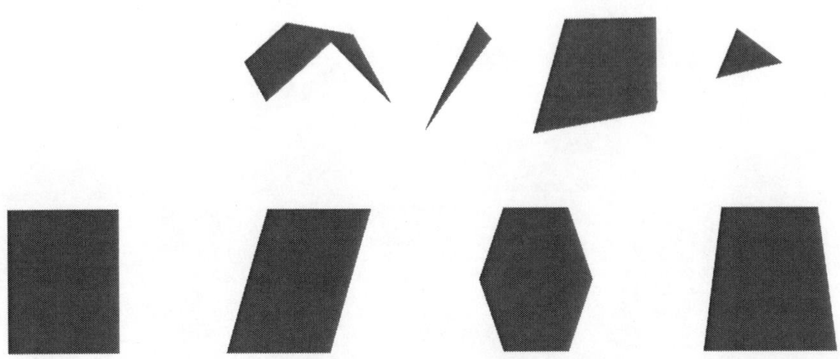

(A) (B) (C) (D) (E) Keine der Figuren ist richtig.

10.

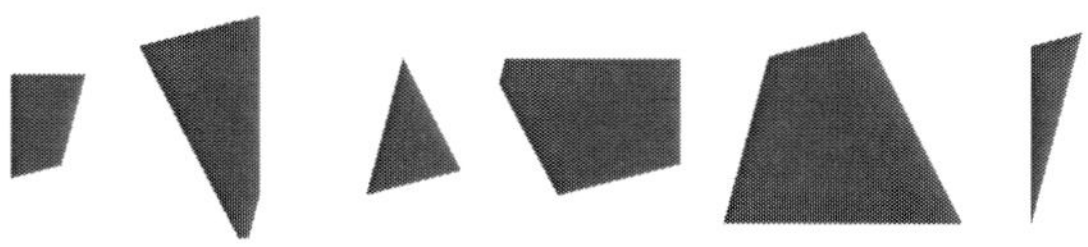

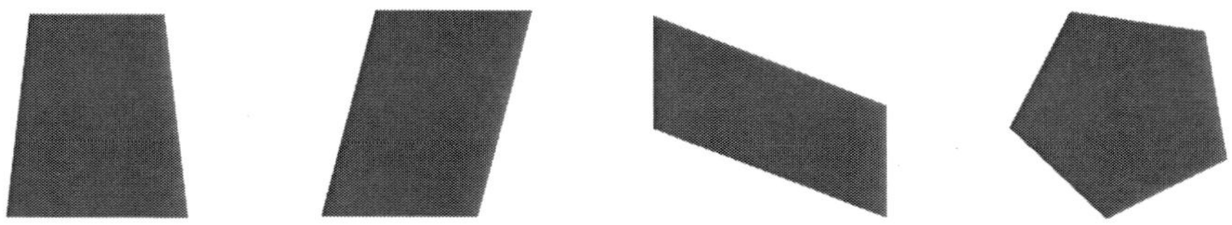

(A) (B) (C) (D) (E) Keine der Figuren ist richtig.

11.

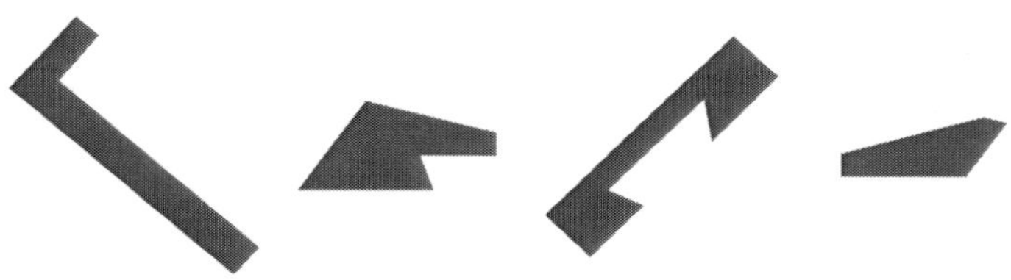

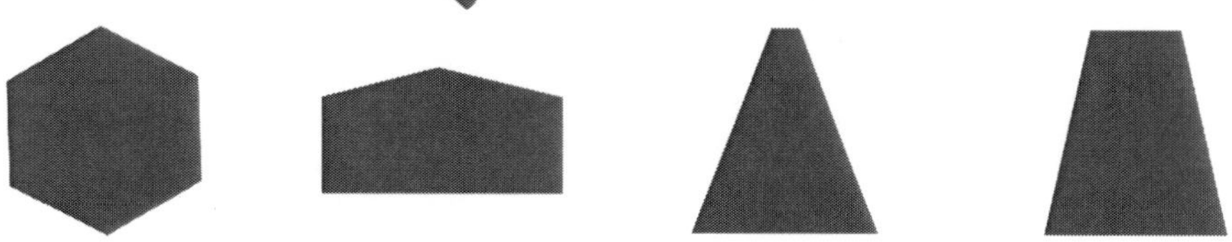

(A) (B) (C) (D) (E) Keine der Figuren ist richtig.

12.

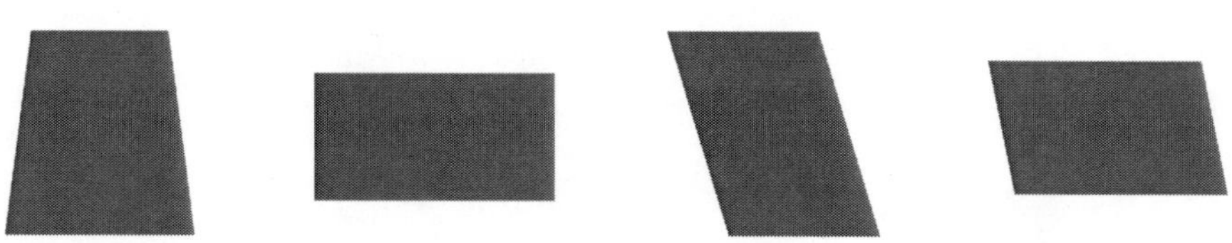

(A) (B) (C) (D) (E) Keine der Figuren ist richtig.

13.

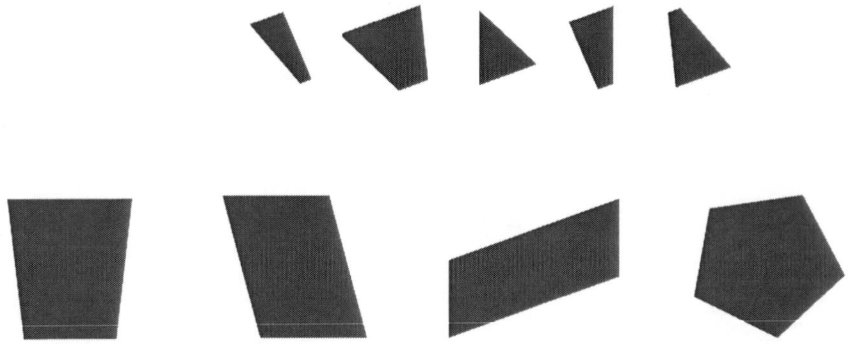

(A) (B) (C) (D) (E) Keine der Figuren ist richtig.

14.

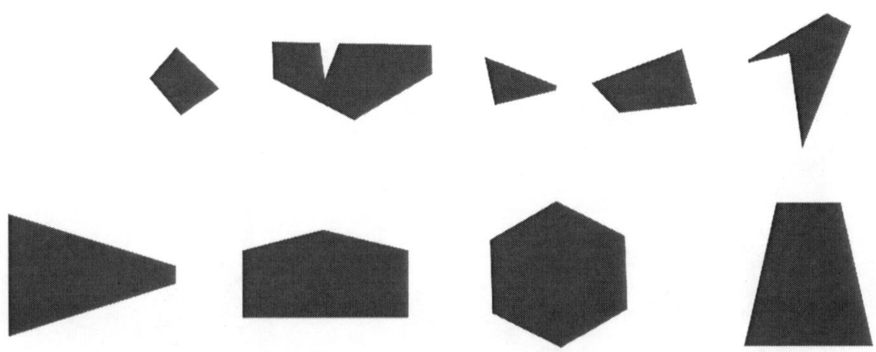

(A) (B) (C) (D) (E) Keine der Figuren ist richtig.

15.

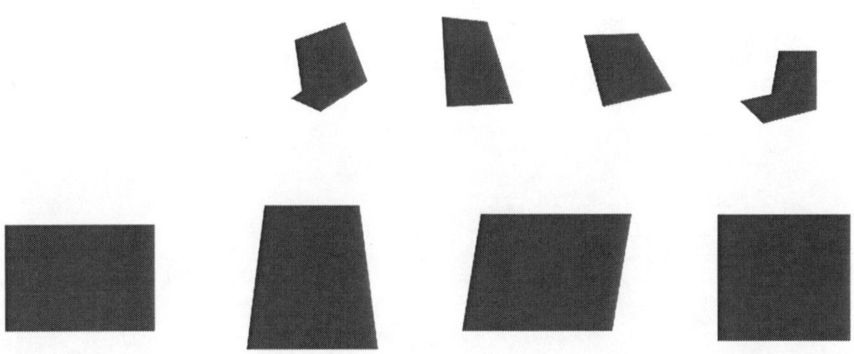

(A) (B) (C) (D) (E) Keine der Figuren ist richtig.

Block 5

Anzahl der Aufgaben: 15
Bearbeitungszeit: 20 Min.

1.

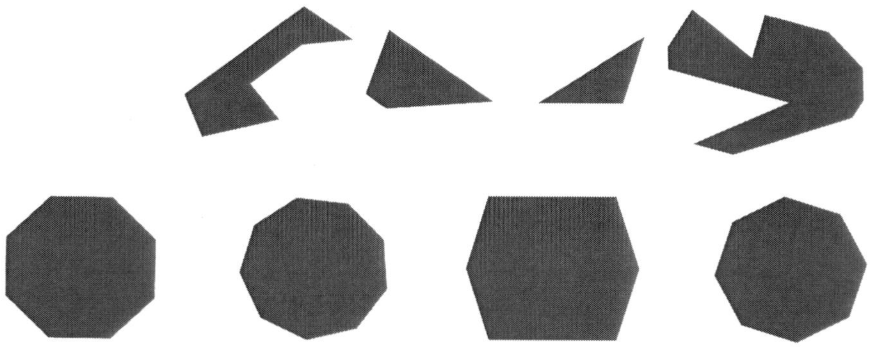

(A) (B) (C) (D) (E) Keine der Figuren ist richtig.

2.

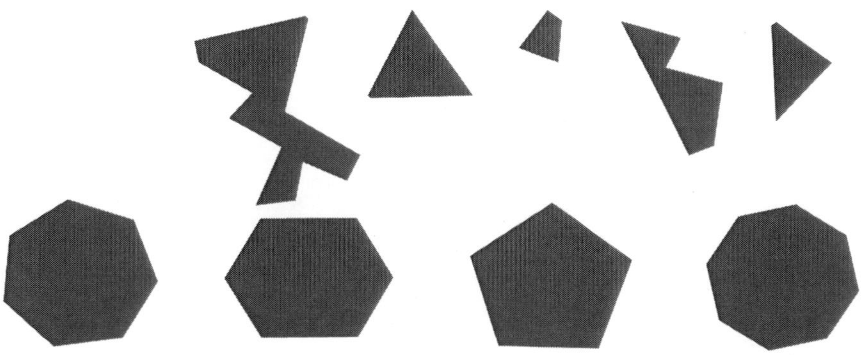

(A) (B) (C) (D) (E) Keine der Figuren ist richtig.

3.

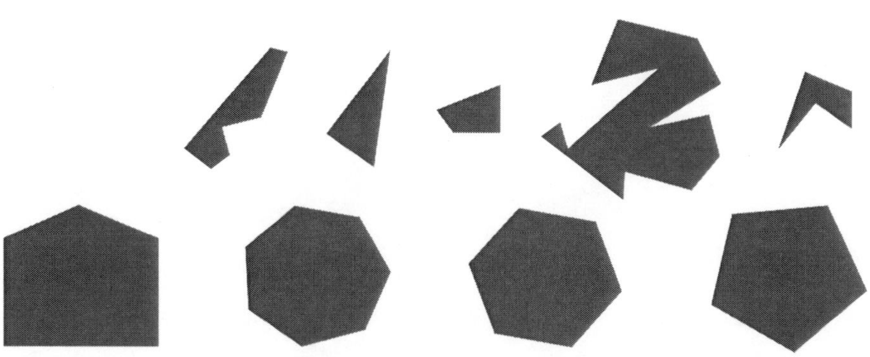

(A) (B) (C) (D) (E) Keine der Figuren ist richtig.

4.

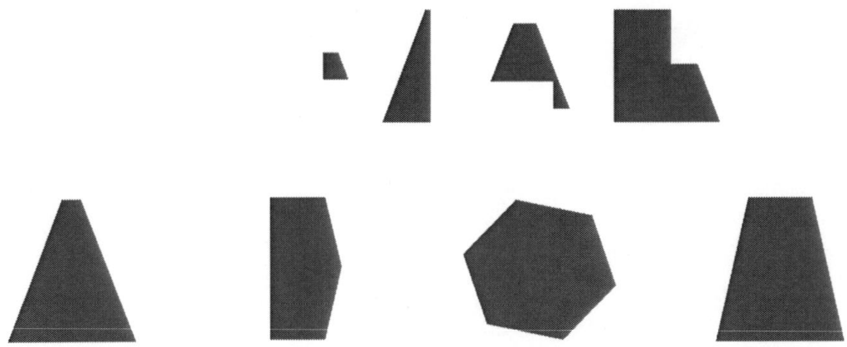

(A) (B) (C) (D) (E) Keine der Figuren ist richtig.

5.

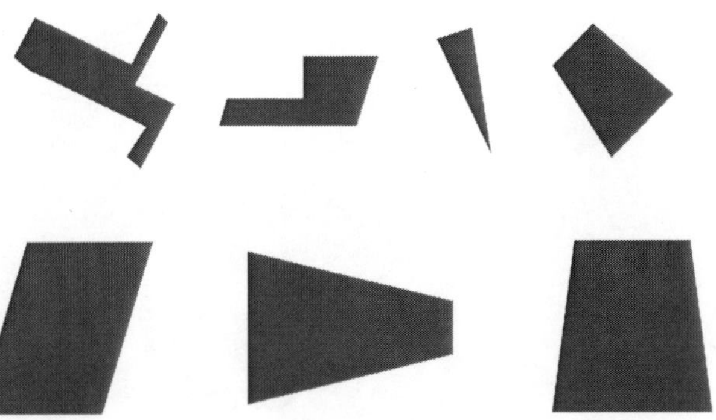

(A) (B) (C) (D) (E) Keine der Figuren ist richtig.

6.

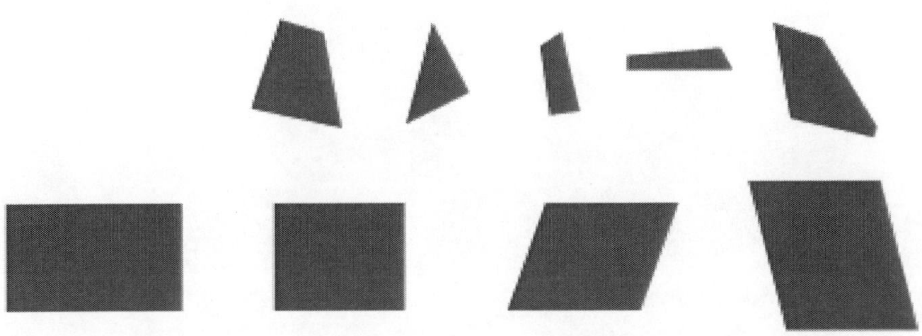

(A) (B) (C) (D) (E) Keine der Figuren ist richtig.

7.

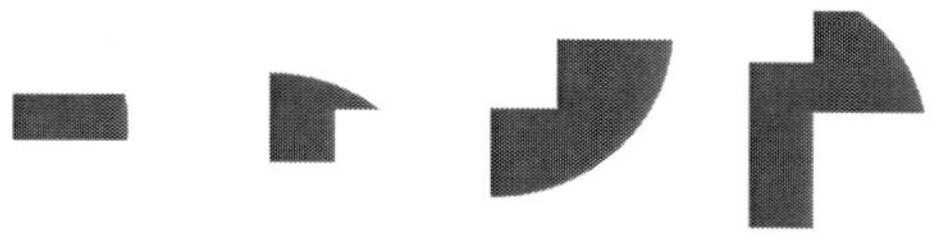

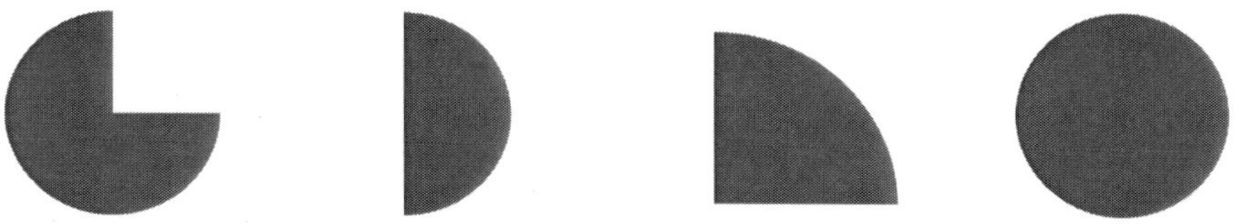

(A) (B) (C) (D)

Keine der Figuren ist richtig. (E)

8.

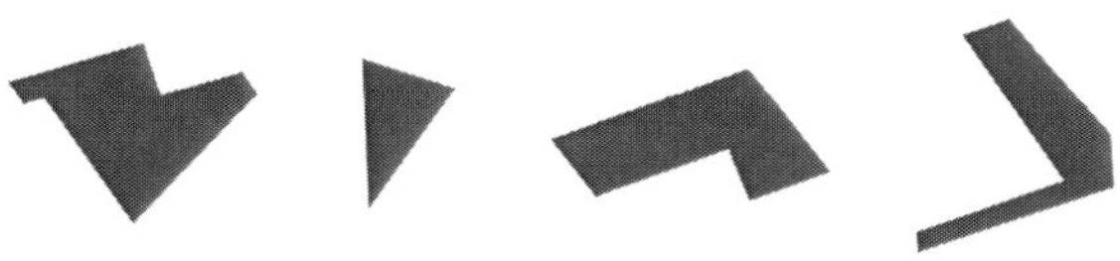

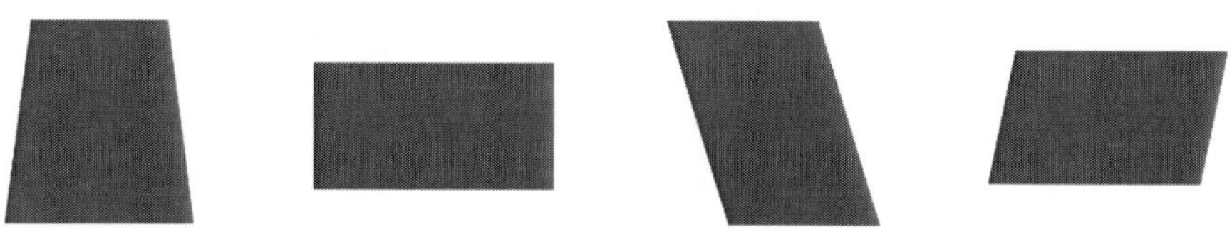

(A) (B) (C) (D)

Keine der Figuren ist richtig. (E)

9.

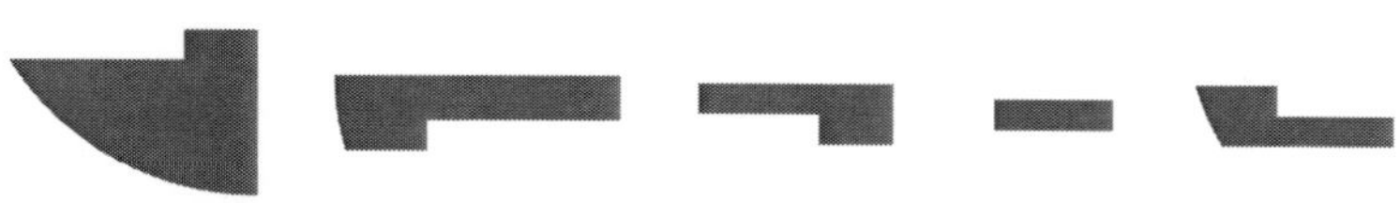

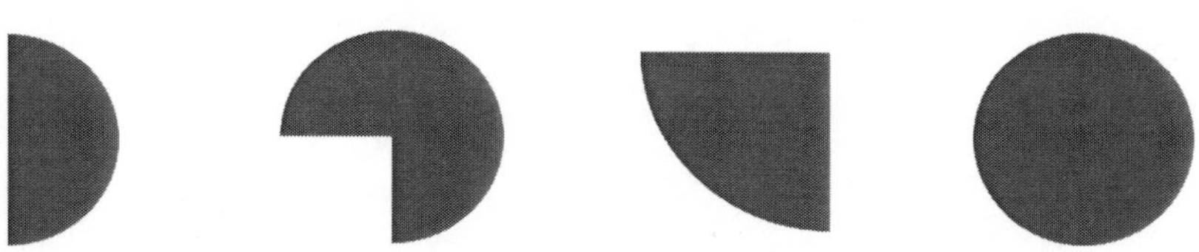

(A) (B) (C) (D)

Keine der Figuren ist richtig. (E)

10.

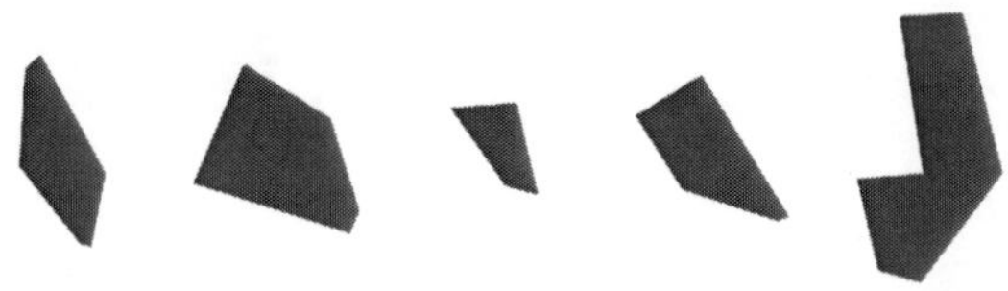

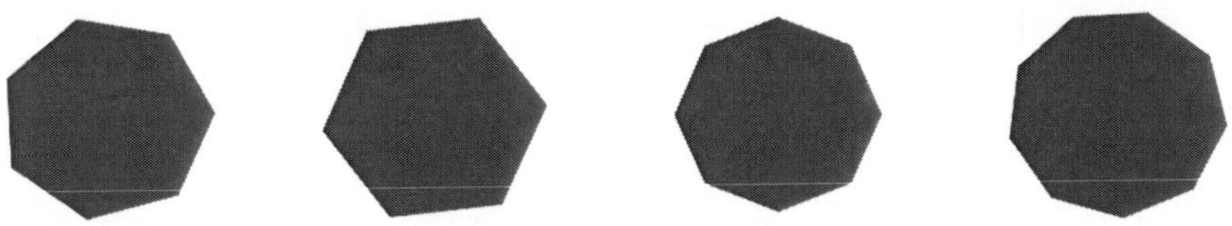

(A) (B) (C) (D) (E) Keine der Figuren ist richtig.

11.

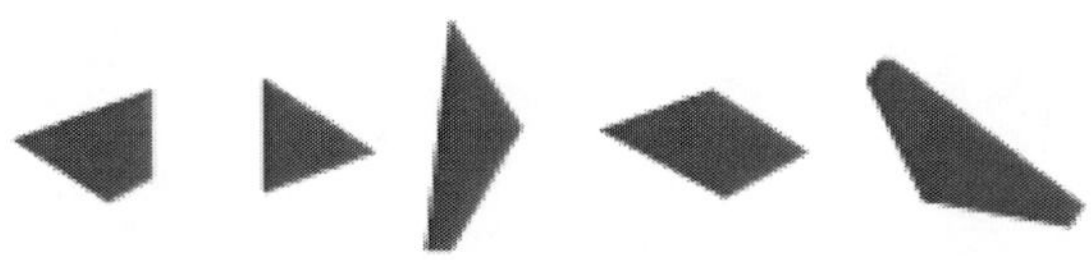

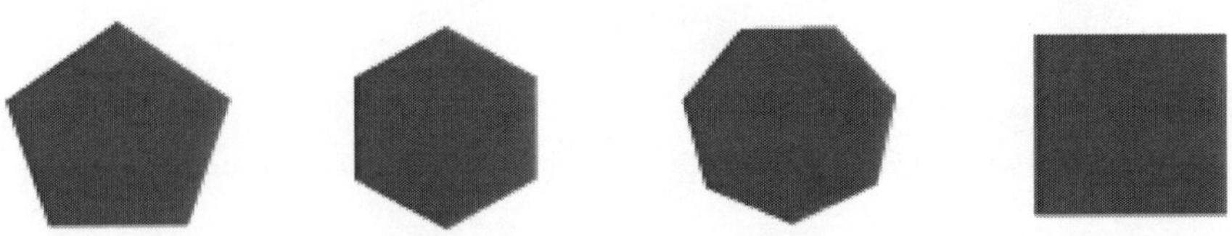

(A) (B) (C) (D) (E) Keine der Figuren ist richtig.

12.

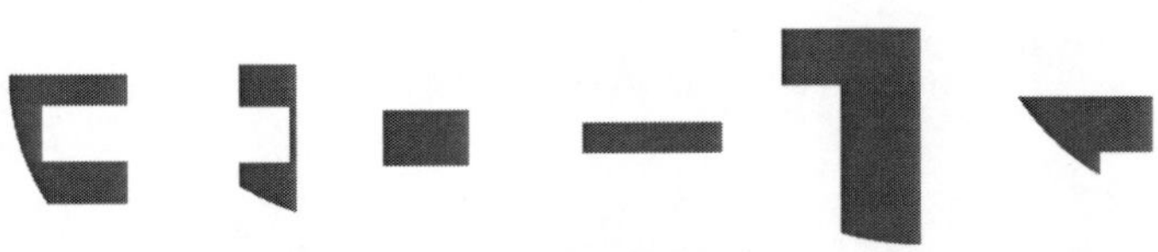

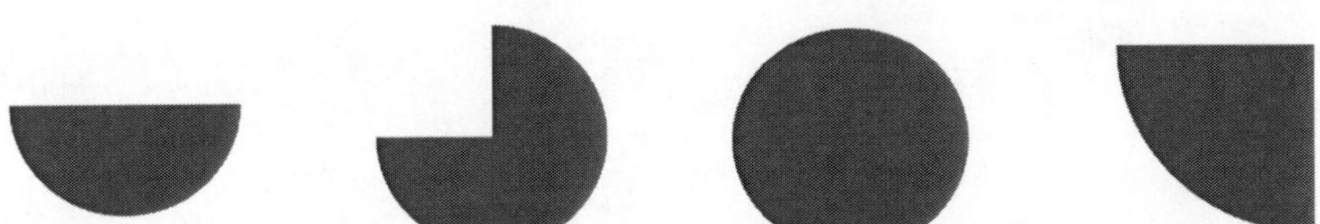

(A) (B) (C) (D) (E) Keine der Figuren ist richtig.

13.

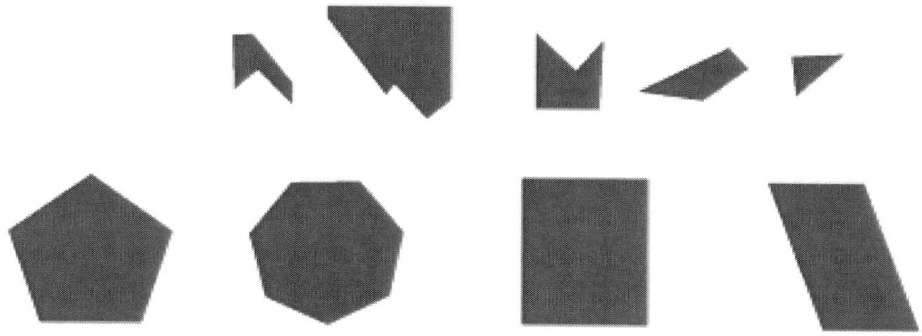

(A) (B) (C) (D)

(E) Keine der Figuren ist richtig.

14.

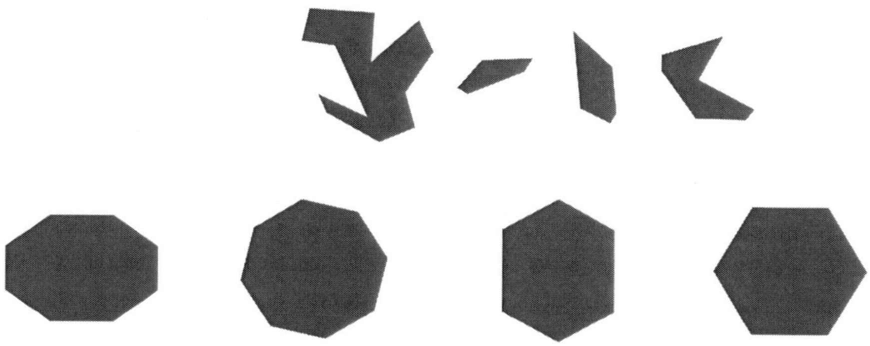

(A) (B) (C) (D)

(E) Keine der Figuren ist richtig.

15.

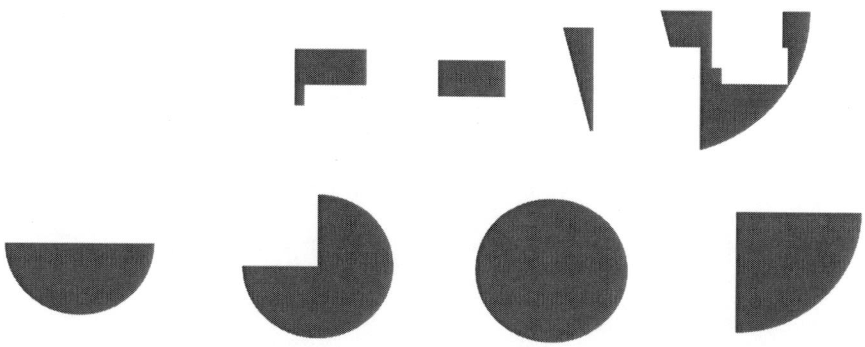

(A) (B) (C) (D)

(E) Keine der Figuren ist richtig.

Block 6
Anzahl der Aufgaben: 15
Bearbeitungszeit: 20 Min.

1.

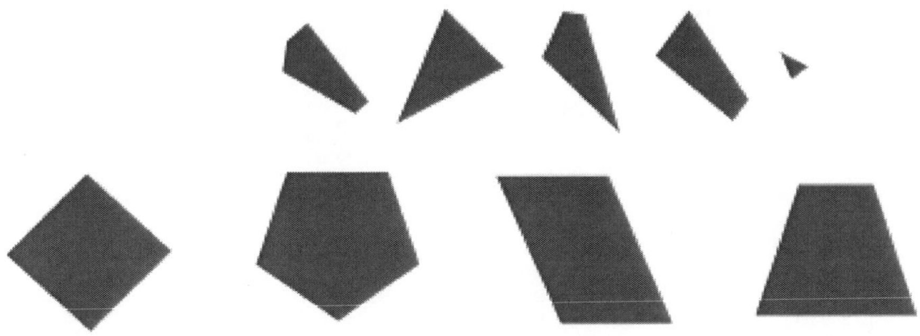

(A) (B) (C) (D) (E) Keine der Figuren ist richtig.

2.

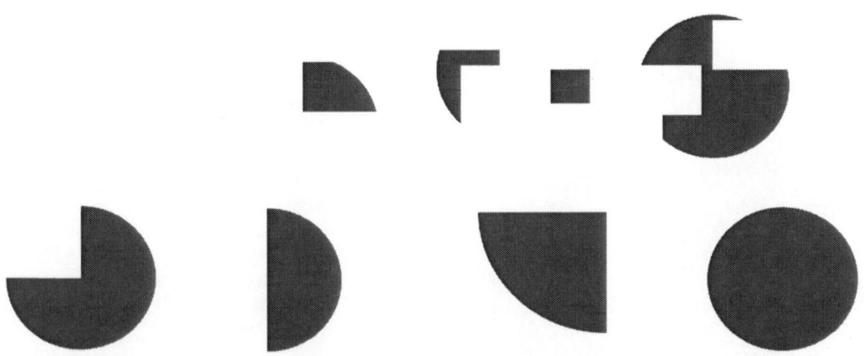

(A) (B) (C) (D) (E) Keine der Figuren ist richtig.

3.

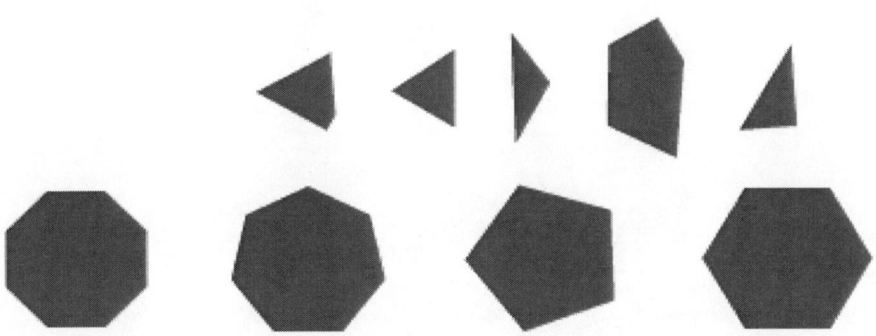

(A) (B) (C) (D) (E) Keine der Figuren ist richtig.

4.

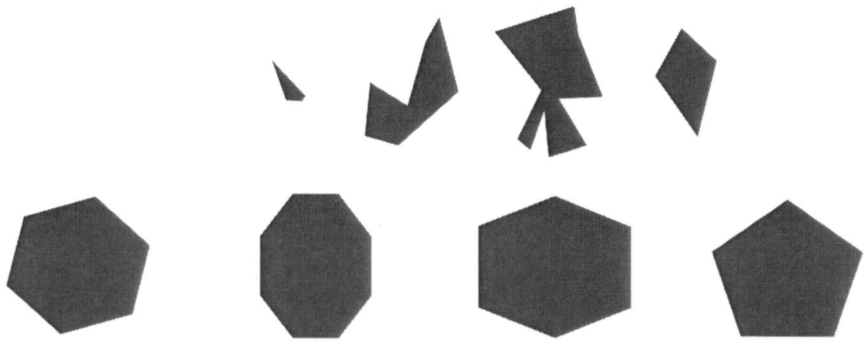

(A) (B) (C) (D)

Keine der Figuren ist richtig.

(E)

5.

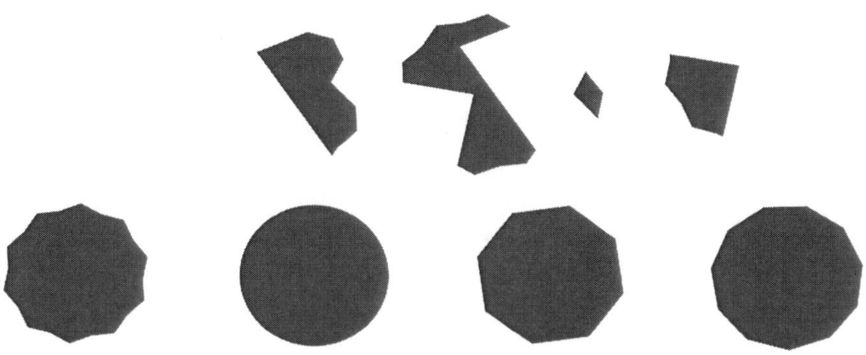

(A) (B) (C) (D)

Keine der Figuren ist richtig.

(E)

6.

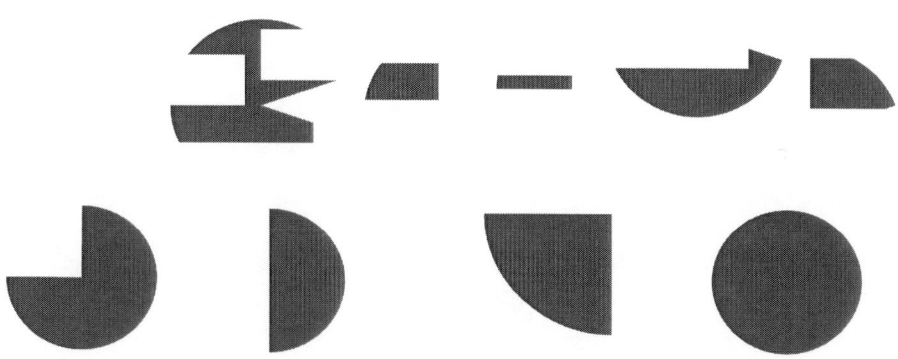

(A) (B) (C) (D)

Keine der Figuren ist richtig.

(E)

7.

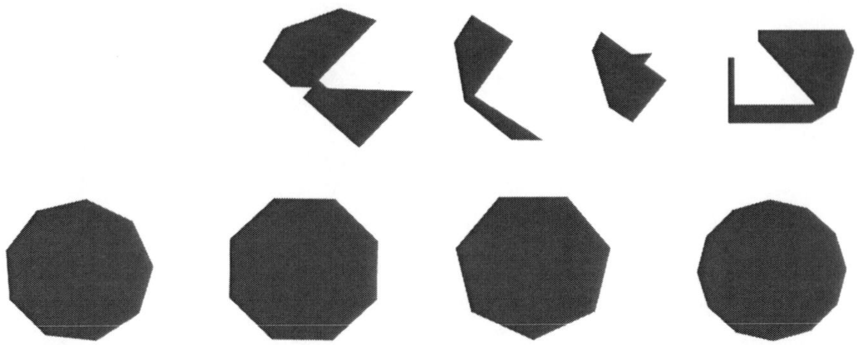

(A) (B) (C) (D) (E) Keine der Figuren ist richtig.

8.

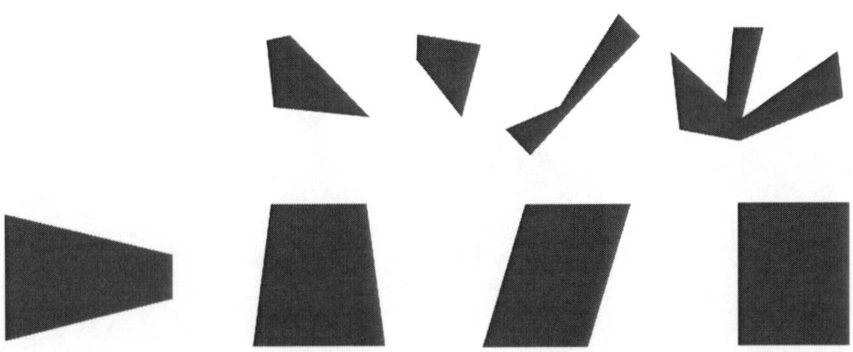

(A) (B) (C) (D) (E) Keine der Figuren ist richtig.

9.

(A) (B) (C) (D) (E) Keine der Figuren ist richtig.

10.

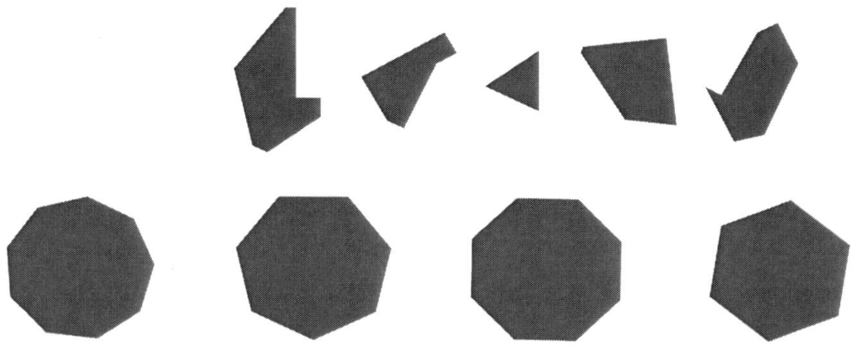

(A) (B) (C) (D) (E) Keine der Figuren ist richtig.

11.

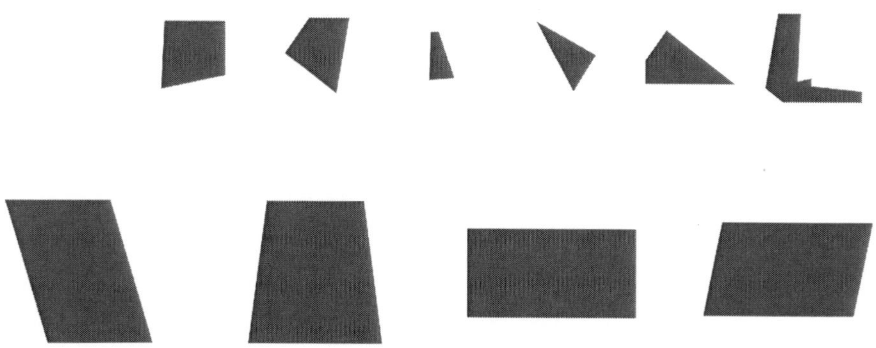

(A) (B) (C) (D) (E) Keine der Figuren ist richtig.

12.

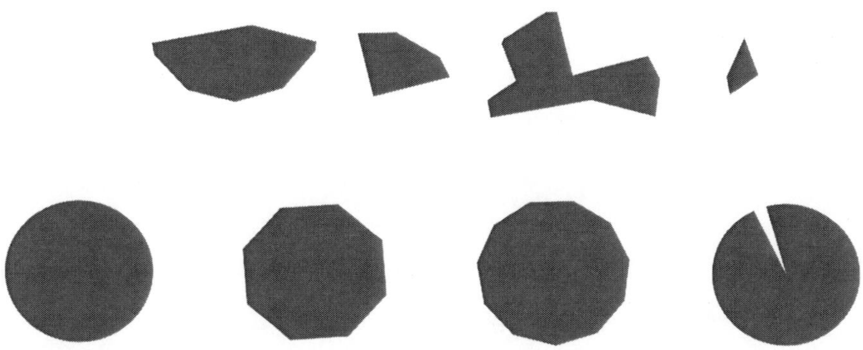

(A) (B) (C) (D) (E) Keine der Figuren ist richtig.

13.

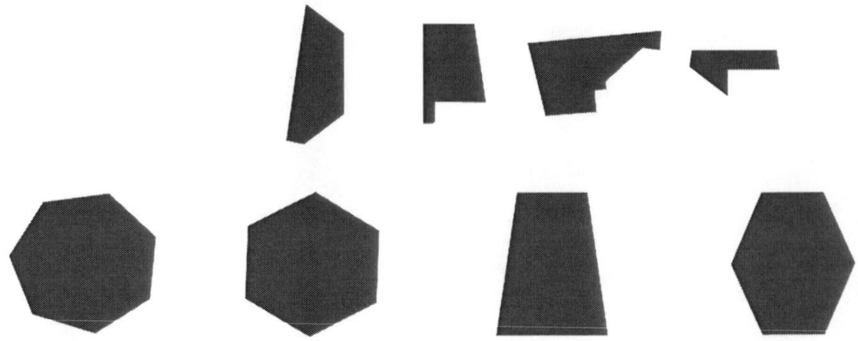

(A) (B) (C) (D) (E) Keine der Figuren ist richtig.

14.

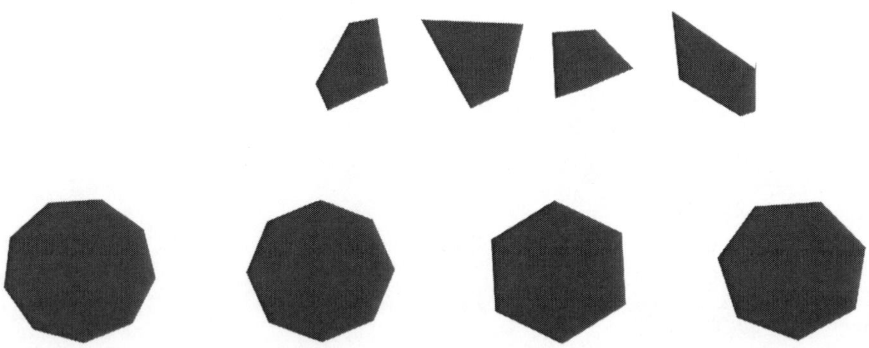

(A) (B) (C) (D) (E) Keine der Figuren ist richtig.

15.

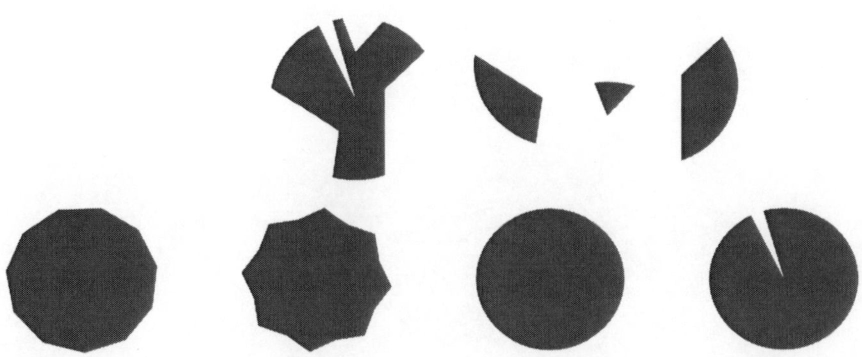

(A) (B) (C) (D) (E) Keine der Figuren ist richtig.

Block 7

Anzahl der Aufgaben: 15
Bearbeitungszeit: 20 Min.

1.

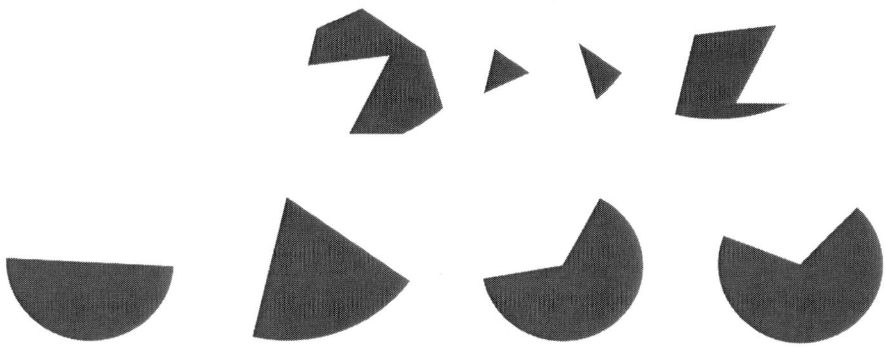

(A) (B) (C) (D) (E) Keine der Figuren ist richtig.

2.

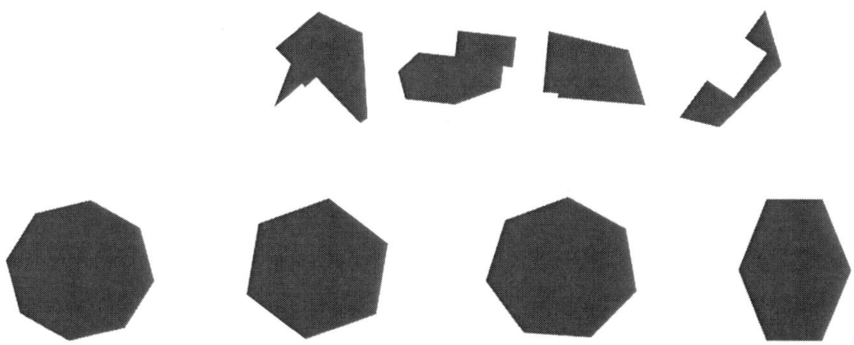

(A) (B) (C) (D) (E) Keine der Figuren ist richtig.

3.

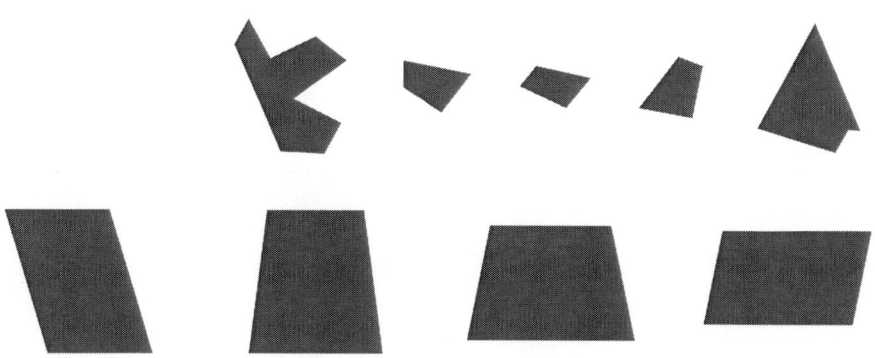

(A) (B) (C) (D) (E) Keine der Figuren ist richtig.

4.

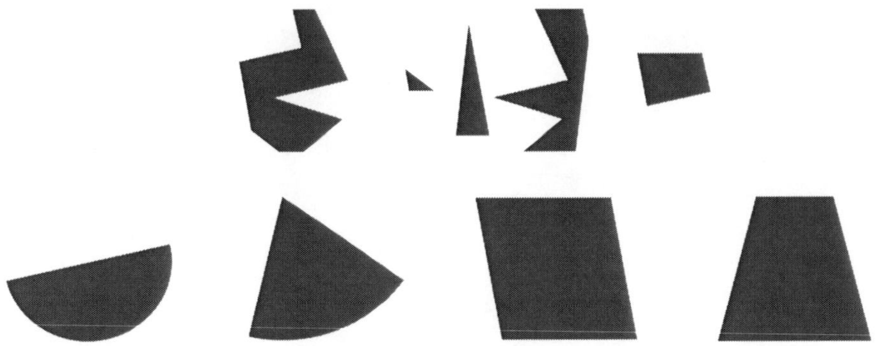

Keine der Figuren ist richtig.

(A) (B) (C) (D) (E)

5.

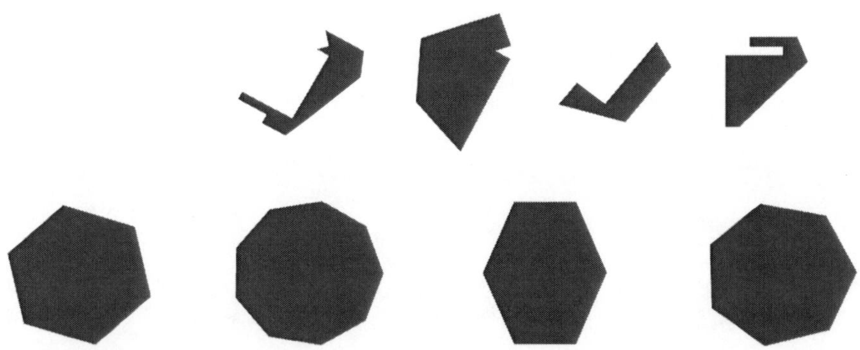

Keine der Figuren ist richtig.

(A) (B) (C) (D) (E)

6.

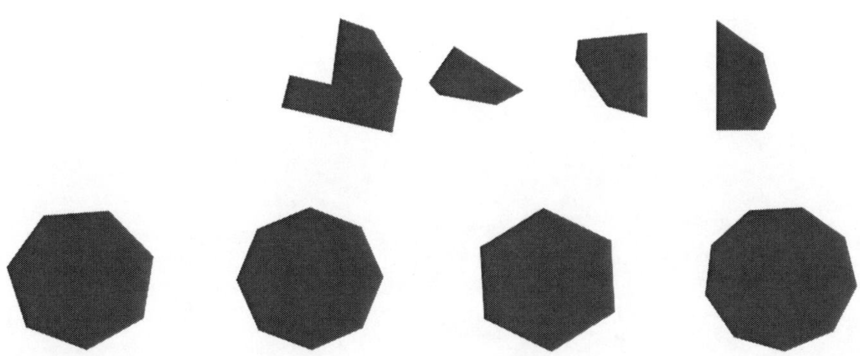

Keine der Figuren ist richtig.

(A) (B) (C) (D) (E)

7.

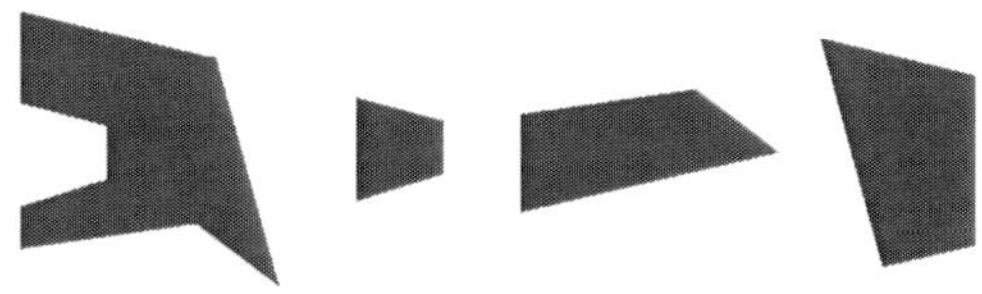

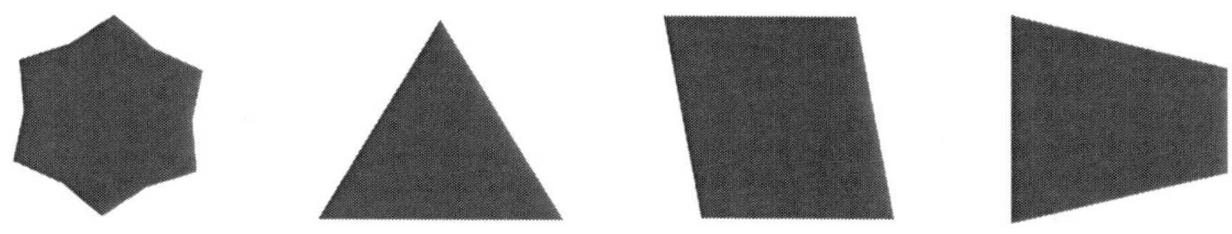

(A) (B) (C) (D) (E) Keine der Figuren ist richtig.

8.

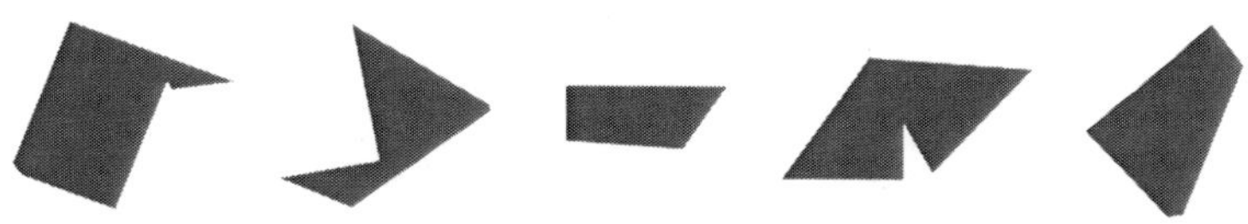

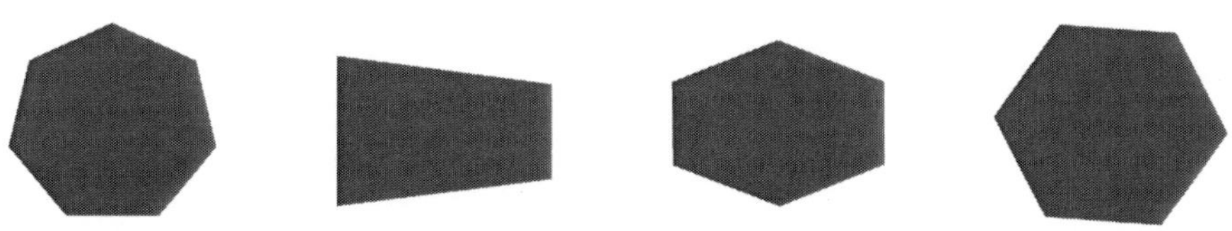

(A) (B) (C) (D) (E) Keine der Figuren ist richtig.

9.

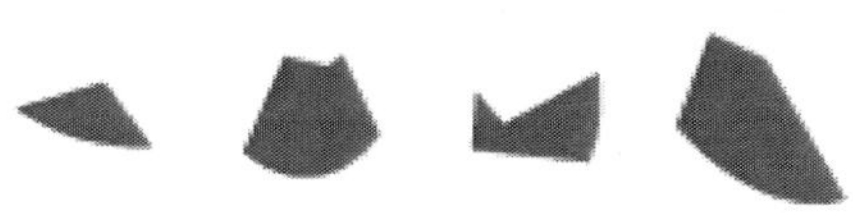

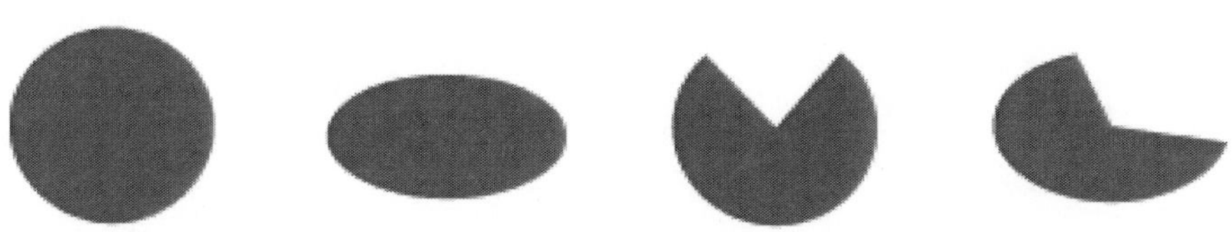

(A) (B) (C) (D) (E) Keine der Figuren ist richtig.

10.

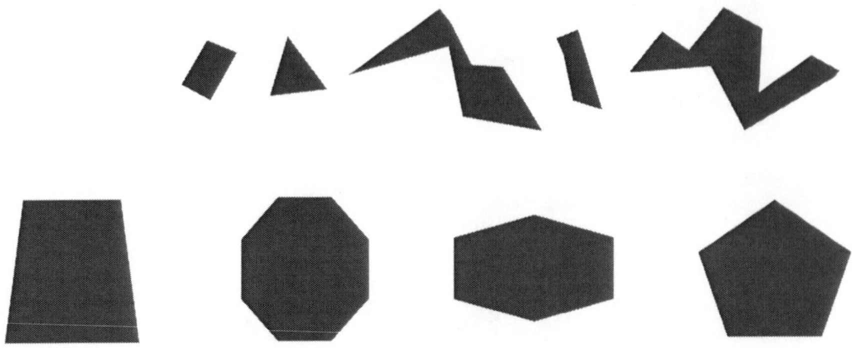

Keine der Figuren ist richtig.

(A) (B) (C) (D) (E)

11.

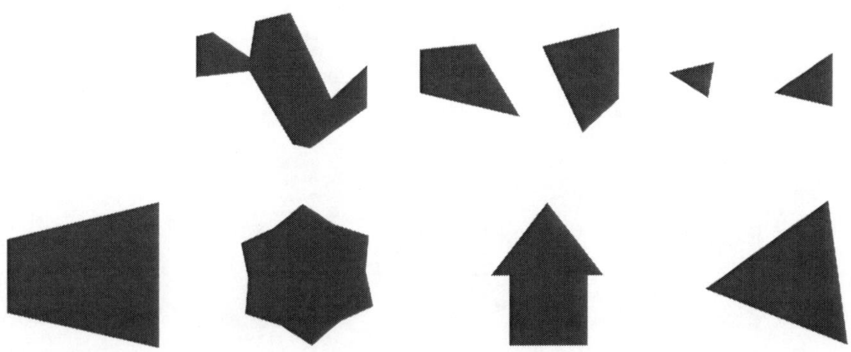

Keine der Figuren ist richtig.

(A) (B) (C) (D) (E)

12.

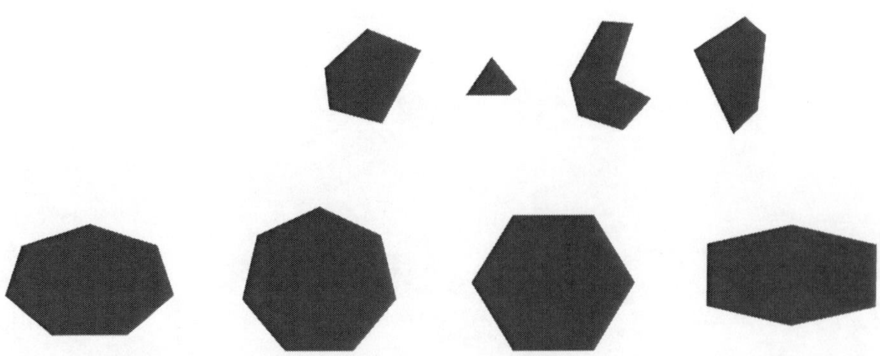

Keine der Figuren ist richtig.

(A) (B) (C) (D) (E)

13.

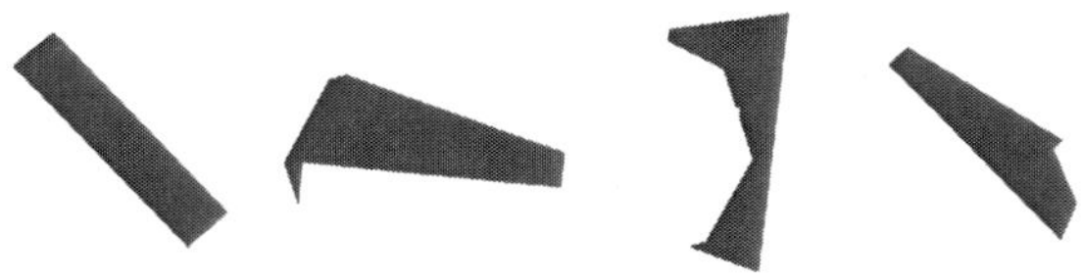

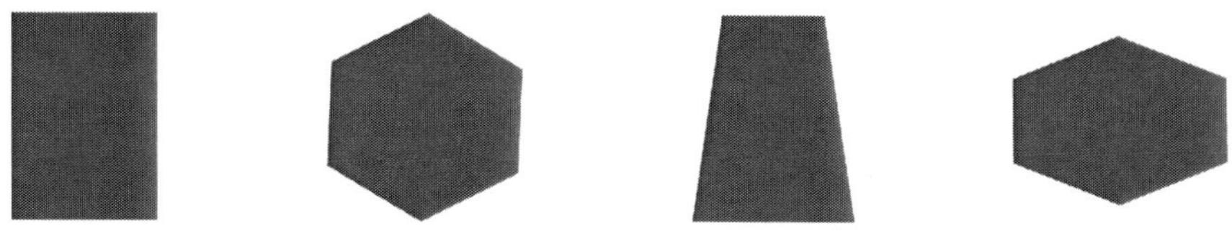

(A) (B) (C) (D) (E) Keine der Figuren ist richtig.

14.

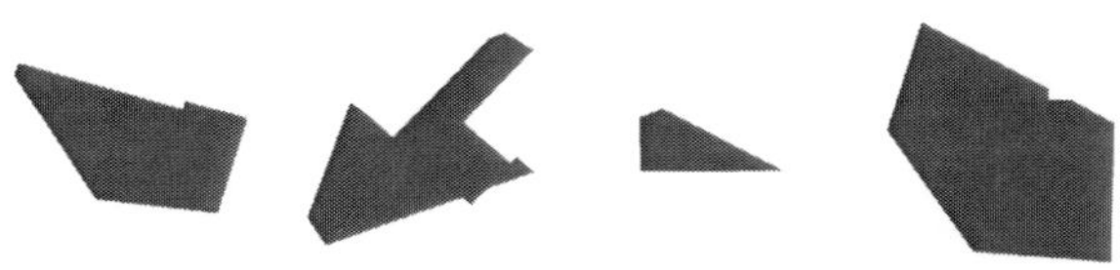

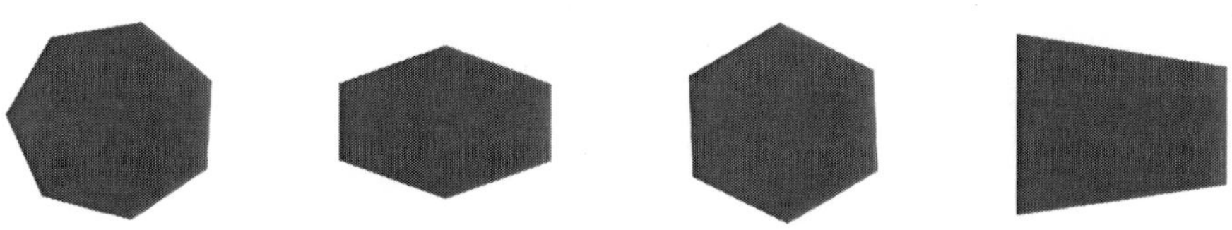

(A) (B) (C) (D) (E) Keine der Figuren ist richtig.

15.

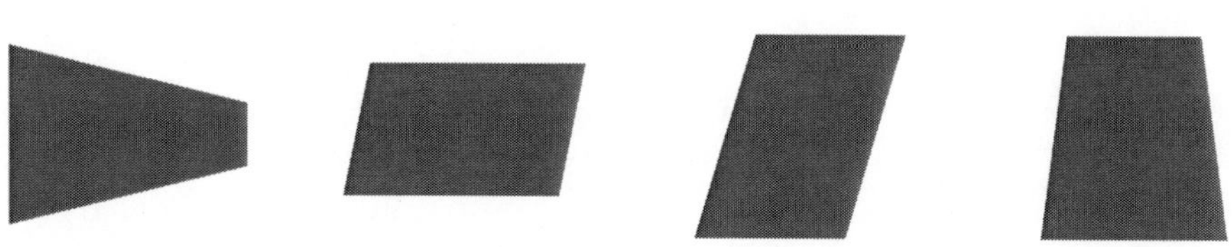

(A) (B) (C) (D) (E) Keine der Figuren ist richtig.

Block 8

Anzahl der Aufgaben: 15
Bearbeitungszeit: 20 Min.

1.

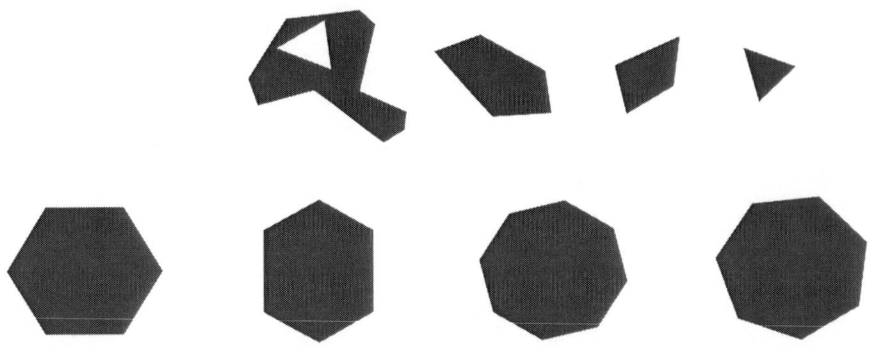

Keine der Figuren ist richtig.

(A) (B) (C) (D) (E)

2.

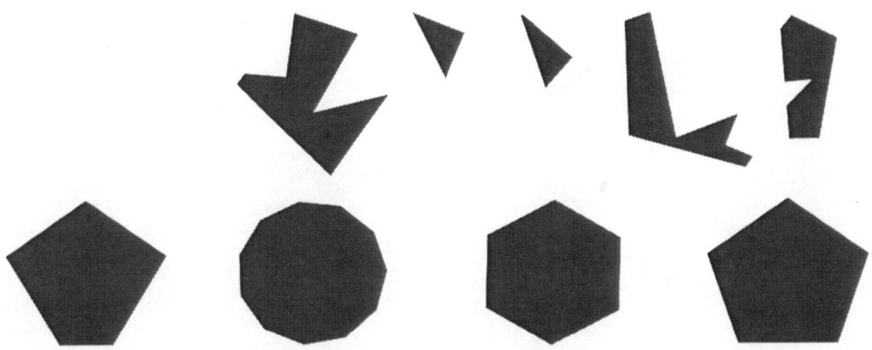

Keine der Figuren ist richtig.

(A) (B) (C) (D) (E)

3.

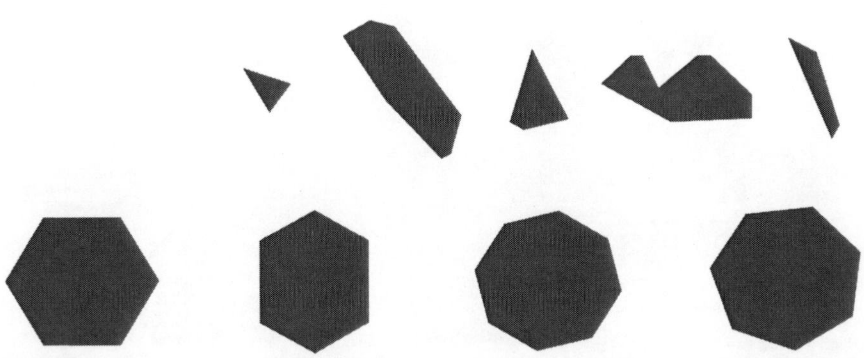

Keine der Figuren ist richtig.

(A) (B) (C) (D) (E)

4.

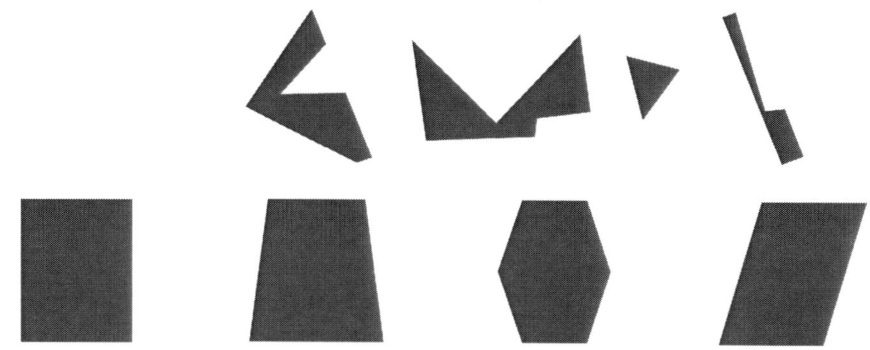

(A) (B) (C) (D) (E)

Keine der Figuren ist richtig.

5.

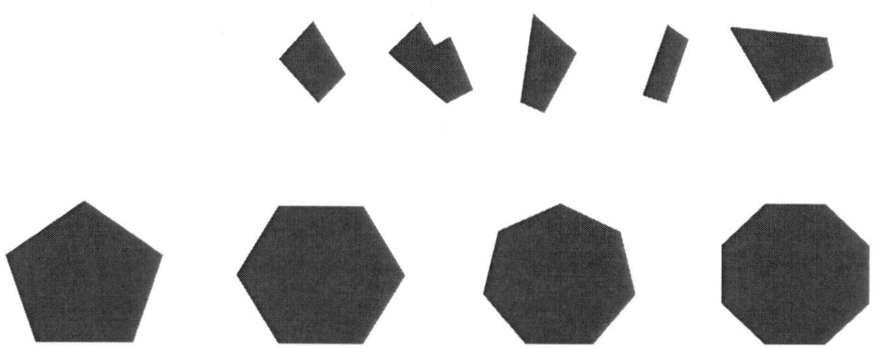

(A) (B) (C) (D) (E)

Keine der Figuren ist richtig.

6.

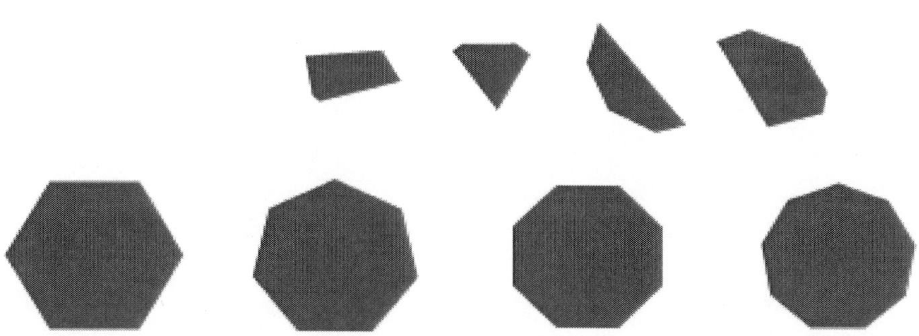

(A) (B) (C) (D) (E)

Keine der Figuren ist richtig.

7.

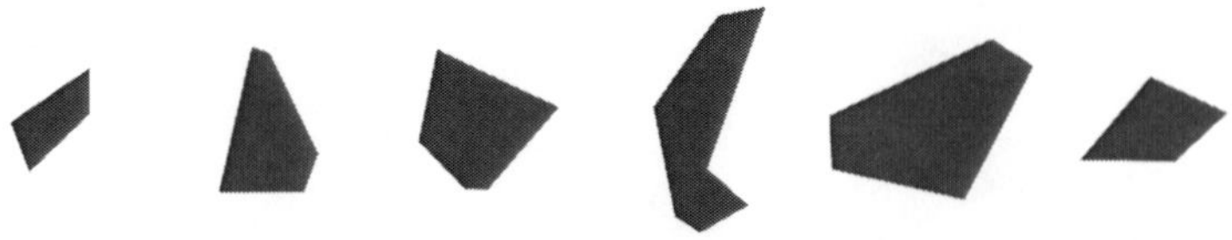

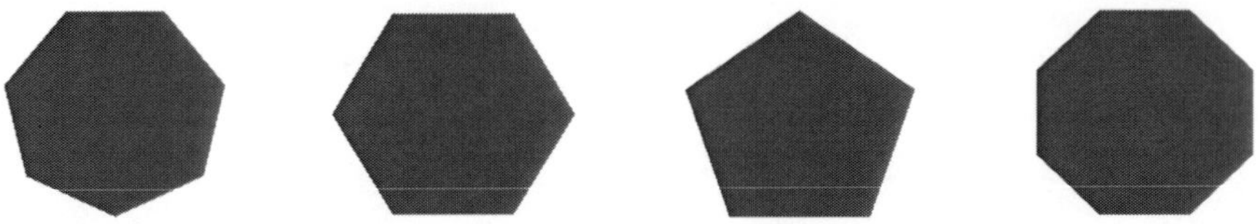

(A) (B) (C) (D) Keine der Figuren ist richtig. (E)

8.

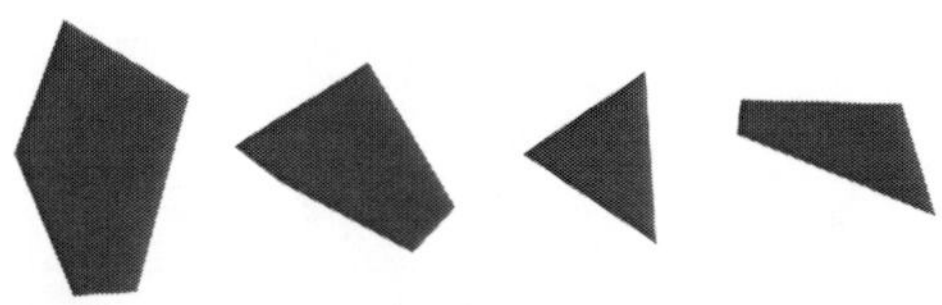

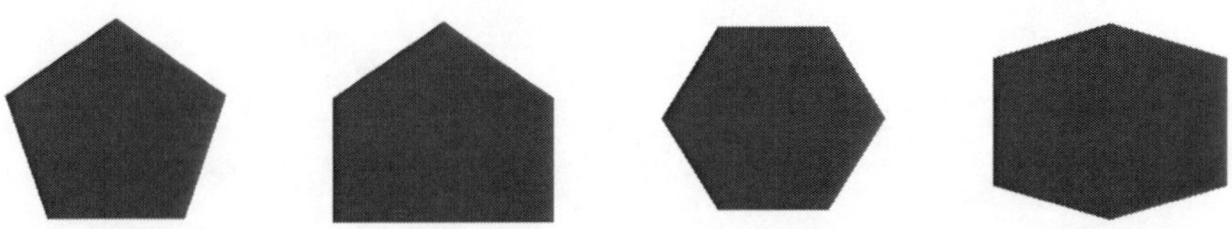

(A) (B) (C) (D) Keine der Figuren ist richtig. (E)

9.

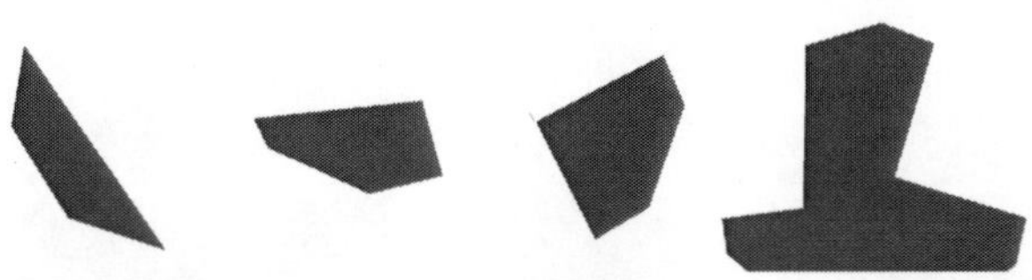

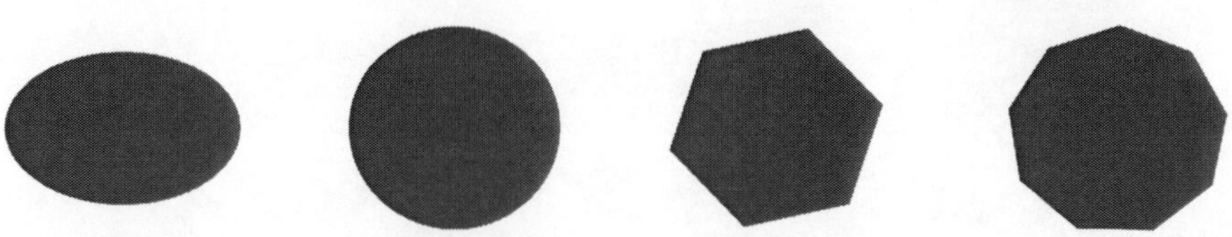

(A) (B) (C) (D) Keine der Figuren ist richtig. (E)

10.

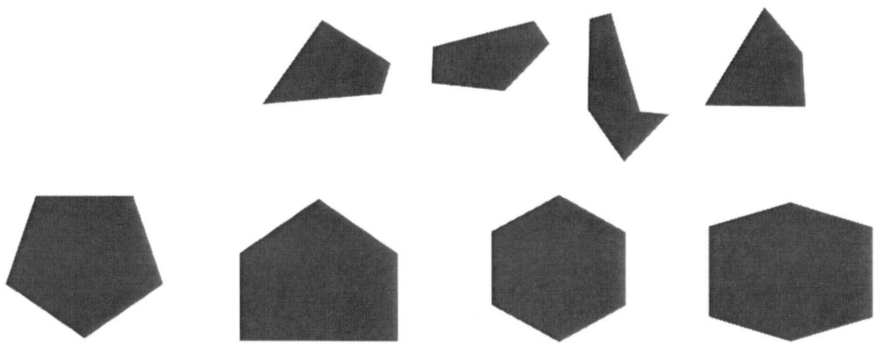

(A) (B) (C) (D) (E) Keine der Figuren ist richtig.

11.

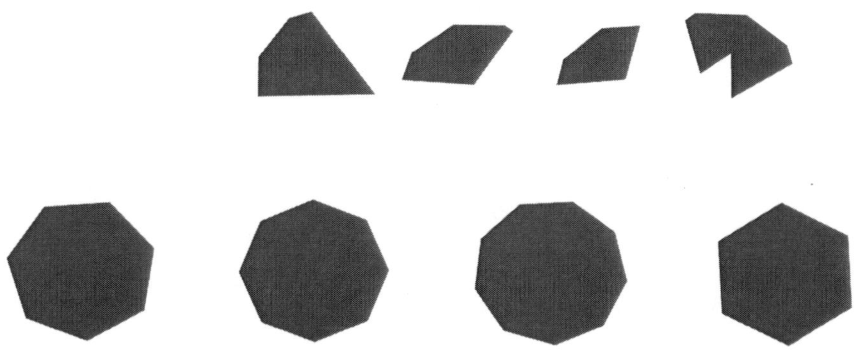

(A) (B) (C) (D) (E) Keine der Figuren ist richtig.

12.

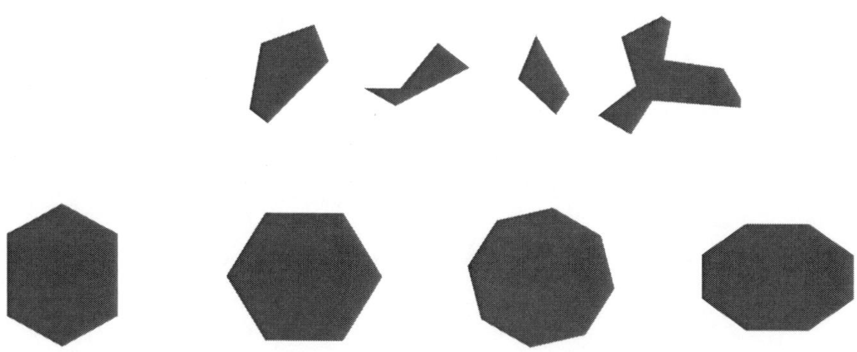

(A) (B) (C) (D) (E) Keine der Figuren ist richtig.

13.

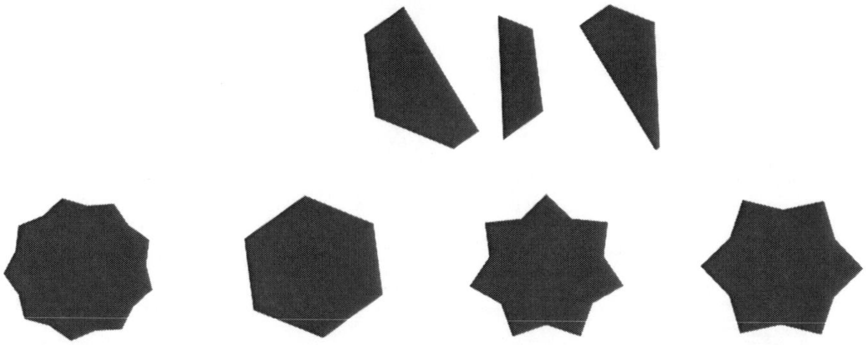

(A) (B) (C) (D)

Keine der Figuren ist richtig.

(E)

14.

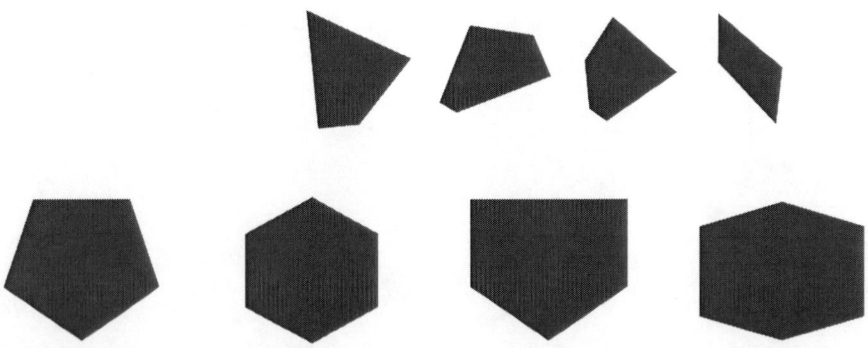

(A) (B) (C) (D)

Keine der Figuren ist richtig.

(E)

15.

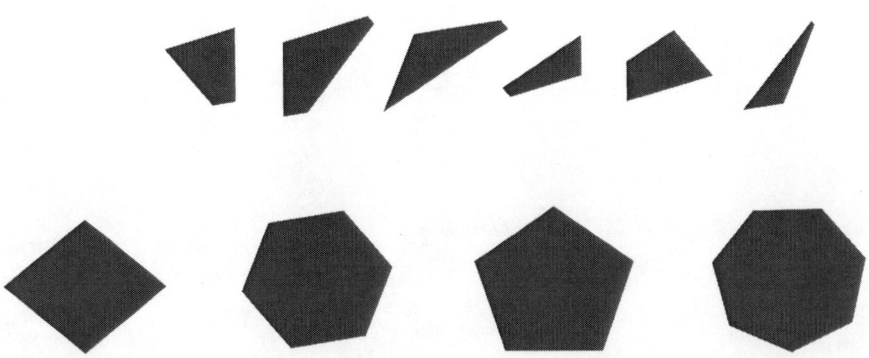

(A) (B) (C) (D)

Keine der Figuren ist richtig.

(E)

Block 9

Anzahl der Aufgaben: 15

Bearbeitungszeit: 20 Min.

1.

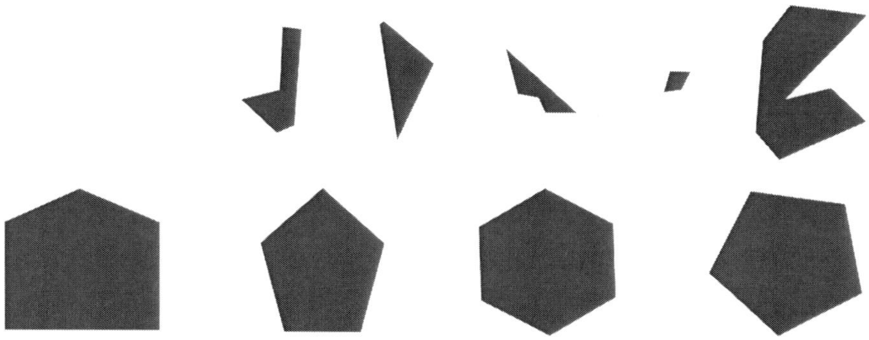

(A) (B) (C) (D) (E) Keine der Figuren ist richtig.

2.

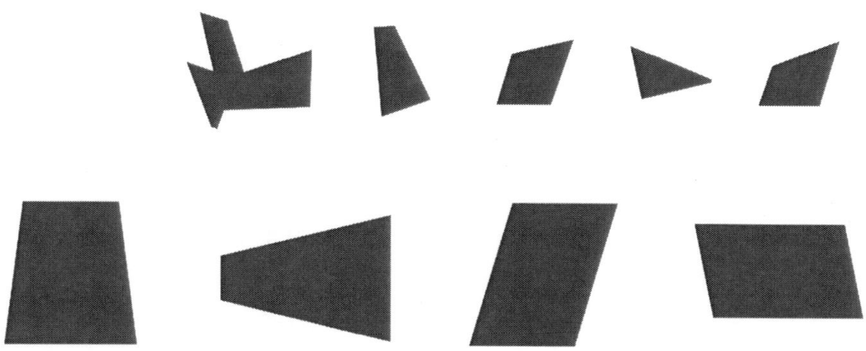

(A) (B) (C) (D) (E) Keine der Figuren ist richtig.

3.

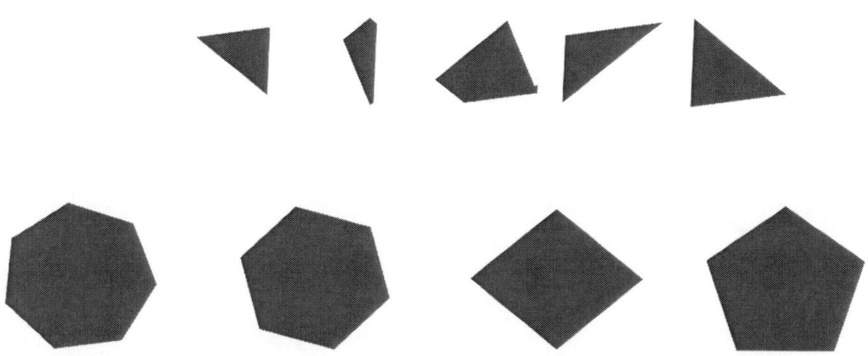

(A) (B) (C) (D) (E) Keine der Figuren ist richtig.

4.

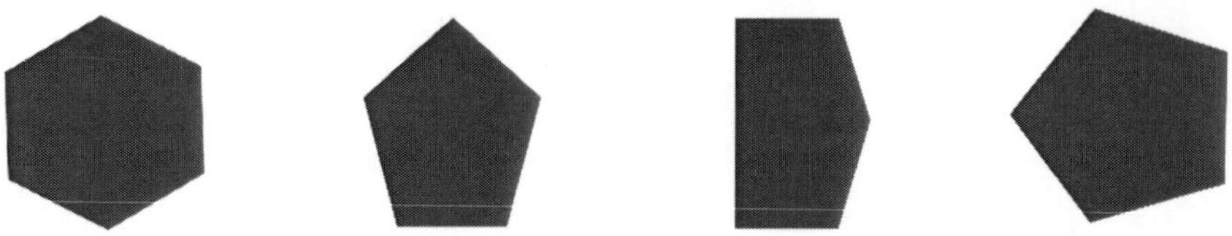

(A) (B) (C) (D) (E) Keine der Figuren ist richtig.

5.

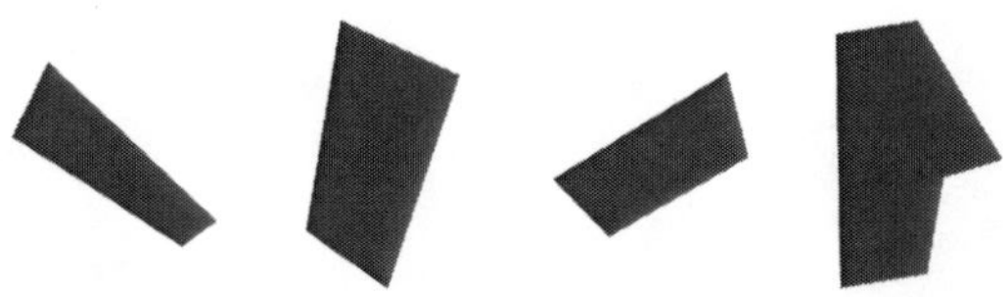

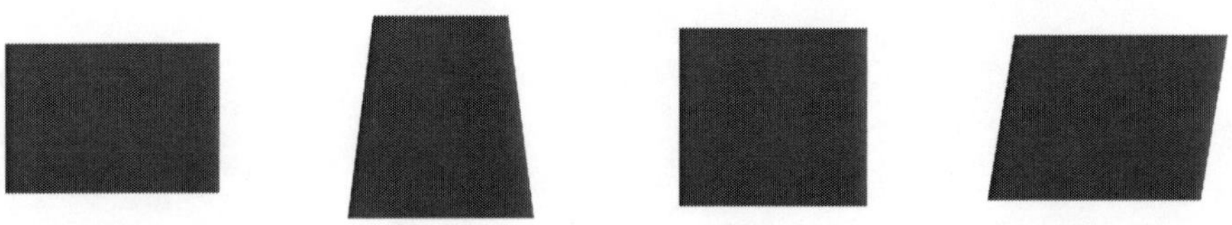

(A) (B) (C) (D) (E) Keine der Figuren ist richtig.

6.

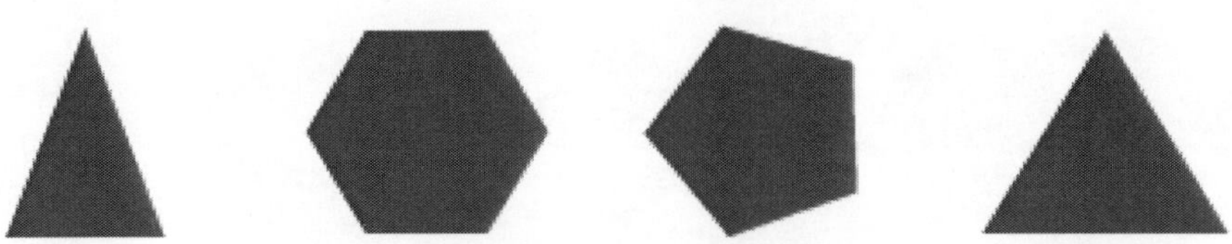

(A) (B) (C) (D) (E) Keine der Figuren ist richtig.

7.

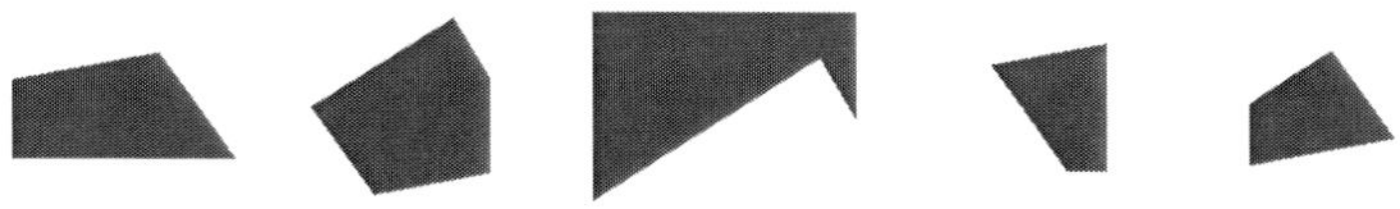

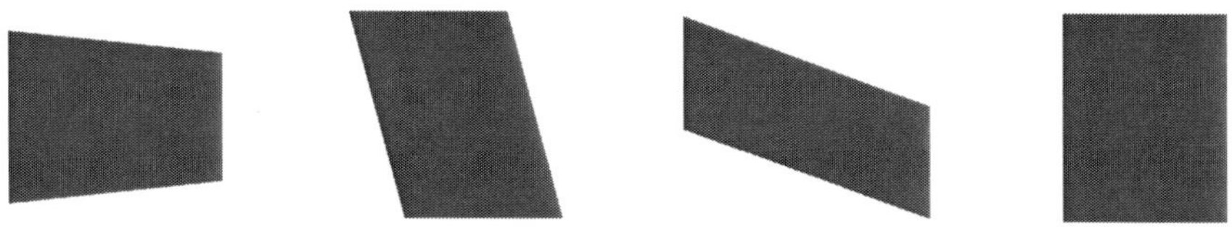

(A) (B) (C) (D) (E) Keine der Figuren ist richtig.

8.

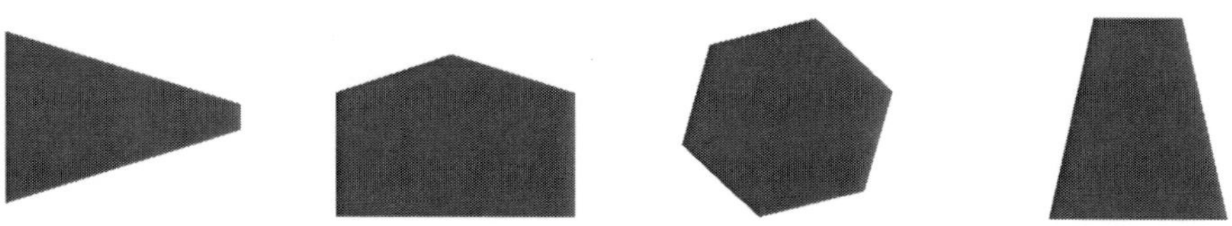

(A) (B) (C) (D) (E) Keine der Figuren ist richtig.

9.

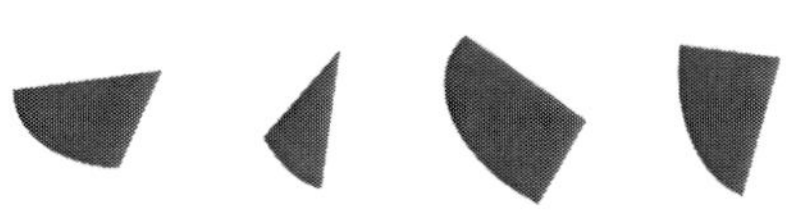

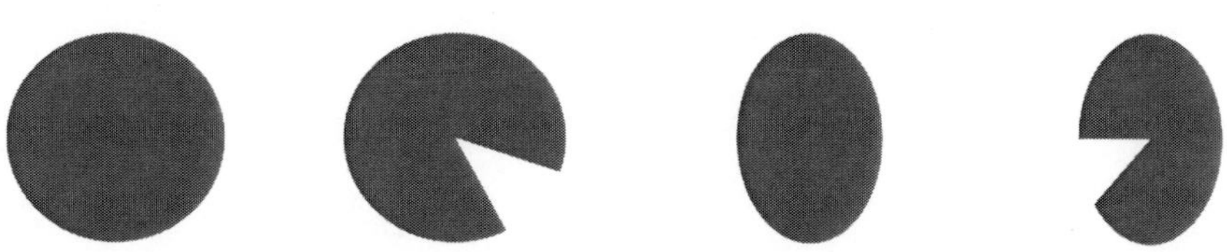

(A) (B) (C) (D) (E) Keine der Figuren ist richtig.

10.

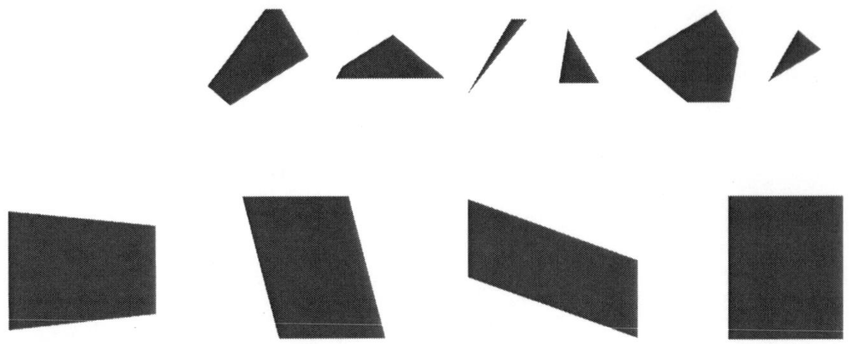

(A) (B) (C) (D)

(E) Keine der Figuren ist richtig.

11.

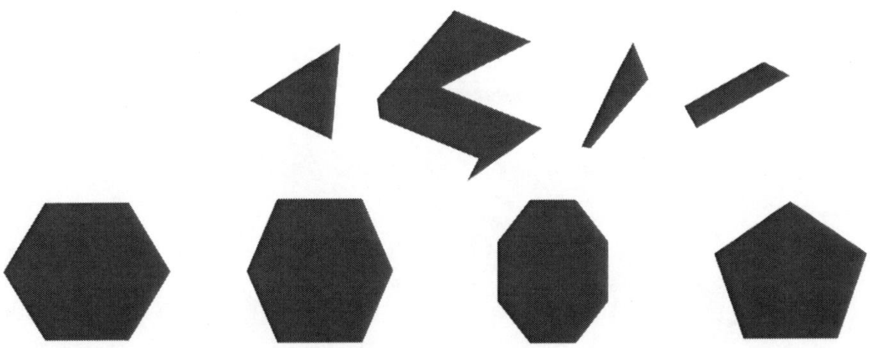

(A) (B) (C) (D)

(E) Keine der Figuren ist richtig.

12.

(A) (B) (C) (D)

(E) Keine der Figuren ist richtig.

13.

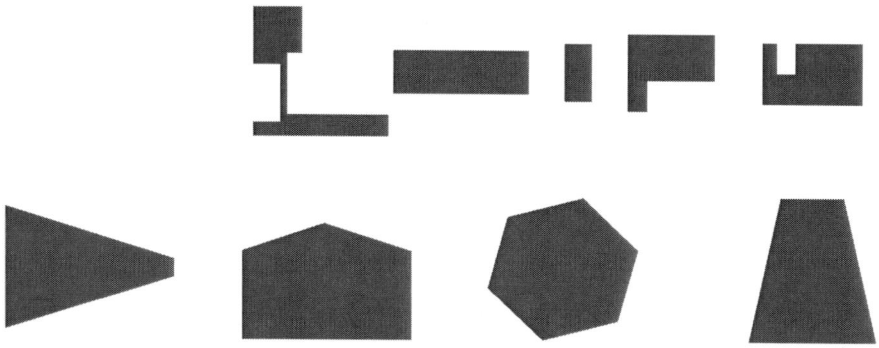

(A) (B) (C) (D) (E) Keine der Figuren ist richtig.

14.

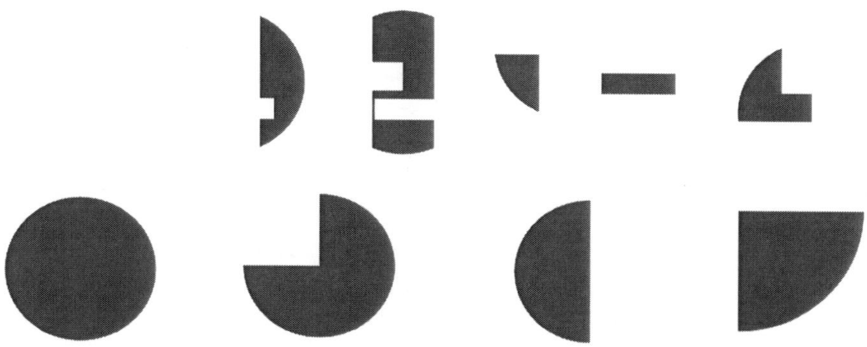

(A) (B) (C) (D) (E) Keine der Figuren ist richtig.

15.

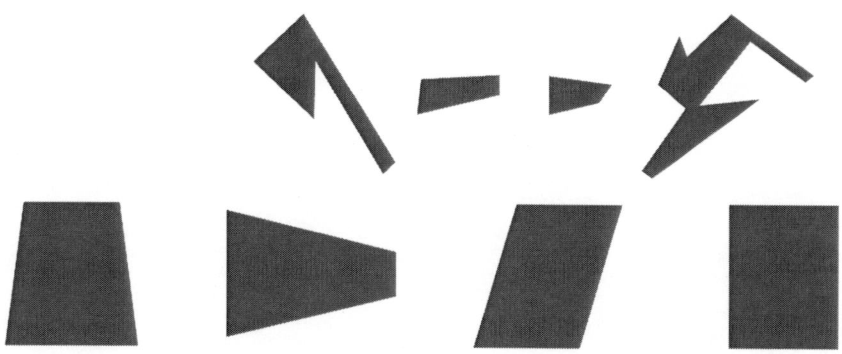

(A) (B) (C) (D) (E) Keine der Figuren ist richtig.

Block 10
Anzahl der Aufgaben: 15
Bearbeitungszeit: 20 Min.

1.

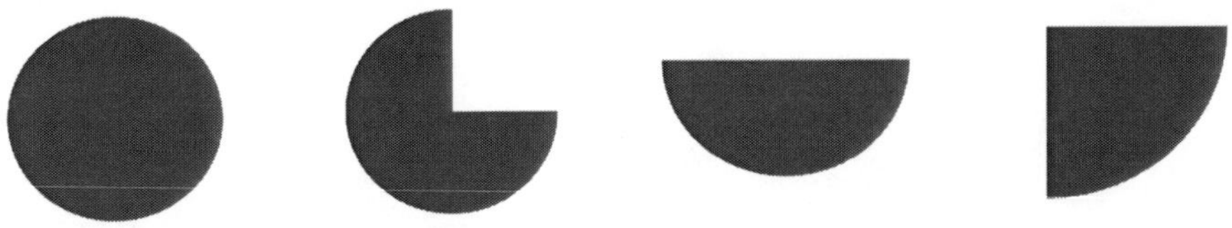

Keine der Figuren ist richtig.

(A) (B) (C) (D) (E)

2.

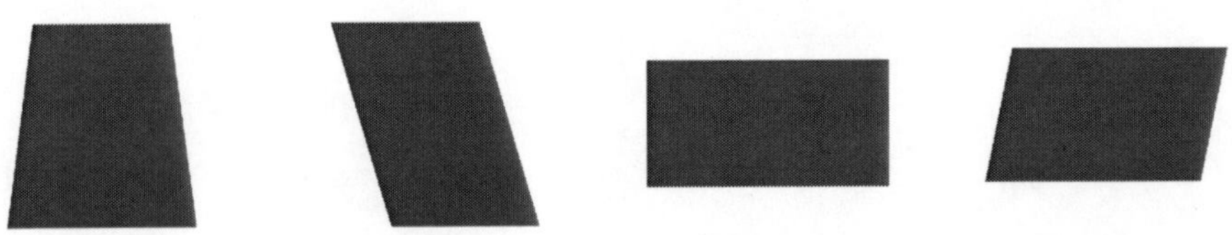

Keine der Figuren ist richtig.

(A) (B) (C) (D) (E)

3.

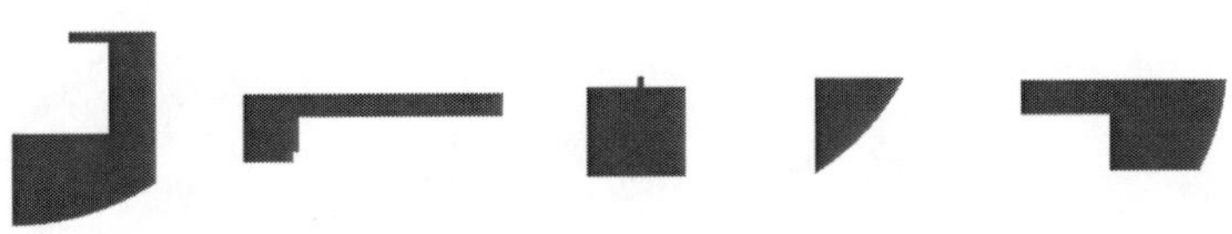

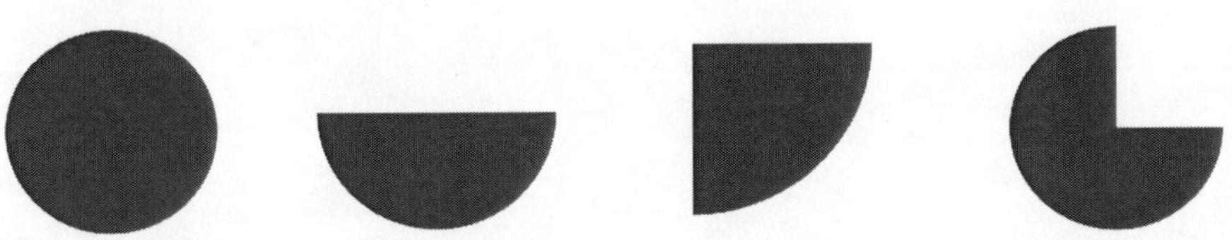

Keine der Figuren ist richtig.

(A) (B) (C) (D) (E)

4.

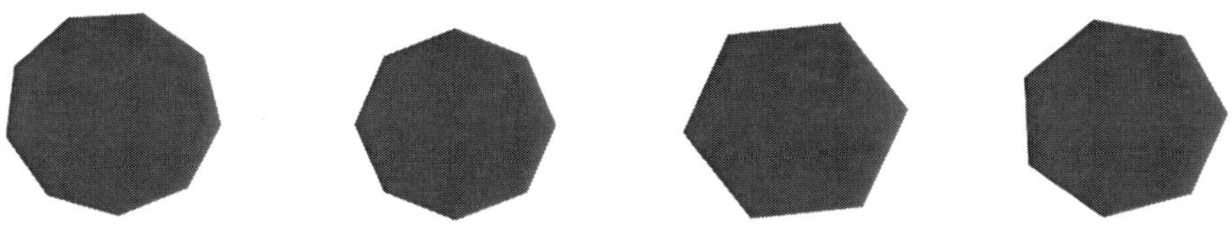

Keine der Figuren ist richtig.

(A) (B) (C) (D) (E)

5.

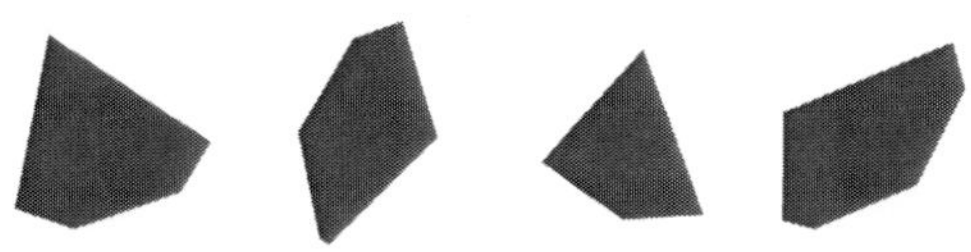

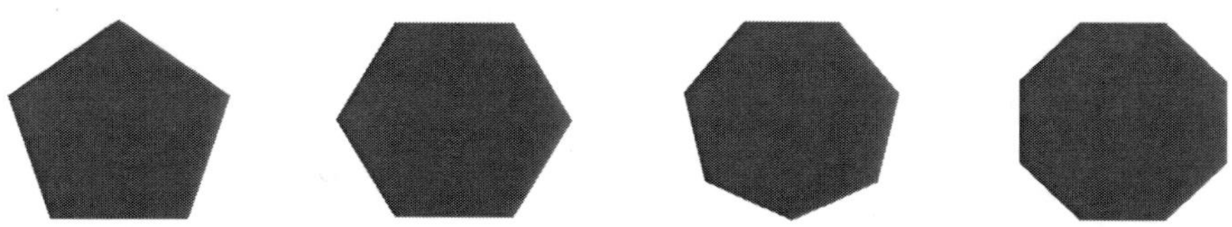

Keine der Figuren ist richtig.

(A) (B) (C) (D) (E)

6.

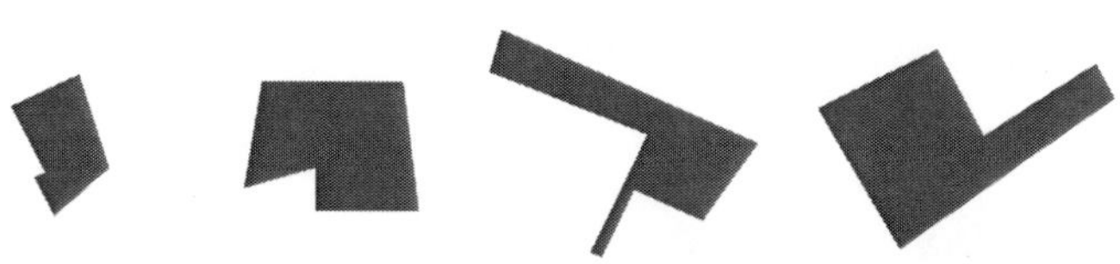

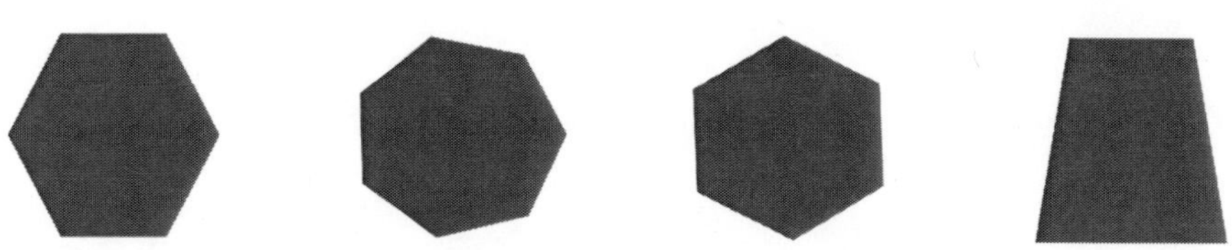

Keine der Figuren ist richtig.

(A) (B) (C) (D) (E)

7.

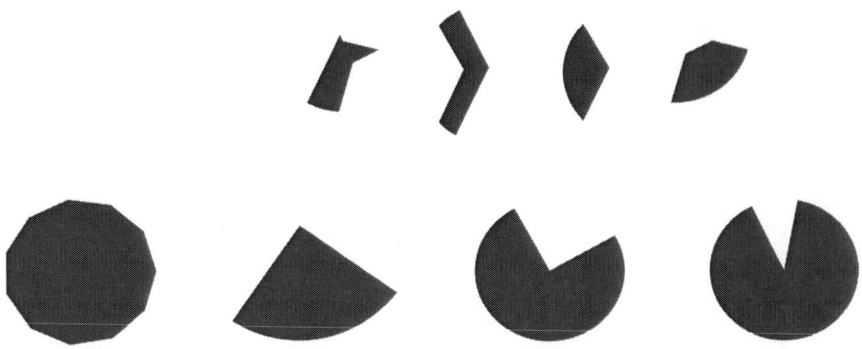

(A) (B) (C) (D) (E) Keine der Figuren ist richtig.

8.

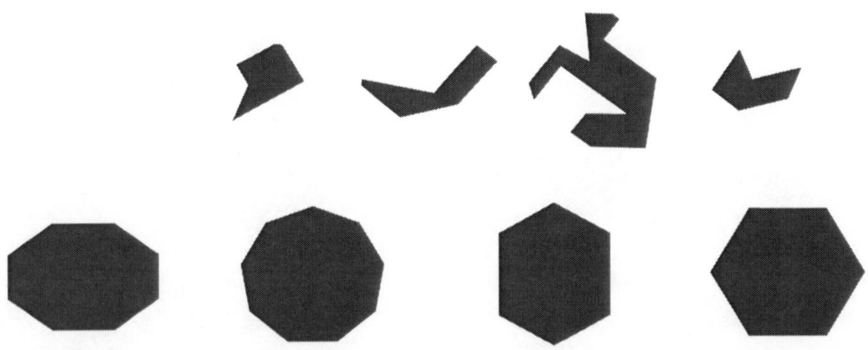

(A) (B) (C) (D) (E) Keine der Figuren ist richtig.

9.

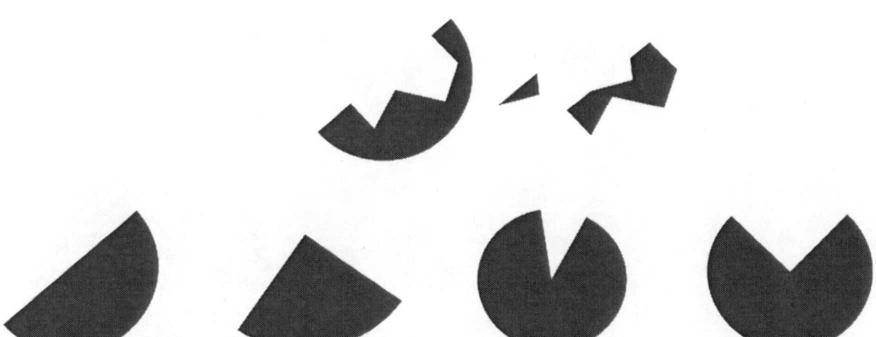

(A) (B) (C) (D) (E) Keine der Figuren ist richtig.

10.

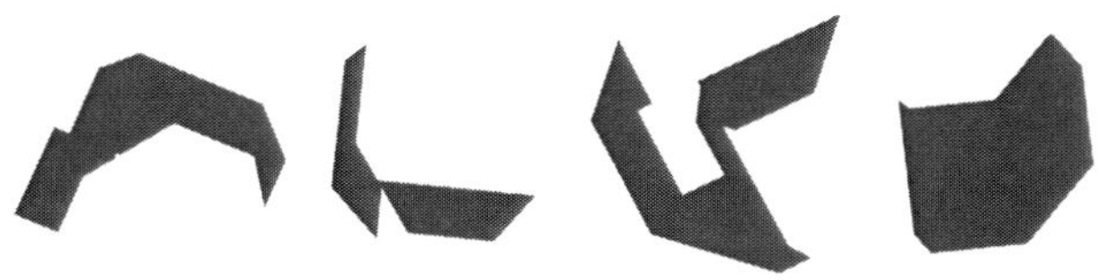

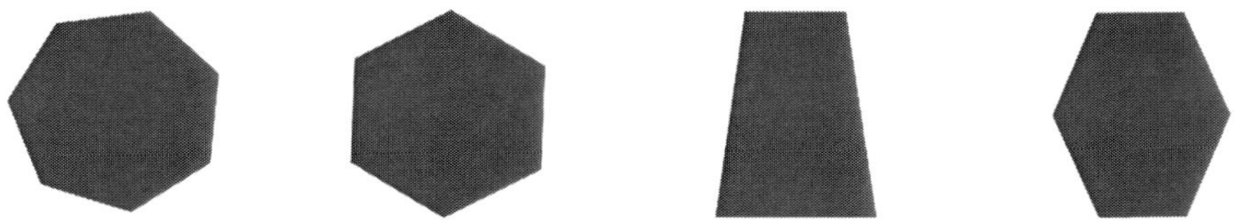

Keine der Figuren ist richtig.

(A) (B) (C) (D) (E)

11.

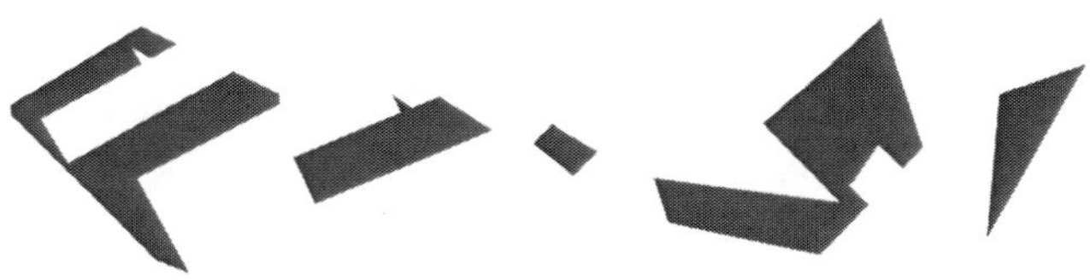

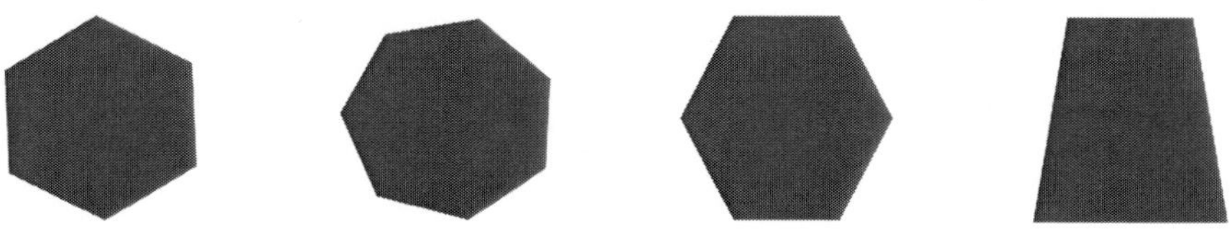

Keine der Figuren ist richtig.

(A) (B) (C) (D) (E)

12.

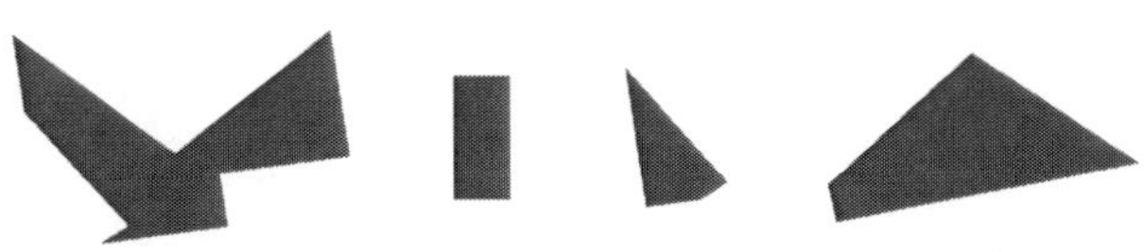

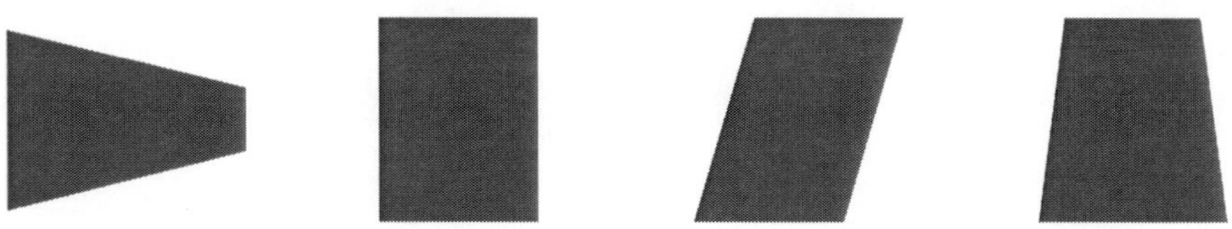

Keine der Figuren ist richtig.

(A) (B) (C) (D) (E)

13.

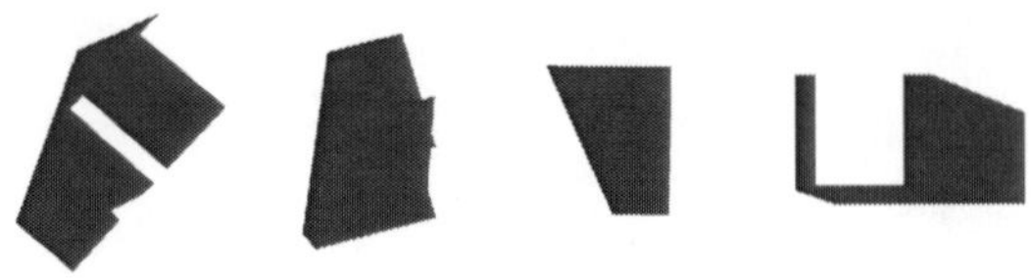

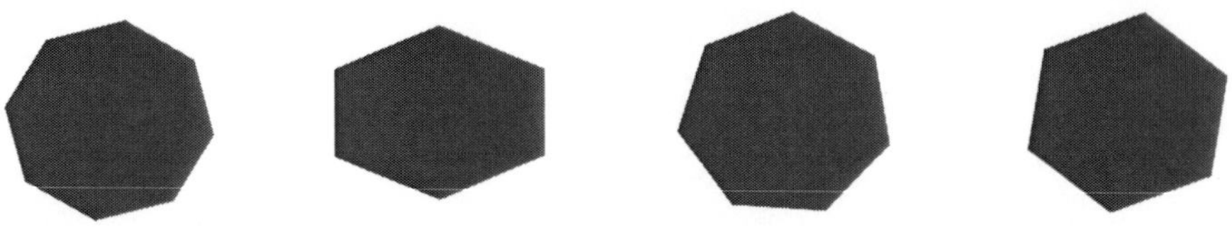

(A) (B) (C) (D) (E) Keine der Figuren ist richtig.

14.

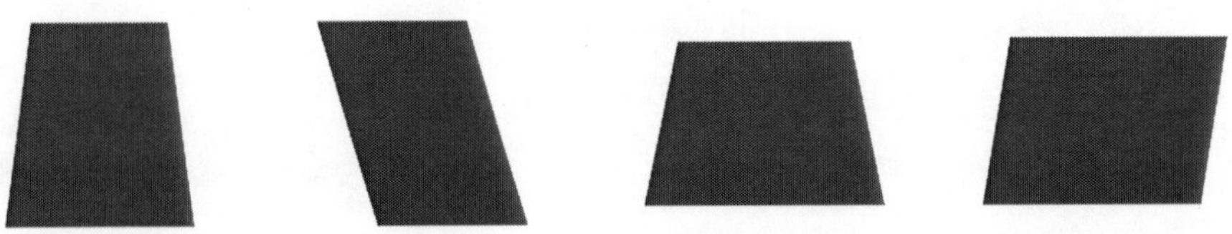

(A) (B) (C) (D) (E) Keine der Figuren ist richtig.

15.

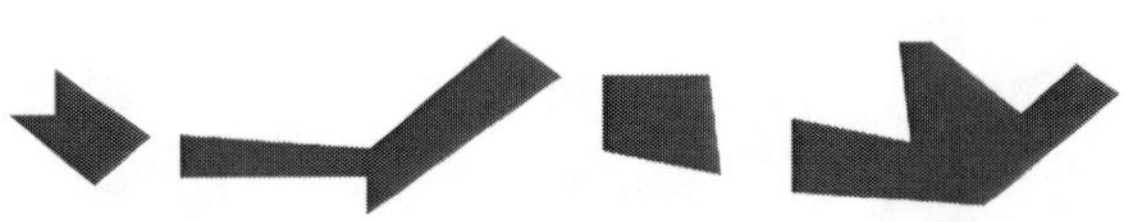

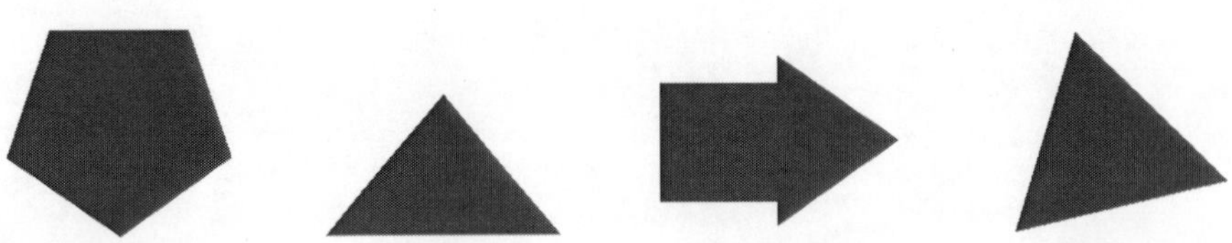

(A) (B) (C) (D) (E) Keine der Figuren ist richtig.

Block 11

Anzahl der Aufgaben: 15
Bearbeitungszeit: 20 Min.

1.

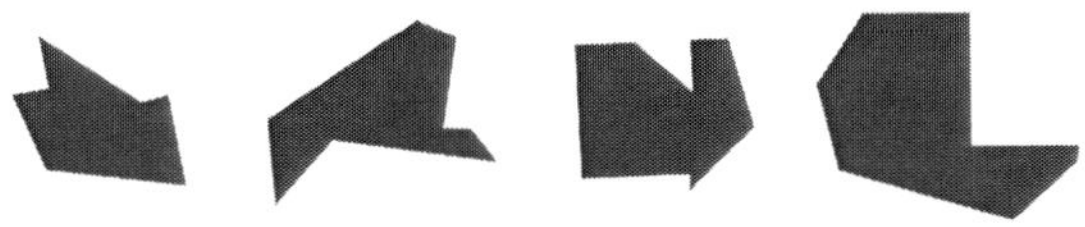

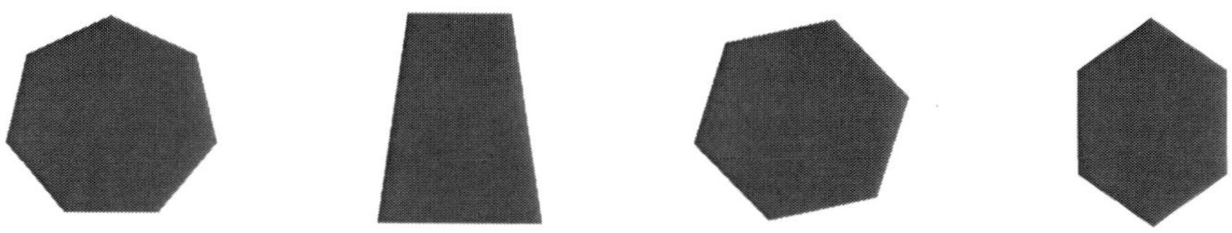

(A) (B) (C) (D) (E) Keine der Figuren ist richtig.

2.

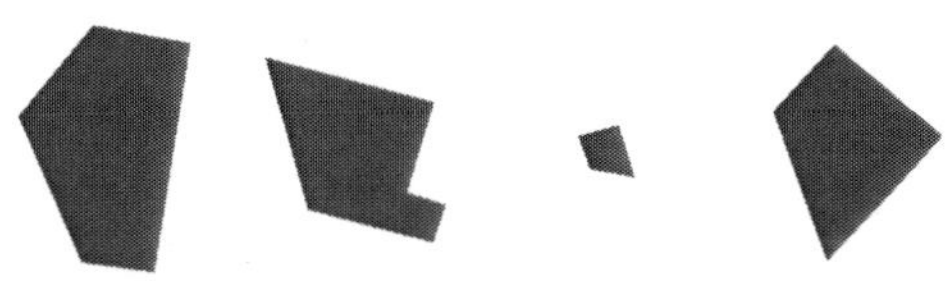

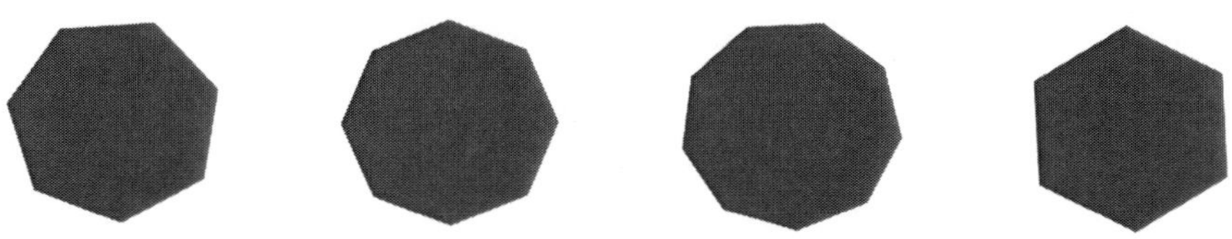

(A) (B) (C) (D) (E) Keine der Figuren ist richtig.

3.

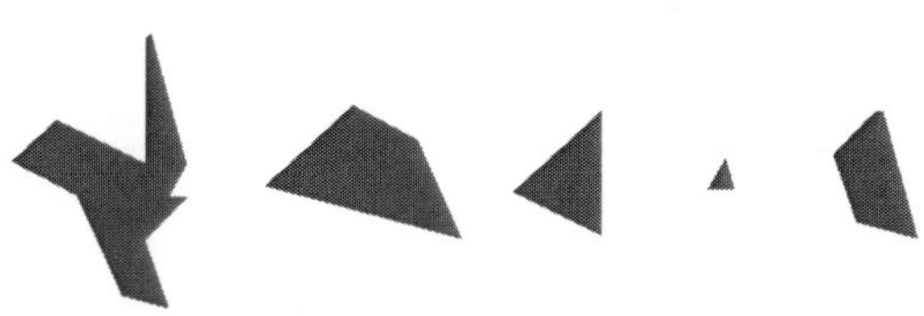

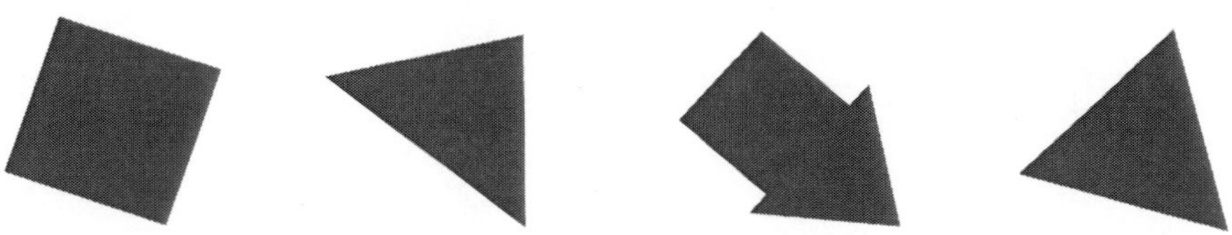

(A) (B) (C) (D) (E) Keine der Figuren ist richtig.

4.

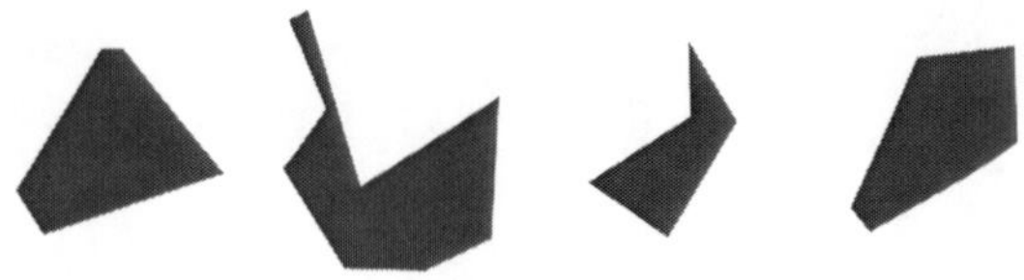

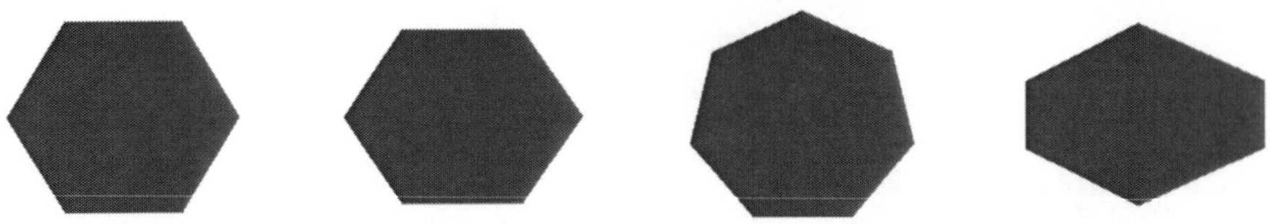

(A) (B) (C) (D) (E) Keine der Figuren ist richtig.

5.

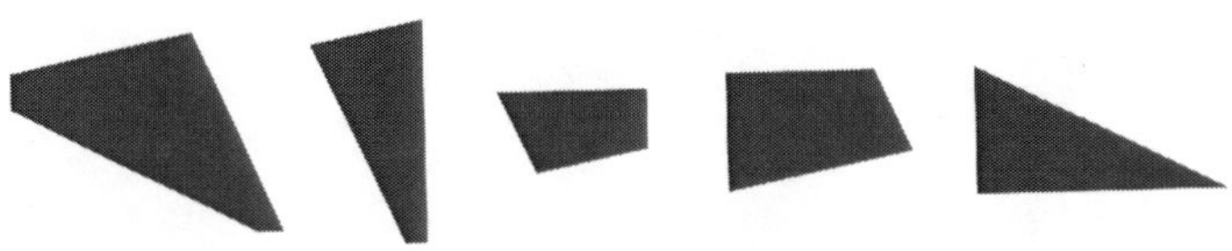

(A) (B) (C) (D) (E) Keine der Figuren ist richtig.

6.

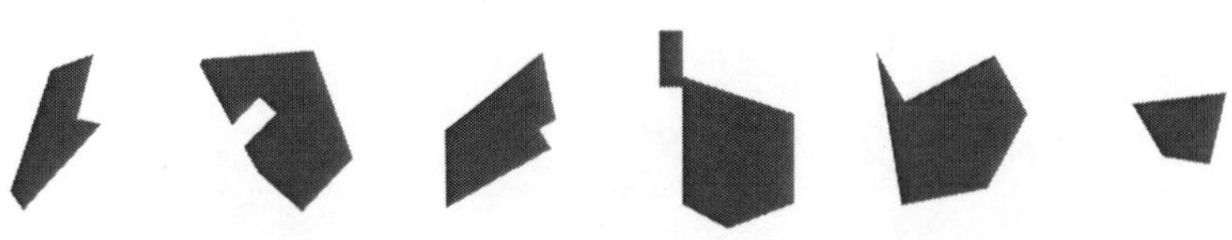

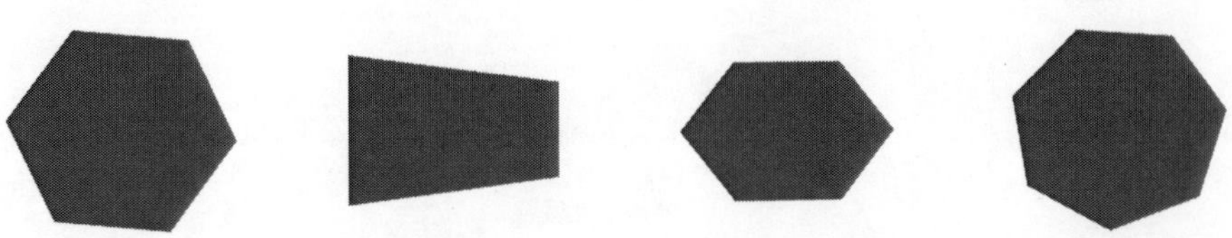

(A) (B) (C) (D) (E) Keine der Figuren ist richtig.

7.

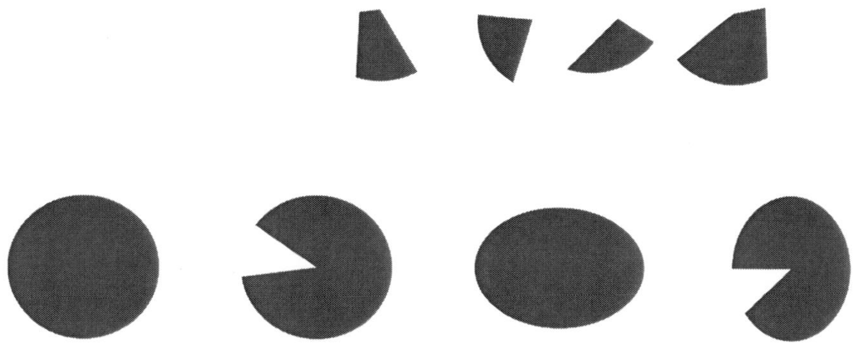

(A) (B) (C) (D) Keine der Figuren ist richtig. (E)

8.

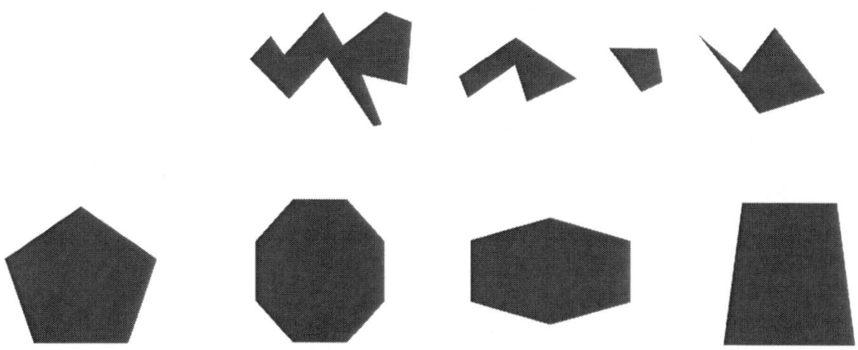

(A) (B) (C) (D) Keine der Figuren ist richtig. (E)

9.

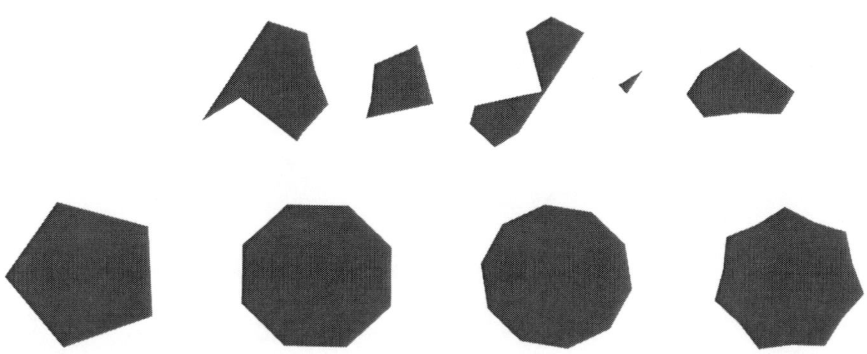

(A) (B) (C) (D) Keine der Figuren ist richtig. (E)

10.

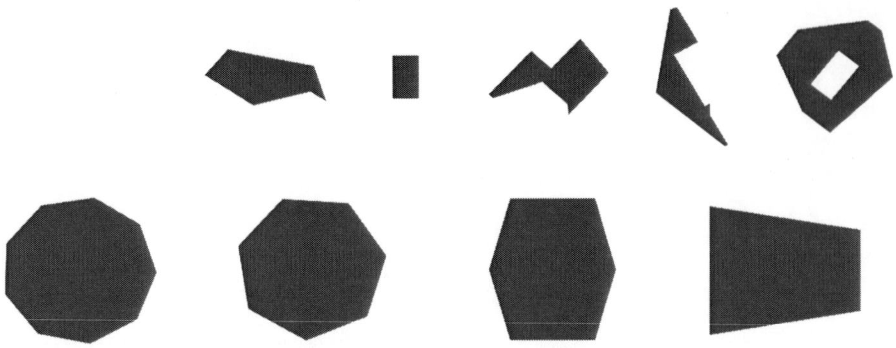

Keine der Figuren ist richtig.

(A) (B) (C) (D) (E)

11.

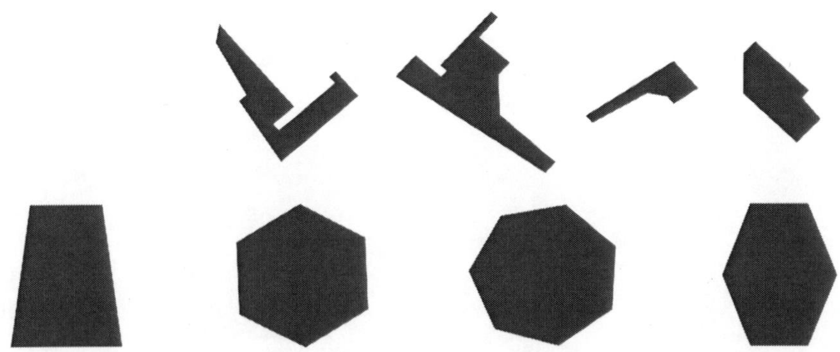

Keine der Figuren ist richtig.

(A) (B) (C) (D) (E)

12.

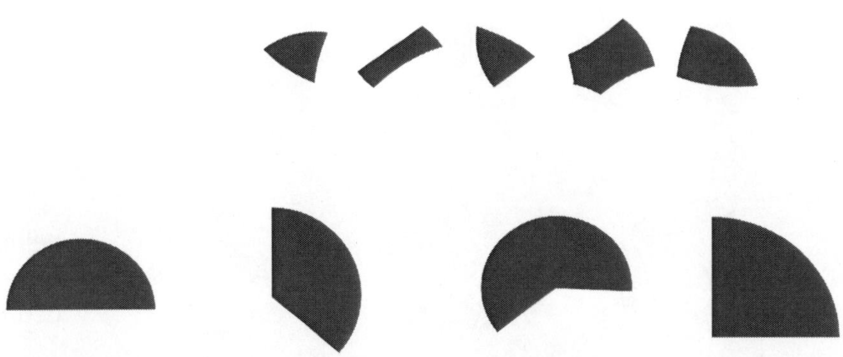

Keine der Figuren ist richtig.

(A) (B) (C) (D) (E)

13.

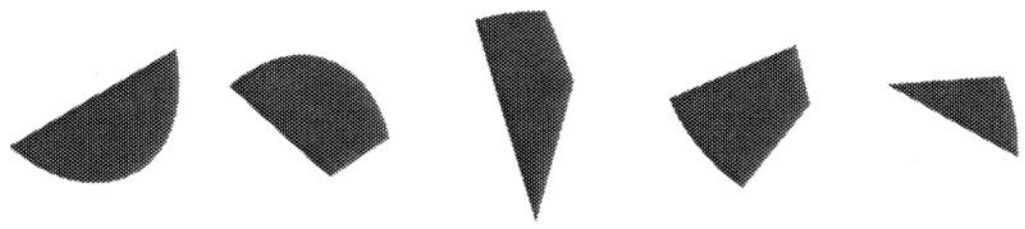

(A) (B) (C) (D)

Keine der Figuren ist richtig.

(E)

14.

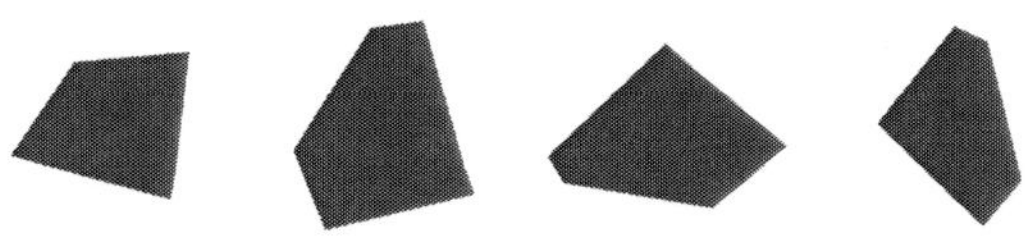

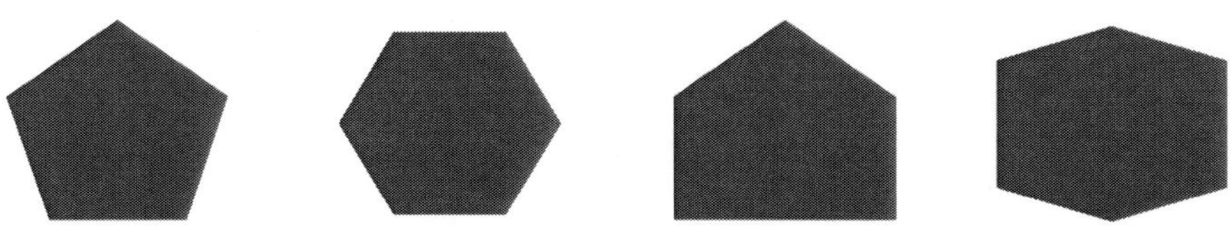

(A) (B) (C) (D)

Keine der Figuren ist richtig.

(E)

15.

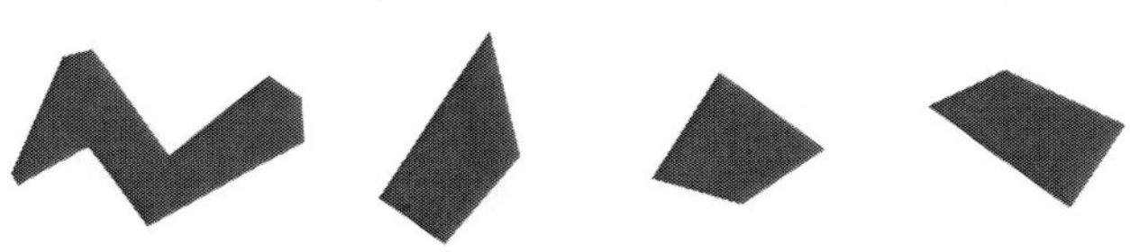

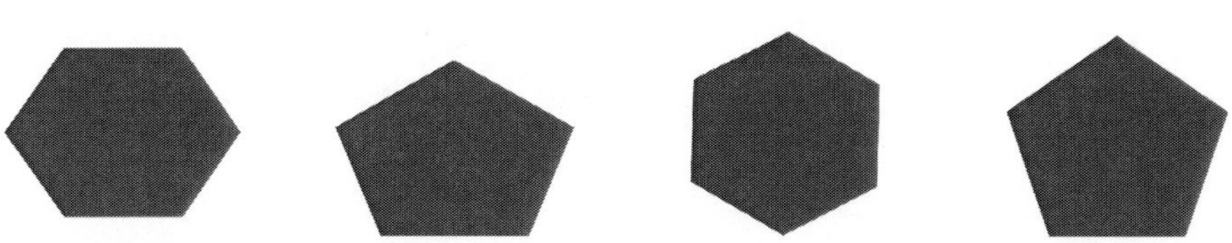

(A) (B) (C) (D)

Keine der Figuren ist richtig.

(E)

Block 12

Anzahl der Aufgaben: 15
Bearbeitungszeit: 20 Min.

1.

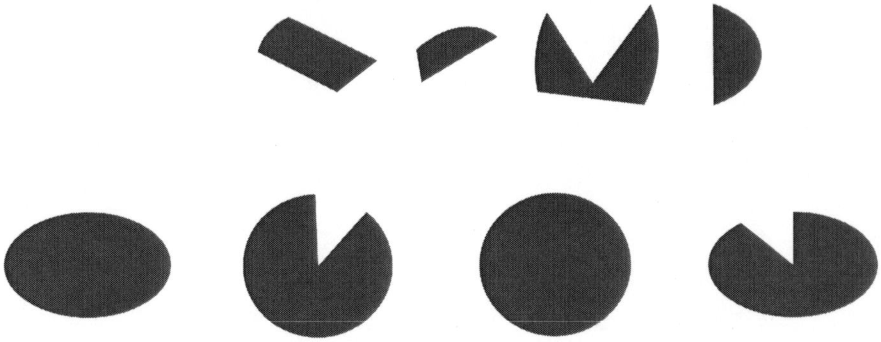

(A)	(B)	(C)	(D)	(E) Keine der Figuren ist richtig.

2.

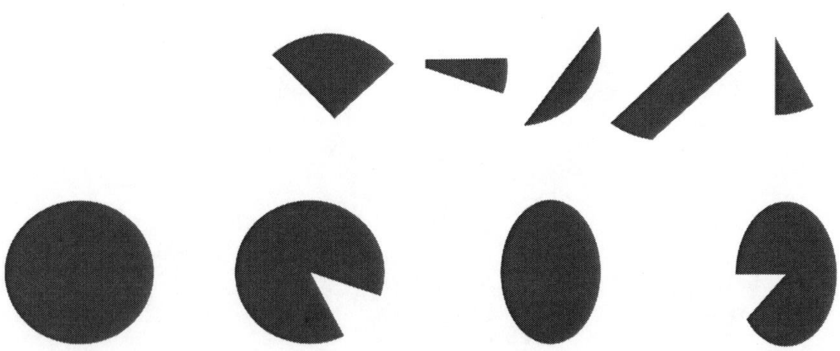

(A)	(B)	(C)	(D)	(E) Keine der Figuren ist richtig.

3.

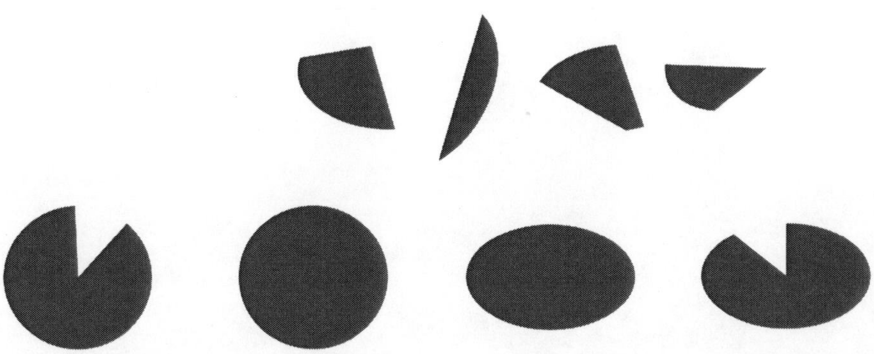

(A)	(B)	(C)	(D)	(E) Keine der Figuren ist richtig.

4.

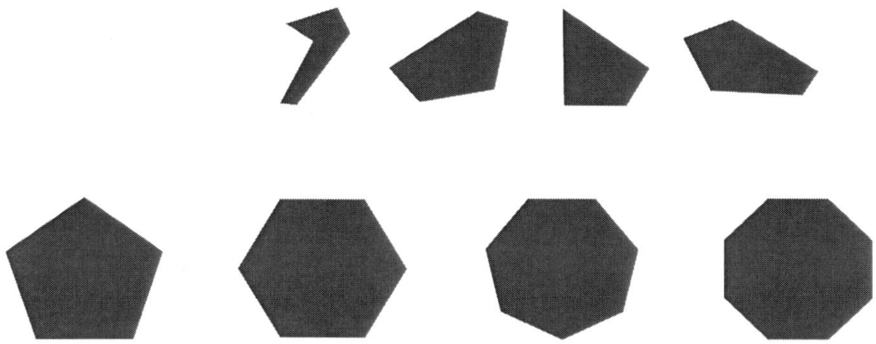

(A) (B) (C) (D)

Keine der Figuren ist richtig.
(E)

5.

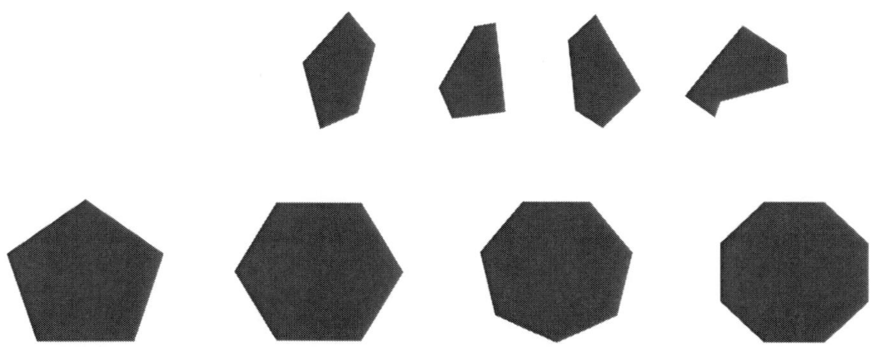

(A) (B) (C) (D)

Keine der Figuren ist richtig.
(E)

6.

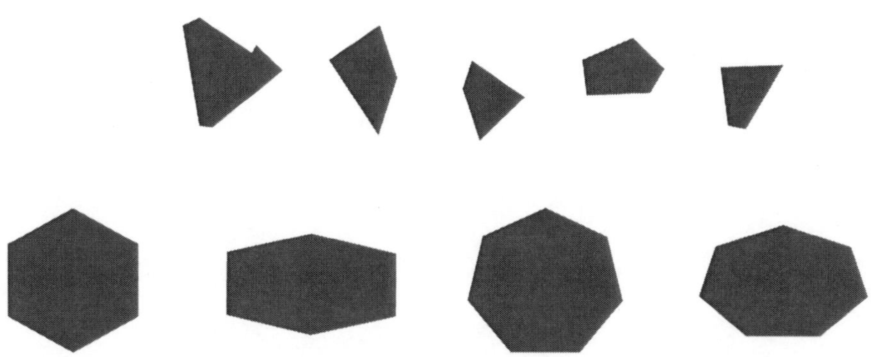

(A) (B) (C) (D)

Keine der Figuren ist richtig.
(E)

7.

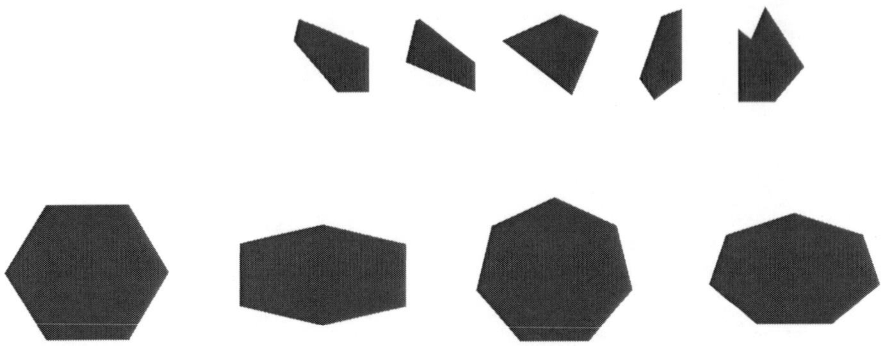

Keine der Figuren ist richtig.

(A) (B) (C) (D) (E)

8.

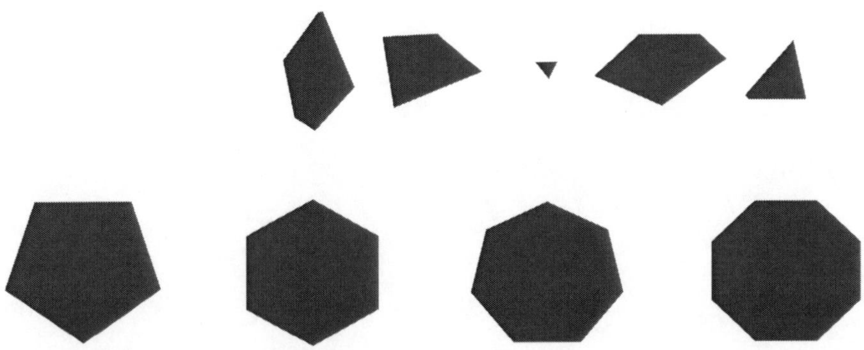

Keine der Figuren ist richtig.

(A) (B) (C) (D) (E)

9.

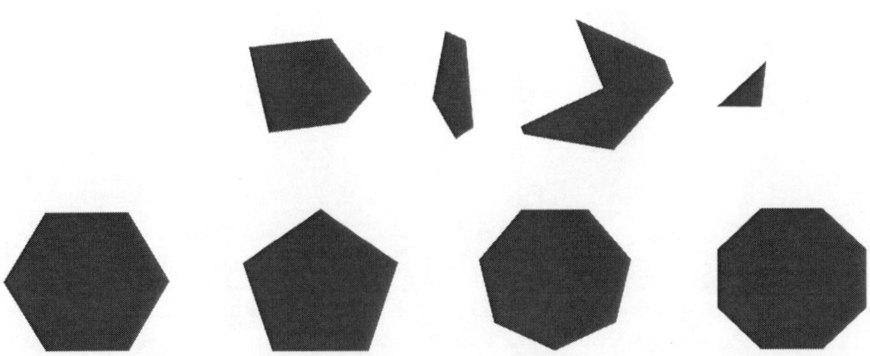

Keine der Figuren ist richtig.

(A) (B) (C) (D) (E)

10.

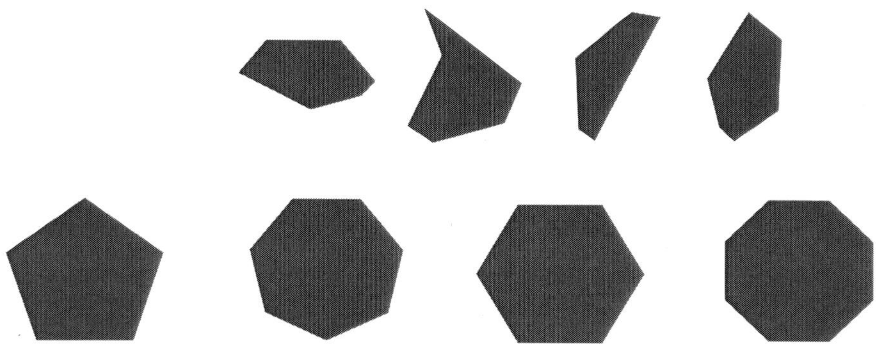

(A) (B) (C) (D)

(E) Keine der Figuren ist richtig.

11.

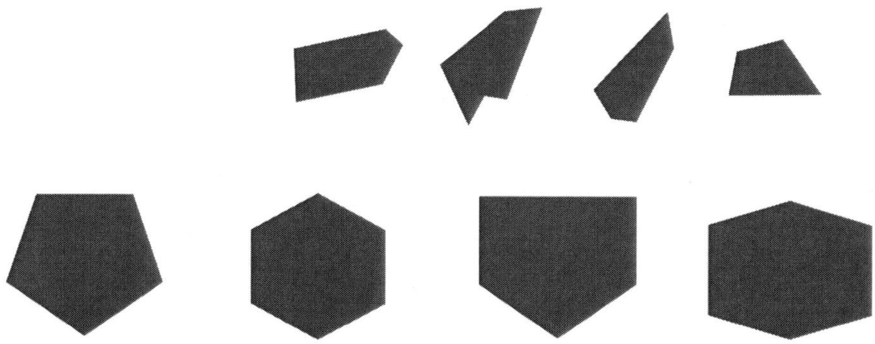

(A) (B) (C) (D)

(E) Keine der Figuren ist richtig.

12.

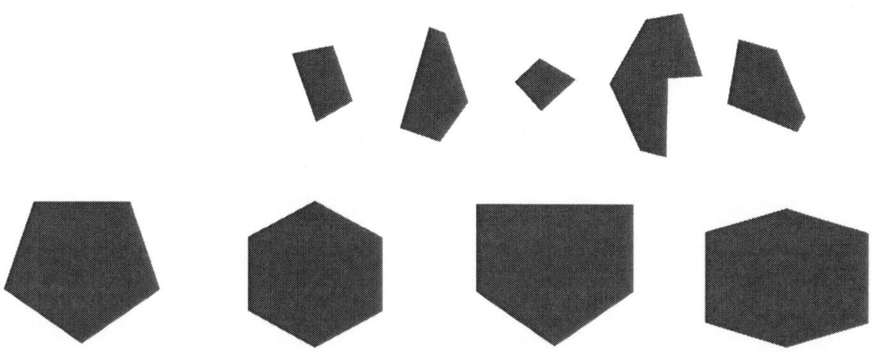

(A) (B) (C) (D)

(E) Keine der Figuren ist richtig.

13.

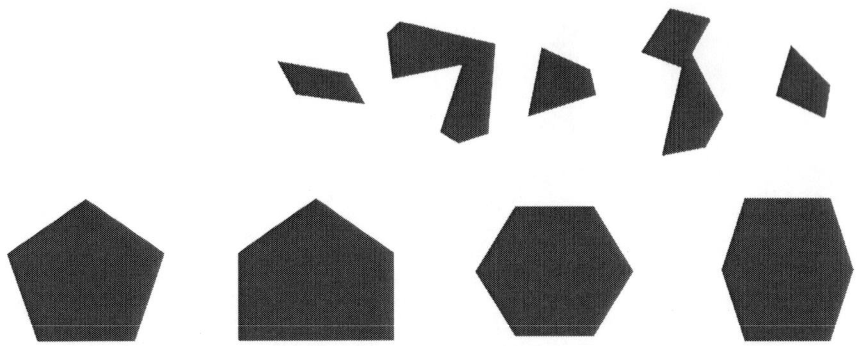

(A) (B) (C) (D) (E) Keine der Figuren ist richtig.

14.

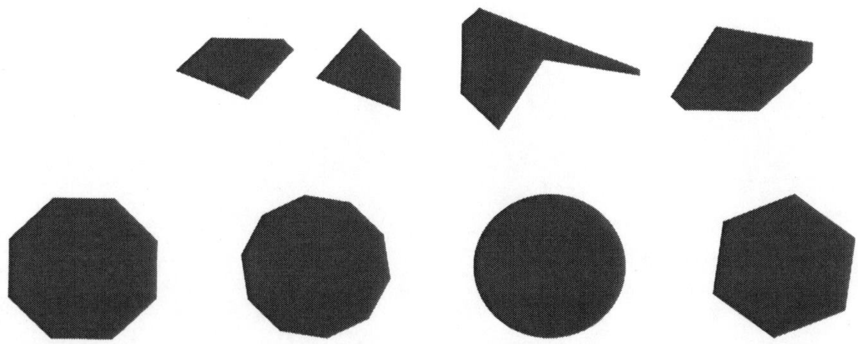

(A) (B) (C) (D) (E) Keine der Figuren ist richtig.

15.

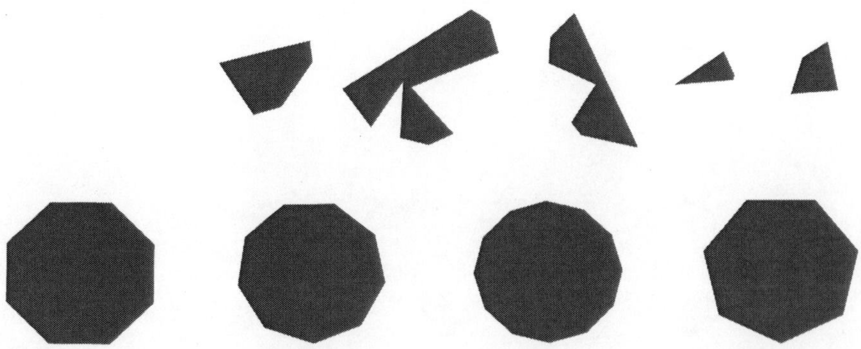

(A) (B) (C) (D) (E) Keine der Figuren ist richtig.

MERKFÄHIGKEIT

4 MERKFÄHIGKEIT

Aufgabenbeschreibung

Im Untertest **Merkfähigkeit** wird Deine Gedächtnisleistung überprüft. Dieser Untertest ist in eine Einprägephase und eine Abrufphase aufgeteilt, die durch eine Pause getrennt werden. Im MedAT 2016 werden Dir in der Einprägephase acht Allergieausweise gezeigt, die Du in acht Minuten auswendig lernen musst. In der anschließenden Pause finden im MedAT-H die Untertests **Zahlenfolgen** und **Implikationen erkennen** statt bzw. findet im MedAT-Z der Untertest **Wortflüssigkeit** statt. In der abschließenden Abrufphase werden Dir 25 Fragen zu Details der Ausweise gestellt, die Du in 15 Minuten beantworten sollst. Folgende Details musst Du Dir zu jedem Allergieausweis einprägen:

- ✓ Foto
- ✓ Nachname
- ✓ Geburtstag (ohne Jahreszahl)
- ✓ Medikamenteneinnahme (ja/nein)
- ✓ Blutgruppe (A, B, AB, O)
- ✓ Allergie(n)
- ✓ 5-stellige Ausweisnummer
- ✓ Ausstellungsland

Bearbeitungshinweise und Aufbau der Übungen

Im Folgenden findest Du elf Übungsblöcke für den Untertest **Merkfähigkeit.** Du wirst merken, dass die Anzahl der Ausweise zunimmt und die Bearbeitungszeit abnimmt. Du solltest Dich nach Möglichkeit an die vorgeschlagene Zeit halten und Dich von Übung zu Übung zu steigern. Die Zeit pro Frage in der Abrufphase nimmt ebenfalls stetig ab. Die Pause zwischen der Einprägephase und der Abrufphase beträgt 25 Minuten (MedAT-H) bzw. 20 Minuten (MedAT-Z) und sollte von Dir bei jeder Simulation eingehalten werden. Am besten übst Du diesen Untertest immer in Kombination mit den Untertests **Zahlenfolgen** und **Implikationen erkennen** (MedAT-H) bzw. **Wortflüssigkeit** (MedAT-Z).

Denke bitte daran, dass es bei diesem Test nicht sinnvoll ist mehr als einen Übungsblock pro Tag zu absolvieren. Genauso wichtig ist es nicht zu lange Pausen zwischen den Übungen einzulegen, sondern kontinuierlich zu trainieren. Vier bis fünf Übungen pro Woche haben sich als optimal herausgestellt.

Block 1 – Einprägephase

Anzahl der Ausweise: 4

Bearbeitungszeit: 20 Min.

ALLERGIEAUSWEIS

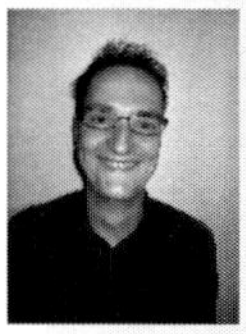

Name: LIKA
Geburtstag: 25. März
Medikamenteneinnahme: ja
Blutgruppe: A
Bekannte Allergien: Frühblüher
Ausweisnummer: 1 5 9 6 4
Ausstellungsland: Japan

ALLERGIEAUSWEIS

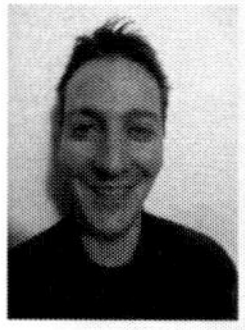

Name: NAIRON
Geburtstag: 14. Februar
Medikamenteneinnahme: nein
Blutgruppe: B
Bekannte Allergien: Histamin
Ausweisnummer: 9 5 9 5 8
Ausstellungsland: Spanien

ALLERGIEAUSWEIS

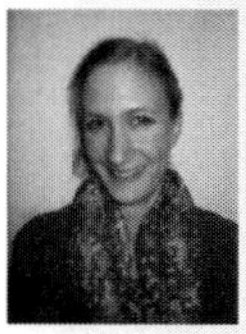

Name: SARIS
Geburtstag: 05. Mai
Medikamenteneinnahme: ja
Blutgruppe: AB
Bekannte Allergien: Lactose
Ausweisnummer: 2 2 8 9 6
Ausstellungsland: Irak

ALLERGIEAUSWEIS

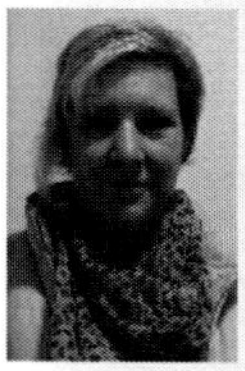

Name: NORUM
Geburtstag: 02. Juli
Medikamenteneinnahme: ja
Blutgruppe: 0
Bekannte Allergien: Nüsse, Frühblüher
Ausweisnummer: 0 1 1 2 3
Ausstellungsland: Chile

Block 1 – Abrufphase

Anzahl der Fragen: 10

Bearbeitungszeit: 10 Min.

1. Die Ausweisnummer welcher Person enthält unter anderem die Zahlenkombination 958?
   (A) Asio
   (B) Saris
   (C) Norum und Auchas
   (D) Nairon
   (E) Keine der Antworten ist richtig.

2. In welchem Land wurde der Allergieausweis mit der Ausweisnummer 15964 ausgestellt?
   (A) Chile
   (B) Australien
   (C) Japan
   (D) Schweden
   (E) Keine der Antworten ist richtig.

3. Welche Personen reagieren allergisch auf Frühblüher?
   (A) Nairon und Auchas
   (B) Saris und Clubas
   (C) Lika,Norum und Nairon
   (D) Norum und Lika
   (E) Keine der Antworten ist richtig.

4. Wann hat die Person mit Blutgruppe A Geburtstag?
   (A) 05. Mai
   (B) 25. März
   (C) 14. Februar
   (D) 02. Juli
   (E) Keine der Antworten ist richtig.

5. Welche Personen nehmen allesamt keine Medikamente ein?
   (A) Clubas, Lika und Nairon
   (B) Norum, Ereita, Saris und Asio
   (C) Asio, Auchas,Nairon und Ereita
   (D) Saris, Clubas und Lika
   (E) Keine der Antworten ist richtig.

6. Wo wurde der Allergieausweis der Person mit Blutgruppe AB und Lactoseallergie ausgestellt?
   (A) Andorra
   (B) Spanien
   (C) Schweiz
   (D) Irak
   (E) Keine der Antworten ist richtig.

7. Welche Blutgruppe hat die Person Saris und wie lautet die Ausweisnummer?
   (A) B, 26829
   (B) 0, 22986
   (C) A, 26928
   (D) AB, 22896
   (E) Keine der Antworten ist richtig.

8. Wie lautet der Name der Person mit der Ausweisnummer 15964?
   (A) Lika
   (B) Asio
   (C) Saris
   (D) Nairon
   (E) Keine der Antworten ist richtig.

9. Wie lautet die Blutgruppe der Person mit Histaminallergie?
   (A) 0
   (B) A
   (C) B
   (D) AB
   (E) Keine der Antworten ist richtig.

10. Von welcher Person wurde der Ausweis in Chile ausgestellt?
   (A) Nairon
   (B) Ereita
   (C) Clubas
   (D) Saris
   (E) Keine der Antworten ist richtig.

Block 2 – Einprägephase

Anzahl der Ausweise: 4

Bearbeitungszeit: 15 Min.

ALLERGIEAUSWEIS

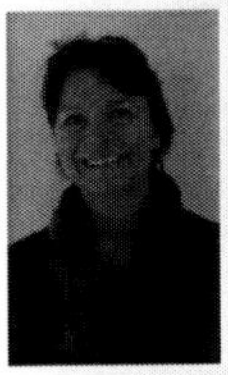

Name: AUWEUA
Geburtstag: 03. Oktober
Medikamenteneinnahme: ja
Blutgruppe: A
Bekannte Allergien: Nickel
Ausweisnummer: 6 7 4 8 2
Ausstellungsland: Georgien

ALLERGIEAUSWEIS

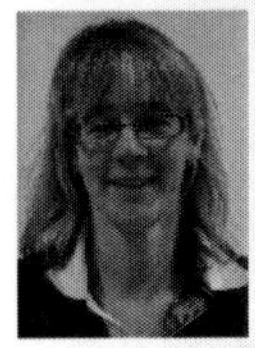

Name: MAHJUOBEH
Geburtstag: 14. Januar
Medikamenteneinnahme: nein
Blutgruppe: AB
Bekannte Allergien: Heuschnupfen
Ausweisnummer: 0 7 2 5 8
Ausstellungsland: Irland

ALLERGIEAUSWEIS

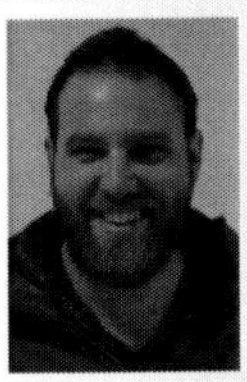

Name: PARVIZU
Geburtstag: 25. April
Medikamenteneinnahme: nein
Blutgruppe: AB
Bekannte Allergien: Getreide, Mandeln
Ausweisnummer: 8 4 5 3 2
Ausstellungsland: Kasachstan

ALLERGIEAUSWEIS

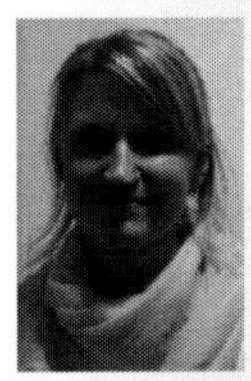

Name: ZISCHE
Geburtstag: 09. März
Medikamenteneinnahme: nein
Blutgruppe: 0
Bekannte Allergien: Mandeln
Ausweisnummer: 2 6 9 9 0
Ausstellungsland: Russland

Block 2 – Abrufphase
Anzahl der Fragen: 10
Bearbeitungszeit: 10 Min.

1. Wie lautet die Ausweisnummer von der Person Zische?
   (A) 26987
   (B) 36958
   (C) 27990
   (D) 28990
   (E) Keine der Antworten ist richtig.

2. In welchem Land wurde der Allergieausweis mit der Ausweisnummer 84532 ausgestellt?
   (A) Botswana
   (B) Irland
   (C) Russland
   (D) Kasachstan
   (E) Keine der Antworten ist richtig.

3. Welche Personen reagieren allergisch auf Mandeln?
   (A) Suhabma und Auweua
   (B) Parvizu und Lebat
   (C) Zische und Komzula
   (D) Parvizu und Zische
   (E) Keine der Antworten ist richtig.

4. Wie wird der Name der Person mit Ausweisnummer 07258 korrekt geschrieben?
   (A) Komzulah
   (B) Mahjobeh
   (C) Mahjuobeh
   (D) Komzuala
   (E) Keine der Antworten ist richtig.

5. Welche dieser Zahlen kommt in keiner der 4 Ausweisnummern vor?
   (A) 6
   (B) 1
   (C) 8
   (D) 2
   (E) Keine der Antworten ist richtig.

6. Welche Person nimmt Medikamente und hat die Blutgruppe A?
   (A) Komzula
   (B) Auweua
   (C) Parvizu
   (D) Lebat
   (E) Keine der Antworten ist richtig.

7. In welchem Land wurde der Ausweis der Person mit dem Geburtsdatum 9. März ausgestellt?
   (A) Portugal
   (B) Georgien
   (C) Irland
   (D) Finnland
   (E) Keine der Antworten ist richtig.

8. Welcher Buchstabe kommt im Namen der Person mit Getreideallergie nicht vor?
   (A) U
   (B) E
   (C) A
   (D) R
   (E) Keine der Antworten ist richtig.

9. Welche Personen nehmen keine Medikamente und haben die Blutgruppe AB?
   (A) Suhabma, Lebat und Parvizu
   (B) Auweua und Mahjuobeh
   (C) Mentao, Lebat und Zische
   (D) Parvizu und Mahjuobeh
   (E) Keine der Antworten ist richtig.

10. Von welcher Person wurde der Allergieausweis in Kasachstan ausgestellt?
   (A) Parvizu
   (B) Lebat
   (C) Zische
   (D) Auweua
   (E) Keine der Antworten ist richtig.

Block 3 – Einprägephase

Anzahl der Ausweise: 4

Bearbeitungszeit: 10 Min.

ALLERGIEAUSWEIS

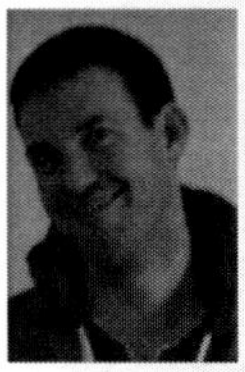

Name: ASIO
Geburtstag: 28. November
Medikamenteneinnahme: nein
Blutgruppe: 0
Bekannte Allergien: Bienen, Pollen
Ausweisnummer: 5 6 1 5 2
Ausstellungsland: Andorra

ALLERGIEAUSWEIS

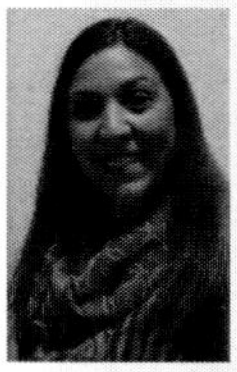

Name: AUCHAS
Geburtstag: 17. Juli
Medikamenteneinnahme: nein
Blutgruppe: 0
Bekannte Allergien: Steinobst
Ausweisnummer: 8 2 7 1 0
Ausstellungsland: Schweiz

ALLERGIEAUSWEIS

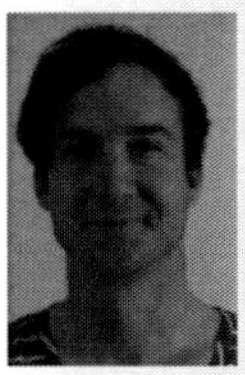

Name: CLUBAS
Geburtstag: 19. September
Medikamenteneinnahme: ja
Blutgruppe: B
Bekannte Allergien: Tierhaar
Ausweisnummer: 2 6 9 2 8
Ausstellungsland: Schweden

ALLERGIEAUSWEIS

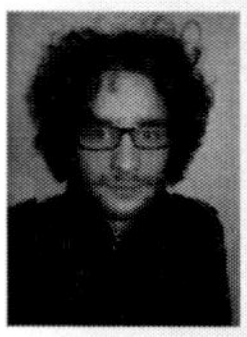

Name: EREITA
Geburtstag: 09. Oktober
Medikamenteneinnahme: ja
Blutgruppe: AB
Bekannte Allergien: Penicillin
Ausweisnummer: 6 7 5 5 2
Ausstellungsland: Australien

Block 3 – Abrufphase
Anzahl der Fragen: 10
Bearbeitungszeit: 10 Min.

1. Welche dieser Personen hat am 17. Juli Geburtstag?
   (A) Lika
   (B) Ereita
   (C) Saris
   (D) Asio
   (E) Keine der Antworten ist richtig.

2. Welche bekannte(n) Allergie(n) hat die Person Ereita?
   (A) Nüsse und Frühblüher
   (B) Penicillin
   (C) Steinobst
   (D) Bienen und Pollen
   (E) Keine der Antworten ist richtig.

3. Die Allergieausweise welcher Personen besitzen die Endziffer 2?
   (A) Norum und Lika
   (B) Saris
   (C) Asio und Ereita
   (D) Nairon
   (E) Keine der Antworten ist richtig.

4. Welche Person nimmt keine Medikamente und hat zudem die Blutgruppe 0?
   (A) Auchas
   (B) Clubas
   (C) Norum
   (D) Saris
   (E) Keine der Antworten ist richtig.

5. Welche Person reagiert auf Tierhaar allergisch?
   (A) Auchas
   (B) Clubas
   (C) Lika
   (D) Norum
   (E) Keine der Antworten ist richtig.

6. Welche Zahl kommt in der Ausweisnummer der Person mit Steinobstallergie nicht vor?
   (A) 2
   (B) 6
   (C) 1
   (D) 7
   (E) Keine der Antworten ist richtig.

7. Wo wurde der Ausweis der Person mit Geburtsdatum 19. September ausgestellt?
   (A) Australien
   (B) Schweden
   (C) Andorra
   (D) Chile
   (E) Keine der Antworten ist richtig.

8. Der Allergieausweis welcher Person besitzt die Anfangsziffer 5?
   (A) Asio
   (B) Lika
   (C) Nairon
   (D) Ereita
   (E) Keine der Antworten ist richtig.

9. Welche Personen haben am 19. September Geburtstag?
   (A) Clubas und Ereita
   (B) Ereita und Asio
   (C) Auchas und Asio
   (D) Asio und Clubas
   (E) Keine der Antworten ist richtig.

10. Die Allergieausweise welcher Personen besitzen an zweiter Stelle eine 2?
   (A) Asio und Auchas
   (B) Auchas und Clubas
   (C) Asio und Clubas
   (D) Ereita und Auchas
   (E) Keine der Antworten ist richtig.

Block 4 – Einprägephase

Anzahl der Ausweise: 4

Bearbeitungszeit: 8 Min.

ALLERGIEAUSWEIS

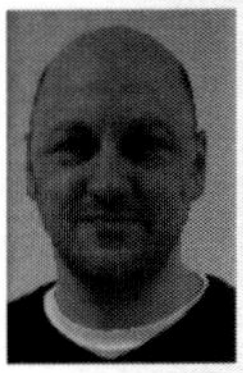

Name: LEBAT
Geburtstag: 01. November
Medikamenteneinnahme: ja
Blutgruppe: B
Bekannte Allergien: Wohnungsstaub
Ausweisnummer: 9 9 9 9 5
Ausstellungsland: Portugal

ALLERGIEAUSWEIS

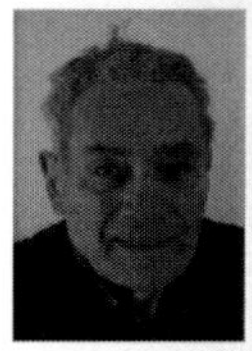

Name: KOMZULA
Geburtstag: 31. Dezember
Medikamenteneinnahme: nein
Blutgruppe: B
Bekannte Allergien: Latex
Ausweisnummer: 3 6 9 5 8
Ausstellungsland: Finnland

ALLERGIEAUSWEIS

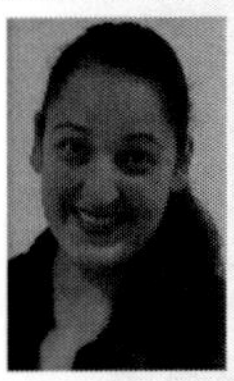

Name: MENTAO
Geburtstag: 07. Juli
Medikamenteneinnahme: ja
Blutgruppe: B
Bekannte Allergien: Schimmelpilz
Ausweisnummer: 7 5 3 5 9
Ausstellungsland: Deutschland

ALLERGIEAUSWEIS

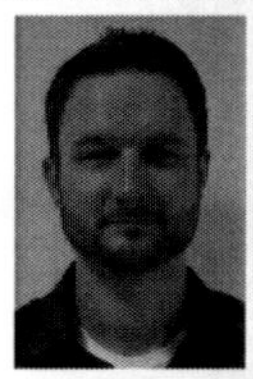

Name: SUHABMA
Geburtstag: 12. August
Medikamenteneinnahme: ja
Blutgruppe: B
Bekannte Allergien: Hausstaubmilben
Ausweisnummer: 4 3 9 9 8
Ausstellungsland: Botswana

Block 4 – Abrufphase
Anzahl der Fragen: 10
Bearbeitungszeit: 10 Min.

1. Welche Person nimmt Medikamente ein und hat zudem die Blutgruppe B?
   (A) Suhabma
   (B) Mahjuobeh
   (C) Auweua
   (D) Zische
   (E) Keine der Antworten ist richtig.

2. Welche Allergien haben die Personen Lebat und Suhabma?
   (A) Nickel und Latex
   (B) Schimmelpilz und Heuschnupfen
   (C) Heuschnupfen und Hausstaubmilben
   (D) Hausstaubmilben und Wohnungsstaub
   (E) Keine der Antworten ist richtig.

3. Wie lautet die Blutgruppe der Person mit Latexallergie?
   (A) 0
   (B) A
   (C) B
   (D) AB
   (E) Keine der Antworten ist richtig.

4. Welche dieser Personen hat am 31. Dezember Geburtstag?
   (A) Suhabma
   (B) Auweua
   (C) Mentao
   (D) Komzula
   (E) Keine der Antworten ist richtig.

5. Welche dieser Personen haben die Blutgruppe B?
   (A) Zische und Auweua
   (B) Komzula, Mentao und Parvizu
   (C) Suhabma, Komzula und Mentao
   (D) Komzula, Lebat und Mahjuobeh
   (E) Keine der Antworten ist richtig.

6. Die Allergieausweise welcher Personen besitzen die Endziffer 8?
   (A) Parvizu und Auweua
   (B) Suhabma und Zische
   (C) Lebat und Mahjuobeh
   (D) Komzula und Suhabma
   (E) Keine der Antworten ist richtig.

7. Welche Blutgruppe hat die Person Mentao und wie lautet die Ausweisnummer?
   (A) AB, 75359
   (B) B, 72581
   (C) A, 07258
   (D) B, 75359
   (E) Keine der Antworten ist richtig.

8. Welche dieser Personen hat am 7. Juni Geburtstag?
   (A) Komzula
   (B) Parvizu
   (C) Lebat
   (D) Zische
   (E) Keine der Antworten ist richtig.

9. Welche bekannte Allergie hat die Person Mentao?
   (A) Getreide und Mandeln
   (B) Hausstaubmilben
   (C) Katzen
   (D) Schimmelpilz
   (E) Keine der Antworten ist richtig.

10. Der Allergieausweis welcher Person besitzt die Anfangsziffer 7?
   (A) Suhabma
   (B) Auweua
   (C) Mentao
   (D) Mahjuobeh
   (E) Keine der Antworten ist richtig.

Block 5 – Einprägephase

Anzahl der Ausweise: 6

Bearbeitungszeit: 20 Min.

ALLERGIEAUSWEIS

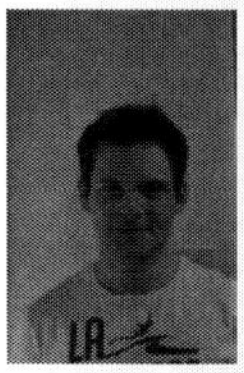

Name: SOHENG
Geburtstag: 21. März
Medikamenteneinnahme: nein
Blutgruppe: AB
Bekannte Allergien: Insektengiftallergie
Ausweisnummer: 2 0 9 6 4
Ausstellungsland: Japan

ALLERGIEAUSWEIS

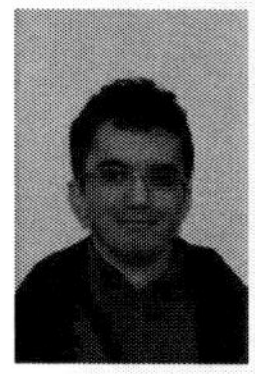

Name: KAFGER
Geburtstag: 27. Juli
Medikamenteneinnahme: nein
Blutgruppe: A
Bekannte Allergien: Sonnenallergie
Ausweisnummer: 7 9 2 4 9
Ausstellungsland: Deutschland

ALLERGIEAUSWEIS

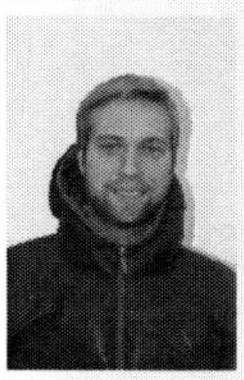

Name: LOGINK
Geburtstag: 24. September
Medikamenteneinnahme: ja
Blutgruppe: AB
Bekannte Allergien: Erdnuss
Ausweisnummer: 9 1 7 5 2
Ausstellungsland: Polen

ALLERGIEAUSWEIS

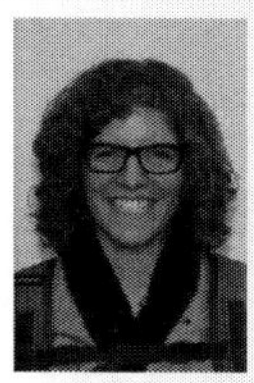

Name: FONKER
Geburtstag: 14. Mai
Medikamenteneinnahme: nein
Blutgruppe: A
Bekannte Allergien: Sonnenallergie
Ausweisnummer: 8 1 2 3 3
Ausstellungsland: Indonesien

ALLERGIEAUSWEIS

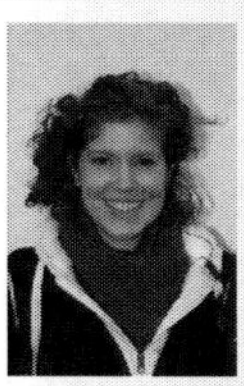

Name: GEKOL
Geburtstag: 7. Oktober
Medikamenteneinnahme: ja
Blutgruppe: 0
Bekannte Allergien: Hasen, Katzen
Ausweisnummer: 4 9 2 5 7
Ausstellungsland: Vietnam

ALLERGIEAUSWEIS

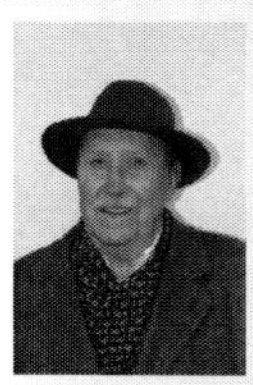

Name: KLOKIM
Geburtstag: 12. April
Medikamenteneinnahme: ja
Blutgruppe: B
Bekannte Allergien: Hunde, Katzen
Ausweisnummer: 4 1 6 5 4
Ausstellungsland: Deutschland

Block 5– Abrufphase

Anzahl der Fragen: 20
Bearbeitungszeit: 15 Min.

1. Welche dieser Personen haben eine Katzenallergie?
   (A) Logink und Fonker
   (B) Gekol und Klokim
   (C) Kafger und Gekol
   (D) Logink und Soheng
   (E) Keine Antwort ist richtig.

2. Welche bekannte Allergie hat die Person Logink?
   (A) Gräser
   (B) Sonne
   (C) Nüsse
   (D) Erdnuss
   (E) Keine Antwort ist richtig.

3. In welchem Land wurde der Allergieausweis der Person mit der Ausweisnummer 41654 ausgestellt?
   (A) Deutschland
   (B) Österreich
   (C) Schweiz
   (D) Polen
   (E) Keine Antwort ist richtig.

4. Welche Ausweisnummer hat die Person Soheng?
   (A) 20968
   (B) 20967
   (C) 20954
   (D) 20964
   (E) Keine Antwort ist richtig.

5. Wann hat diese Person Geburtstag?
   (A) 12. April
   (B) 07. Oktober
   (C) 22. Februar
   (D) 14. Mai
   (E) Keine Antwort ist richtig.

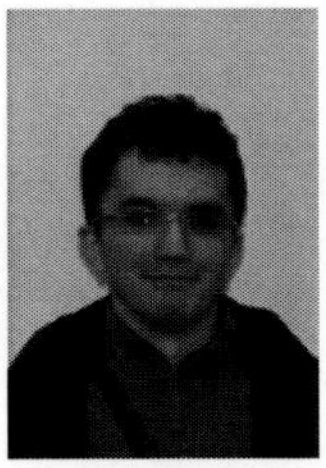

6. Welche der genannten Personen haben die Blutgruppe AB?
   (A) Soheng und Minumel
   (B) Fonker
   (C) Gekol
   (D) Kafger und Logink
   (E) Keine Antwort ist richtig.

7. Welche Person hat am 27. Juli Geburtstag?
   (A) Minumel
   (B) Soheng
   (C) Logink
   (D) Kafger
   (E) Keine Antwort ist richtig.

8. Welche Allergien hat die Person Gekol?
   (A) Hasen und Hunde
   (B) Gräser und Hunde
   (C) Hasen und Gräser
   (D) Katzen und Hasen
   (E) Keine Antwort ist richtig.

9. Wessen Ausweisnummer endet auf die Ziffer 4?
   (A) Gekol
   (B) Minumel und Soheng
   (C) Soheng und Kafger
   (D) Klokim und Soheng
   (E) Keine Antwort ist richtig.

10. Wie heißt die Person mit bekannter Sonnenallergie?
   (A) Soheng
   (B) Minumel
   (C) Kuluk
   (D) Logink
   (E) Keine Antwort ist richtig.

11. In welchem Land wurde der Allergieausweis mit Nummer 91752 ausgestellt?
(A) Vietnam
(B) Indonesien
(C) Deutschland
(D) Polen
(E) Keine Antwort ist richtig.

12. Wie viele verschiedene Allergien werden in den Ausweisen insgesamt genannt?
(A) 8
(B) 7
(C) 9
(D) 6
(E) Keine Antwort ist richtig.

13. Welche der Personen hat die Ausweisnummer 20964?
(A) Klokim
(B) Logink
(C) Kafger
(D) Soheng
(E) Keine Antwort ist richtig.

14. Welche Personen haben eine Sonnenallergie?
(A) Kafger und Kuluk
(B) Glokim und Klokim
(C) Kafger und Fonker
(D) Soheng
(E) Keine Antwort ist richtig.

15. Welche Person hat am 30. Dezember Geburtstag?
(A) Glokim
(B) Soheng
(C) Kafger
(D) Logink
(E) Keine Antwort ist richtig.

16. Wie lautet die Ausweisnummer der Person, deren Name auf den Buchstaben G endet?
   (A) 81233
   (B) 79249
   (C) 20964
   (D) 49257
   (E) Keine Antwort ist richtig.

17. Welche Person hat keine Sonnenallergie und hat nicht Blutgruppe AB oder B?
   (A) Gekol
   (B) Soheng
   (C) Fonker
   (D) Logink
   (E) Keine Antwort ist richtig.

18. Welches ist die korrekte Schreibweise der Person mit der Ausweisnummer 41654?
   (A) Glokim
   (B) Klokim
   (C) Geckol
   (D) Gekohl
   (E) Keine Antwort ist richtig.

19. Welche Allergie verbindet die Personen Soheng und Fonker?
   (A) Erdnussallergie
   (B) Insektenallergie
   (C) Sonnenallergie
   (D) Katzenallergie
   (E) Keine Antwort ist richtig.

20. Welche Person ist nicht weiblich und hat eine Insektengiftallergie?
   (A) Logink
   (B) Kafger
   (C) Klokim
   (D) Soheng
   (E) Keine Antwort ist richtig

Block 6 – Einprägephase

Anzahl der Ausweise: 6

Bearbeitungszeit: 15 Min.

ALLERGIEAUSWEIS

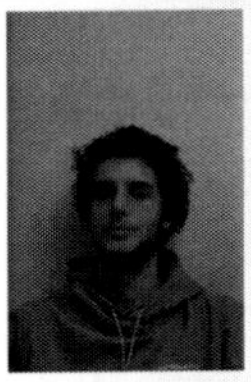

Name: MINUMEL
Geburtstag: 30. Dezember
Medikamenteneinnahme: ja
Blutgruppe: 0
Bekannte Allergien: Hausstauballergie
Ausweisnummer: 1 9 2 4 6
Ausstellungsland: Eritrea

ALLERGIEAUSWEIS

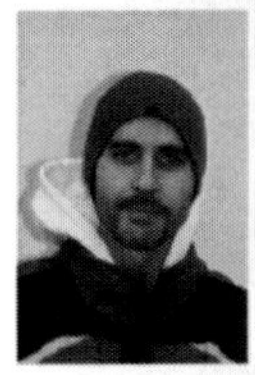

Name: KULUK
Geburtstag: 26. August
Medikamenteneinnahme: ja
Blutgruppe: B
Bekannte Allergien: Nickel, Gräser
Ausweisnummer: 8 1 2 4 4
Ausstellungsland: Japan

ALLERGIEAUSWEIS

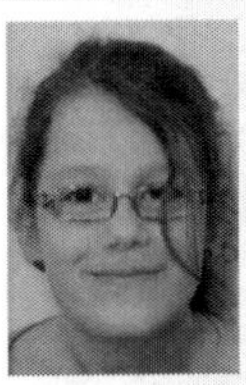

Name: KRAML
Geburtstag: 19. September
Medikamenteneinnahme: ja
Blutgruppe: AB
Bekannte Allergien: Birke, Buche
Ausweisnummer: 9 7 5 2 3
Ausstellungsland: Österreich

ALLERGIEAUSWEIS

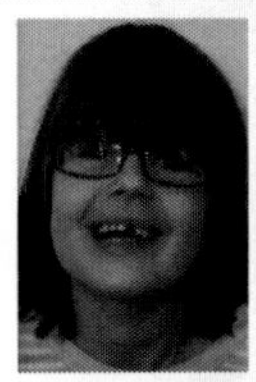

Name: HEGING
Geburtstag: 9. März
Medikamenteneinnahme: ja
Blutgruppe: 0
Bekannte Allergien: Hühnerei
Ausweisnummer: 6 2 1 3 7
Ausstellungsland: Australien

ALLERGIEAUSWEIS

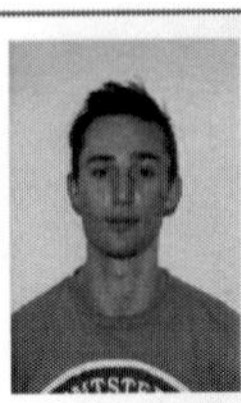

Name: IFTIG
Geburtstag: 4. Januar
Medikamenteneinnahme: ja
Blutgruppe: 0
Bekannte Allergien: Birke, Buche
Ausweisnummer: 1 9 2 6 4
Ausstellungsland: Laos

ALLERGIEAUSWEIS

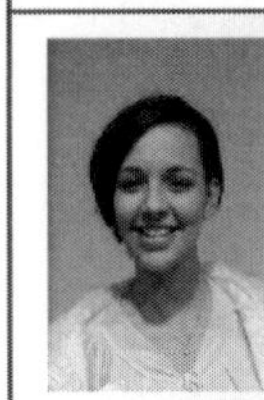

Name: ULUGIX
Geburtstag: 20. Oktober
Medikamenteneinnahme: nein
Blutgruppe: 0
Bekannte Allergien: Insektengifte
Ausweisnummer: 9 8 6 5 3
Ausstellungsland: Österreich

Block 6 – Abrufphase

Anzahl der Fragen: 20
Bearbeitungszeit: 15 Min.

1. Wie lautet die Ausweisnummer der Person Minumel?
   (A) 86341
   (B) 81233
   (C) 19246
   (D) 14569
   (E) Keine Antwort ist richtig.

2. Welche Person ist auf diesem Foto abgebildet?
   (A) Ulugix
   (B) Kuluk
   (C) Iftig
   (D) Kraml
   (E) Heging

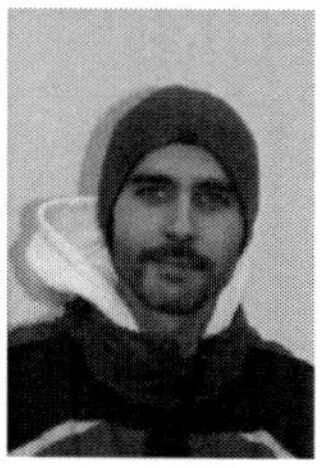

3. Wie viele der Personen nehmen Medikamente ein?
   (A) 2
   (B) 4
   (C) 1
   (D) 3
   (E) Keine Antwort ist richtig.

4. Bei wie vielen Personen wurde der Ausweis in Europa erstellt?
   (A) 3
   (B) 2
   (C) 1
   (D) 4
   (E) 5

5. Bei welchen Personen wurde der Allergieausweis in Österreich ausgestellt?
   (A) Kraml und Iftig
   (B) Kraml und Ulugix
   (C) Iftig und Ulugix
   (D) Heging und Iftig
   (E) Keine Antwort ist richtig.

6. Welche Ausweisnummer hat die Person Kraml?
   (A) 12346
   (B) 17608
   (C) 97523
   (D) 62137
   (E) Keine Antwort ist richtig.

7. Wie lautet die erste Ziffer des Allergieausweises der Person Iftig?
   (A) 1
   (B) 2
   (C) 3
   (D) 4
   (E) Keine Antwort ist richtig.

8. Wie viele Personen haben die Blutgruppe B?
   (A) 0
   (B) 1
   (C) 2
   (D) 3
   (E) Keine Antwort ist richtig.

9. Welche Person ist auf diesem Foto abgebildet?
   (A) Ulugix
   (B) Kuluk
   (C) Iftig
   (D) Kraml
   (E) Keine Antwort ist richtig.

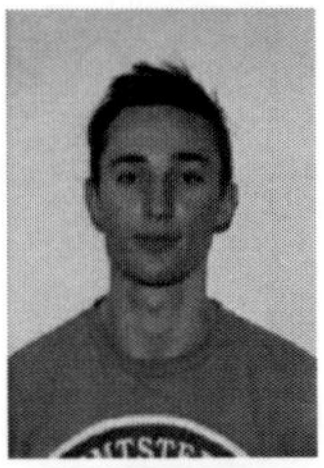

10. Wo wurde der Allergieausweis dieser Person ausgestellt?
   (A) Eritrea
   (B) Australien
   (C) Österreich
   (D) Laos
   (E) Keine Antwort ist richtig.

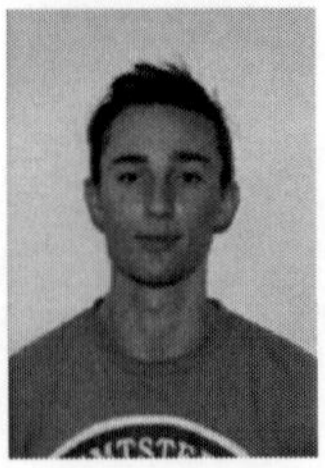

11. Welche Person hat die Ausweisnummer 19264?
   (A) Jukole
   (B) Myklyon
   (C) Klukinz
   (D) Hujert
   (E) Keine Antwort ist richtig.

12. Welche Person mit Blutgruppe 0 hat eine Ausweisnummer mit Endziffer 3?
   (A) Iftig
   (B) Igrist
   (C) Uluwatu
   (D) Ulugix
   (E) Keine Antwort ist richtig.

13. Welche Person nimmt Medikamente ein und ist auf Birken allergisch?
   (A) Ulugix
   (B) Kraml
   (C) Igritft
   (D) Iftig und Kraml
   (E) Keine Antwort ist richtig.

14. Wessen Ausweis wurde in Österreich ausgestellt?
   (A) Iftig
   (B) Ulugix
   (C) Igniz
   (D) Igrist
   (E) Keine Antwort ist richtig.

15. Wann hat die Person Ulugix Geburtstag?
   (A) 10. September
   (B) 28. September
   (C) 21. Juni
   (D) 20. Oktober
   (E) Keine Antwort ist richtig.

16. Zu welcher Person gehört der Ausweis mit der Zahlenkombination 213?
  (A) Ulugix
  (B) Heging
  (C) Igniz
  (D) Igrist
  (E) Keine Antwort ist richtig.

17. Welche Allergie verbindet die Personen Iftig und Kuluk?
  (A) Gräserallergie
  (B) Birkenallergie
  (C) Buchenallergie
  (D) Hausstauballergie
  (E) Keine Antwort ist richtig.

18. Welche Person hat die Blutgruppe 0 und nimmt keine Medikamente ein?
  (A) Ulugix
  (B) Minumel
  (C) Kraml
  (D) Iftig
  (E) Keine Antwort ist richtig.

19. Welche Person nimmt Medikamente ein und ist auf Hausstaub allergisch?
  (A) Iftig
  (B) Heging
  (C) Minumel
  (D) Kuluk
  (E) Keine Antwort ist richtig.

20. Wie viele verschiedene Allergien werden in den 6 Ausweisen insgesamt genannt?
  (A) 5
  (B) 8
  (C) 6
  (D) 7
  (E) Keine Antwort ist richtig.

Block 7 – Einprägephase

Anzahl der Ausweise: 6

Bearbeitungszeit: 10 Min.

ALLERGIEAUSWEIS

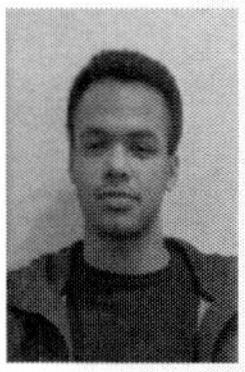

Name: PORIM
Geburtstag: 29. November
Medikamenteneinnahme: nein
Blutgruppe: 0
Bekannte Allergien: Gräser
Ausweisnummer: 9 8 0 1 3
Ausstellungsland: Belgien

ALLERGIEAUSWEIS

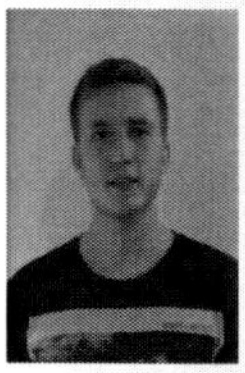

Name: WIKLUT
Geburtstag: 1. Januar
Medikamenteneinnahme: nein
Blutgruppe: A
Bekannte Allergien: Hausstaub
Ausweisnummer: 2 9 8 3 4
Ausstellungsland: Bolivien

ALLERGIEAUSWEIS

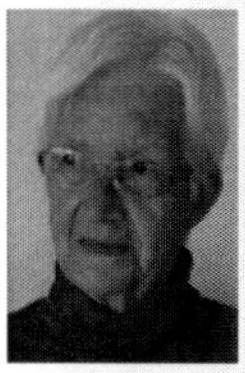

Name: JANIRT
Geburtstag: 13. Februar
Medikamenteneinnahme: nein
Blutgruppe: AB
Bekannte Allergien: Milch
Ausweisnummer: 2 9 8 3 3
Ausstellungsland: Österreich

ALLERGIEAUSWEIS

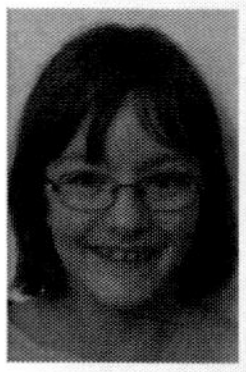

Name: KLUFA
Geburtstag: 12. September
Medikamenteneinnahme: ja
Blutgruppe: AB
Bekannte Allergien: Katzen, Sonne
Ausweisnummer: 8 2 5 7 7
Ausstellungsland: Deutschland

ALLERGIEAUSWEIS

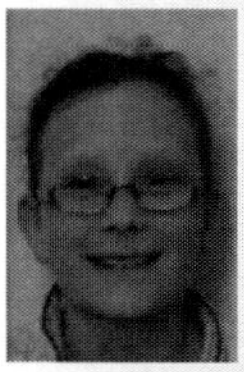

Name: VOXER
Geburtstag: 4. Mai
Medikamenteneinnahme: ja
Blutgruppe: B
Bekannte Allergien: Katzen, Sonne
Ausweisnummer: 1 7 6 0 8
Ausstellungsland: Argentinien

ALLERGIEAUSWEIS

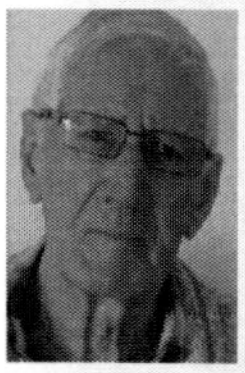

Name: GOLKT
Geburtstag: 27. Februar
Medikamenteneinnahme: nein
Blutgruppe: 0
Bekannte Allergien: Nickel, Sonne
Ausweisnummer: 1 2 3 4 6
Ausstellungsland: Bolivien

Block 7 – Abrufphase

Anzahl der Fragen: 20
Bearbeitungszeit: 15 Min.

1. In welchem Monat haben Janirt und Golkt Geburtstag?
   (A) Mai
   (B) Januar
   (C) Februar
   (D) August
   (E) Keine Antwort ist richtig.

2. Wessen Ausweisnummer endet auf 1?
   (A) Janirt
   (B) Golkt
   (C) Heging
   (D) Wiklut
   (E) Keine Antwort ist richtig.

3. In welchem Land wurde der Allergieausweis der Person mit der Ausweisnummer 17608 ausgestellt?
   (A) Deutschland
   (B) Bolivien
   (C) Australien
   (D) Argentinien
   (E) Keine Antwort ist richtig.

4. Wie ist der Name der Person mit der Ausweisnummer 21488?
   (A) Voxer
   (B) Janirt
   (C) Klufa
   (D) Golkt
   (E) Keine Antwort ist richtig.

5. Welche Person(en) hat/haben eine Sonnenallergie?
   (A) Voxer, Klufa und Janirt
   (B) Voxer, Klufa und Golkt
   (C) Voxer und Porim
   (D) Voxer und Janirt
   (E) Keine Antwort ist richtig.

6. In welchem Land wurde der Allergieausweis der Person mit Geburtsdatum 9. März ausgestellt?
   (A) Österreich
   (B) Belgien
   (C) Bolivien
   (D) Deutschland
   (E) Keine Antwort ist richtig.

7. Wie lautet die Ausweisnummer der Person Voxer?
   (A) 17606
   (B) 17607
   (C) 17608
   (D) 98013
   (E) Keine Antwort ist richtig.

8. Die Allergieausweise welcher Personen besitzen die Endziffer 3?
   (A) Heging und Kraml
   (B) Porim und Janirt
   (C) Janirt und Heging
   (D) Voxer
   (E) Keine Antwort ist richtig.

9. Welche der genannten Allergien betrifft die meisten der 6 Personen?
   (A) Nickel
   (B) Birken
   (C) Hausstaub
   (D) Katzen
   (E) Sonne

10. Welche Blutgruppe hat die Person mit der Ausweisnummer 29834?
   (A) A
   (B) B
   (C) AB
   (D) 0
   (E) Keine Antwort ist richtig.

11. In welchem Land wurde der Ausweis von Wiklut erstellt?
(A) Österreich
(B) Deutschland
(C) Argentinien
(D) Bolivien
(E) Keine Antwort ist richtig.

12. Welche Person nimmt keine Medikamente und hat zudem die Blutgruppe A?
(A) Voxer
(B) Wiklut
(C) Golkt
(D) Janirt
(E) Keine Antwort ist richtig.

13. Welche Personen haben nicht die Blutgruppe AB oder 0?
(A) Voxer und Wiklut
(B) Voxer
(C) Wiklut
(D) Heging
(E) Keine Antwort ist richtig.

14. Wessen Ausweisnummer endet auf 8?
(A) Voxer
(B) Golkt
(C) Wiklut
(D) Janirt
(E) Keine Antwort ist richtig.

15. Welche der 6 Personen hat im September Geburtstag?
(A) Heging
(B) Klufa
(C) Voxer
(D) Wiklut
(E) Keine Antwort ist richtig.

16. Welche Person hat nicht im Mai Geburtstag und hat eine Katzen- und Sonnenallergie?
   (A) Porim
   (B) Janirt
   (C) Voxer
   (D) Klufa
   (E) Keine Antwort ist richtig.

17. Wessen Ausweis wurde in Europa ausgestellt und trägt die Nummer 29833?
   (A) Voxer
   (B) Golkt
   (C) Janirt
   (D) Wiklut
   (E) Keine Antwort ist richtig.

18. Wessen Ausweisnummern endet auf die Zahl 5?
   (A) Klufa
   (B) Golkt
   (C) Porim
   (D) Janirt
   (E) Keine Antwort ist richtig.

19. Wie viele Personen haben die Blutgruppe 0?
   (A) 3
   (B) 2
   (C) 1
   (D) 0
   (E) Keine Antwort ist richtig.

20. Welche Person ist nicht männlich und nimmt keine Medikamente ein?
   (A) Janirt
   (B) Golkt
   (C) Voxer
   (D) Klufa
   (E) Keine Antwort ist richtig.

Block 8 – Einprägephase

Anzahl der Ausweise: 6

Bearbeitungszeit: 8 Min.

ALLERGIEAUSWEIS

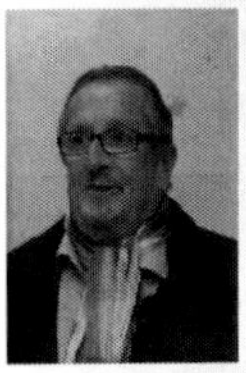

Name: IGRIST
Geburtstag: 21. Juni
Medikamenteneinnahme: ja
Blutgruppe: AB
Bekannte Allergien: Latex, Sonne
Ausweisnummer: 8 2 5 4 3
Ausstellungsland: Schweiz

ALLERGIEAUSWEIS

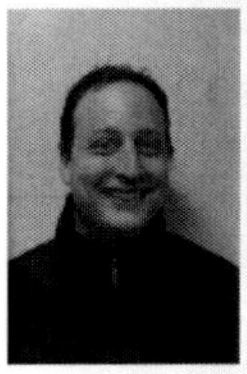

Name: HUJERT
Geburtstag: 5. Juli
Medikamenteneinnahme: ja
Blutgruppe: B
Bekannte Allergien: Gräser, Tierhaare
Ausweisnummer: 9 8 5 5 3
Ausstellungsland: Polen

ALLERGIEAUSWEIS

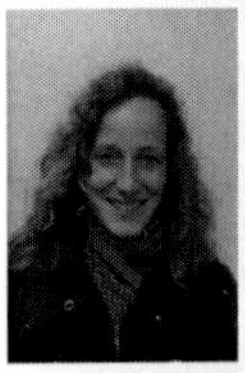

Name: KLUKINZ
Geburtstag: 6. Oktober
Medikamenteneinnahme: nein
Blutgruppe: A
Bekannte Allergien: Insektengifte
Ausweisnummer: 8 1 2 7 4
Ausstellungsland: Tschechien

ALLERGIEAUSWEIS

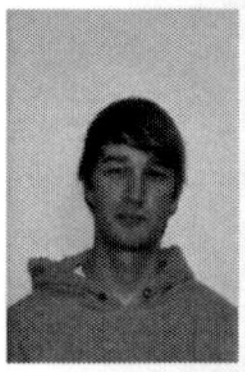

Name: JUKOLE
Geburtstag: 23. Oktober
Medikamenteneinnahme: nein
Blutgruppe: AB
Bekannte Allergien: Hühnerei, Birke
Ausweisnummer: 1 9 2 6 5
Ausstellungsland: Lettland

ALLERGIEAUSWEIS

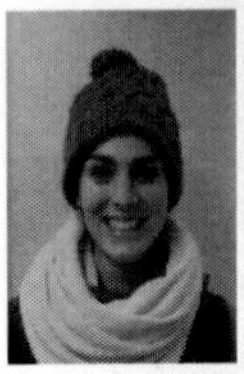

Name: MYKLYON
Geburtstag: 28. September
Medikamenteneinnahme: nein
Blutgruppe: B
Bekannte Allergien: Gräser, Sonne
Ausweisnummer: 9 7 0 4 1
Ausstellungsland: Deutschland

ALLERGIEAUSWEIS

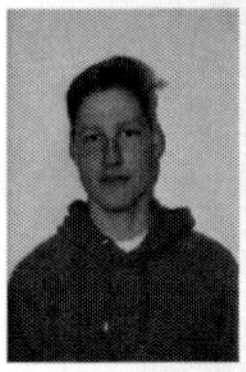

Name: KIRTO
Geburtstag: 10. September
Medikamenteneinnahme: ja
Blutgruppe: A
Bekannte Allergien: Katze
Ausweisnummer: 6 7 2 0 0
Ausstellungsland: Südafrika

Block 8 – Abrufphase
Anzahl der Fragen: 20
Bearbeitungszeit: 15 Min.

1. Wann hat diese Person Geburtstag?
   (A) 06. Oktober
   (B) 10. Oktober
   (C) 20. September
   (D) 21. Juni
   (E) Keine Antwort ist richtig.

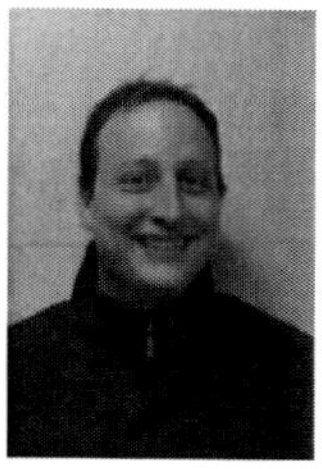

2. Welche Person hat die Ausweisnummer 67200?
   (A) Kirto
   (B) Klukinz
   (C) Iftig
   (D) Jukole
   (E) Keine Antwort ist richtig.

3. Welche Personen haben die Blutgruppe A?
   (A) Iftig und Kirto
   (B) Jukole und Klukinz
   (C) Klukinz und Kirto
   (D) Igrist und Hujert
   (E) Keine Antwort ist richtig.

4. Welche Ausweisnummer hat die Person Myklyon?
   (A) 97044
   (B) 97043
   (C) 97042
   (D) 97041
   (E) Keine Antwort ist richtig.

5. Wo wurde der Allergieausweis dieser Person ausgestellt?
   (A) Südafrika
   (B) Deutschland
   (C) Polen
   (D) Lettland
   (E) Keine Antwort ist richtig.

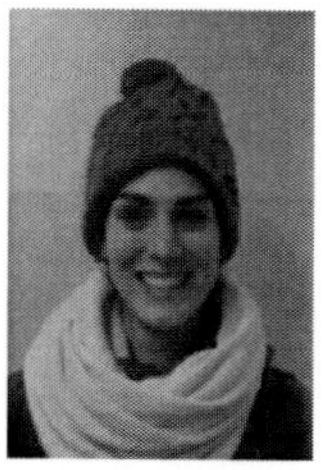

6. Welche Person hat Blutgruppe A und nimmt Medikamente ein?
   (A) Jukole
   (B) Hujert
   (C) Ulugix
   (D) Myklyon
   (E) Keine Antwort ist richtig.

7. Wessen Ausweisnummer endet auf 0?
   (A) Kirto
   (B) Igrist
   (C) Iftig
   (D) Myklyon
   (E) Keine Antwort ist richtig.

8. Wie viele verschiedene Allergien werden in den 6 Ausweisen genannt?
   (A) 7
   (B) 8
   (C) 11
   (D) 6
   (E) Keine Antwort ist richtig.

9. Welche Person hat am 21. Juni Geburtstag?
   (A) Ulugix
   (B) Myklyon
   (C) Igrist
   (D) Iftig
   (E) Keine Antwort ist richtig.

10. Wie heißt die Person mit bekannter Allergie gegen Hühnerei und Birke?
   (A) Jukole
   (B) Iftig
   (C) Igrist
   (D) Ulugix
   (E) Keine Antwort ist richtig.

11. Welche Person hat Blutgruppe B und ist gegen Insektengifte allergisch?
   (A) Hujert
   (B) Myklyon
   (C) Ulugix
   (D) Igrist
   (E) Keine Antwort ist richtig.

12. Welche Person nimmt keine Medikamente und hat zudem die Blutgruppe A?
   (A) Ulugix
   (B) Klukinz
   (C) Hujert
   (D) Iftig
   (E) Keine Antwort ist richtig.

13. Welche Person hat die Ausweisnummer 82543?
   (A) Klukinz
   (B) Kirto
   (C) Jukole
   (D) Igrist
   (E) Keine Antwort ist richtig.

14. Bei welcher Person wurde der Allergieausweis in Deutschland ausgestellt?
   (A) Jukole
   (B) Kirto
   (C) Ulugix
   (D) Myklyon
   (E) Keine Antwort ist richtig.

15. Welche Personen haben die Blutgruppe AB?
   (A) Igrist und Ulugix
   (B) Igrist und Jukole
   (C) Igrist und Iftig
   (D) Igrist und Myklyon
   (E) Keine Antwort ist richtig.

16. In welchem Land wurde der Ausweis mit der Zahlenkombination 265 ausgestellt?
    (A) Tschechien
    (B) Deutschland
    (C) Südafrika
    (D) Polen
    (E) Keine Antwort ist richtig.

17. Welche Allergie verbindet die Personen Myklyon und Hujert?
    (A) Sonnenallergie
    (B) Tierhaarallergie
    (C) Katzenallergie
    (D) Gräserallergie
    (E) Keine Antwort ist richtig.

18. Welche Person nimmt keine Medikamente ein und hat eine Insektengiftallergie?
    (A) Klukinz
    (B) Hujert
    (C) Kirto
    (D) Jukole
    (E) Keine Antwort ist richtig.

19. Welche bekannte Allergie hat die Person, die am 10. September Geburtstag hat?
    (A) Latexallergie
    (B) Katzenallergie
    (C) Gräserallergie
    (D) Birkenallergie
    (E) Keine Antwort ist richtig.

20. Welche Blutgruppe wird in keinem der 6 Ausweise erwähnt?
    (A) AB
    (B) A
    (C) 0
    (D) B
    (E) Keine Antwort ist richtig.

Block 9 – Einprägephase

Anzahl der Ausweise: 8

Bearbeitungszeit: 10 Min.

ALLERGIEAUSWEIS

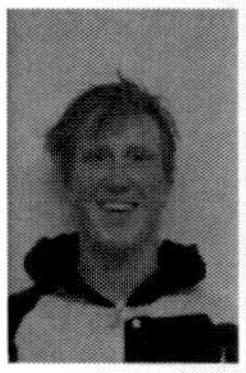

Name: KULITROSG
Geburtstag: 11. August
Medikamenteneinnahme: ja
Blutgruppe: 0
Bekannte Allergien: Nickel, Hunde
Ausweisnummer: 2 3 6 7 8
Ausstellungsland: Australien

ALLERGIEAUSWEIS

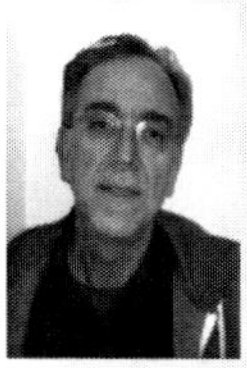

Name: DAXGIL
Geburtstag: 26. Dezember
Medikamenteneinnahme: ja
Blutgruppe: AB
Bekannte Allergien: Sonne, Hühnerei
Ausweisnummer: 1 6 6 7 3
Ausstellungsland: China

ALLERGIEAUSWEIS

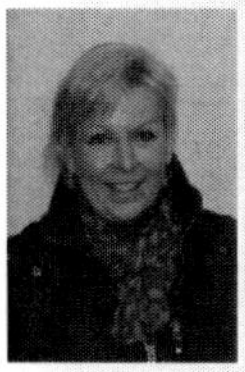

Name: LOKYMERT
Geburtstag: 12. Dezember
Medikamenteneinnahme: nein
Blutgruppe: A
Bekannte Allergien: Hausstaub, Nüsse
Ausweisnummer: 2 5 5 2 8
Ausstellungsland: Vietnam

ALLERGIEAUSWEIS

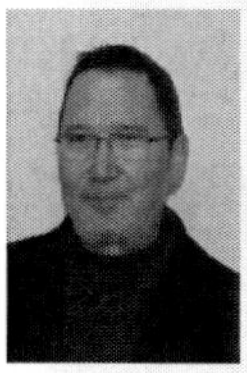

Name: KIRKOLYN
Geburtstag: 27. November
Medikamenteneinnahme: ja
Blutgruppe: AB
Bekannte Allergien: Hasen, Hunde
Ausweisnummer: 1 7 2 5 5
Ausstellungsland: Venezuela

ALLERGIEAUSWEIS

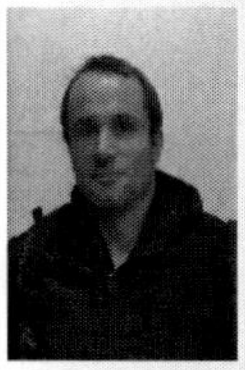

Name: TURGOKU
Geburtstag: 9. April
Medikamenteneinnahme: nein
Blutgruppe: 0
Bekannte Allergien: Hausstaub, Nickel, Gräser
Ausweisnummer: 2 0 6 1 4
Ausstellungsland: USA

ALLERGIEAUSWEIS

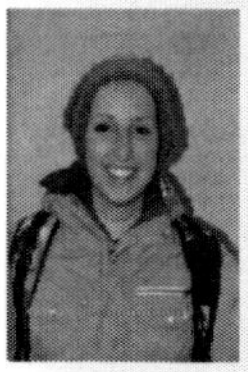

Name: GUZE
Geburtstag: 18. Mai
Medikamenteneinnahme: ja
Blutgruppe: AB
Bekannte Allergien: Nüsse, Gräser
Ausweisnummer: 7 8 1 2 3
Ausstellungsland: Österreich

ALLERGIEAUSWEIS

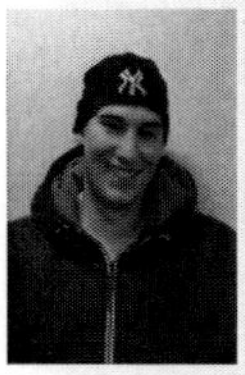

Name: GRIZERT
Geburtstag: 22. Dezember
Medikamenteneinnahme: nein
Blutgruppe: AB
Bekannte Allergien: Hühnerei
Ausweisnummer: 1 7 7 6 5
Ausstellungsland: Kambodscha

ALLERGIEAUSWEIS

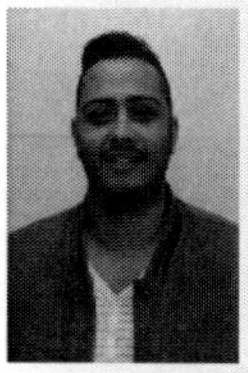

Name: KLOITZ
Geburtstag: 15. Januar
Medikamenteneinnahme: ja
Blutgruppe: 0
Bekannte Allergien: Sonne, Buche
Ausweisnummer: 9 2 0 0 4
Ausstellungsland: Kasachstan

Block 9 – Abrufphase

Anzahl der Fragen: 25

Bearbeitungszeit: 15 Min.

1. Welche Person ist auf diesem Foto abgebildet?

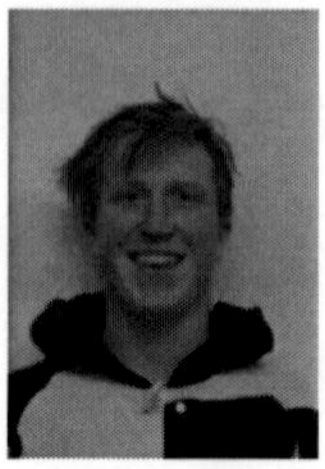

   (A) Kirkolyn
   (B) Kloitz
   (C) Guze
   (D) Daxgil
   (E) Keine Antwort ist richtig.

2. Welche Personen hat die meisten Allergien?
   (A) Kloitz
   (B) Grizert
   (C) Lokymert
   (D) Turgoku
   (E) Keine Antwort ist richtig.

3. Welche Person hat die Ausweisnummer 17255?
   (A) Kulitrosg
   (B) Turgoku
   (C) Grizert
   (D) Kloitz
   (E) Keine Antwort ist richtig.

4. In welchem Land wurde der Allergieausweis der Person mit der Ausweisnummer 23678 ausgestellt?
   (A) Kasachstan
   (B) Österreich
   (C) Australien
   (D) Venezuela
   (E) Keine Antwort ist richtig.

5. Gegen was reagiert nur die Person mit der Ausweisnummer 92004 allergisch?
   (A) Buche
   (B) Latex
   (C) Sonne
   (D) Hühnerei
   (E) Keine Antwort ist richtig.

6. Wo wurde der Allergieausweis dieser Person ausgestellt?

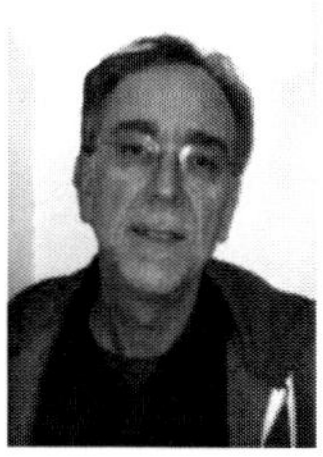

(A) Vietnam
(B) China
(C) Australien
(D) Venezuela
(E) Keine Antwort ist richtig.

7. Wann hat die Person Guze Geburtstag?
(A) 27. November
(B) 18. Mai
(C) 11. August
(D) 26. Dezember
(E) Keine Antwort ist richtig.

8. In welchem Land wurde der Allergieausweis der Person mit Ausweisnummer 25528 ausgestellt?
(A) Kambodscha
(B) Deutschland
(C) Österreich
(D) USA
(E) Keine Antwort ist richtig.

9. Welche bekannten Allergien hat die Person Turgoku?
(A) Hausstaub, Nickel und Nüsse
(B) Hausstaub, Nickel und Hasen
(C) Hausstaub, Nickel und Hunde
(D) Hausstaub, Nickel und Gräser
(E) Keine Antwort ist richtig.

10. Welche Personen haben die Blutgruppe 0?
(A) Kloitz, Kulitrosg und Turgoku
(B) Grizert, Daxgil und Turgoku
(C) Kloitz und Daxgil
(D) Turgoku und Grizert
(E) Keine Antwort ist richtig.

11. Welche Person besitzt einen Allergieausweis mit der Ziffer 9 an erster Stelle?
    (A) Grizert
    (B) Guze
    (C) Kloitz
    (D) Kirkolym
    (E) Keine Antwort ist richtig.

12. Gegen was ist Daxgil unter anderem allergisch?
    (A) Buche
    (B) Sonne
    (C) Gräser
    (D) Hunde
    (E) Keine Antwort ist richtig.

13. Wie heißt die Person mit bekannter Allergie gegen Sonne und Buche?
    (A) Turgoku
    (B) Kloitz
    (C) Kirkolyn
    (D) Kulitrosg
    (E) Keine Antwort ist richtig.

14. Der Ausweis mit Nummer 16673 wurde in welchem Land ausgestellt?
    (A) Venezuela
    (B) USA
    (C) Kambodscha
    (D) China
    (E) Keine Antwort ist richtig.

15. Welche Person nimmt keine Medikamente und hat zudem die Blutgruppe A?
    (A) Lokymert
    (B) Daxgil
    (C) Kloitz
    (D) Turgoku
    (E) Keine Antwort ist richtig.

16. An welchem Tag hat die Person mit Blutgruppe AB und einer Allergie gegen Sonne Geburtstag?
   (A) 15. Januar
   (B) 18. Mai
   (C) 26. Dezember
   (D) 09. April
   (E) Keine Antwort ist richtig.

17. Wie viele Ausweisnummern fangen mit einer 1 an?
   (A) 2
   (B) 3
   (C) 4
   (D) 1
   (E) Keine Antwort ist richtig.

18. Mit welchem Buchstaben fangen die Namen der meisten Personen an?
   (A) G
   (B) T
   (C) L
   (D) K
   (E) Keine Antwort ist richtig.

19. Welcher Person gehört der Ausweis mit der Nummer 78123?
   (A) Daxgil
   (B) Guze
   (C) Grizert
   (D) Kirkolyn
   (E) Keine Antwort ist richtig.

20. Welche Ausweisnummer gehört der Person Kulitrosg?
   (A) 23678
   (B) 23672
   (C) 79385
   (D) 79384
   (E) Keine Antwort ist richtig.

21. Was verbindet die Personen Daxgil und Grizert?
   (A) Geburtstag im Dezember
   (B) Blutgruppe B
   (C) Hausstauballergie
   (D) Gleiches Ausstellungsland des Allergieausweises
   (E) Keine Antwort ist richtig.

22. Welche Personen teilen sich nicht nur die Blutgruppe AB, sondern auch die Allergie gegen Hühnereier?
   (A) Guze und Kloitz
   (B) Grizert und Kirkolyn
   (C) Daxgil und Guze
   (D) Grizert und Daxgil
   (E) Keine Antwort ist richtig.

23. Wie viele verschiedene Allergien werden in den Ausweisen insgesamt genannt?
   (A) 10
   (B) 8
   (C) 9
   (D) 12
   (E) Keine Antwort ist richtig.

24. In wie vielen Ausweisnummern ist die Zahlenkombination 255 zu finden?
   (A) 0
   (B) 3
   (C) 1
   (D) 2
   (E) Keine Antwort ist richtig.

25. Welche Person nimmt keine Medikamente ein und ist nicht auf Hausstaub allergisch?
   (A) Lokymert
   (B) Guze
   (C) Grizert
   (D) Kloitz
   (E) Keine Antwort ist richtig.

Block 10 – Einprägephase

Anzahl der Ausweise: 8

Bearbeitungszeit: 8 Min.

ALLERGIEAUSWEIS

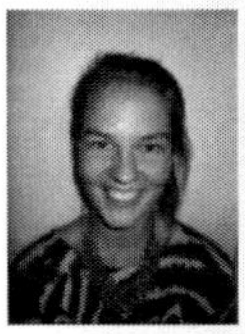

Name: HERAK
Geburtstag: 02. Mai
Medikamenteneinnahme: ja
Blutgruppe: 0
Bekannte Allergien: Nüsse
Ausweisnummer: 2 5 5 1 8
Ausstellungsland: Brasilien

ALLERGIEAUSWEIS

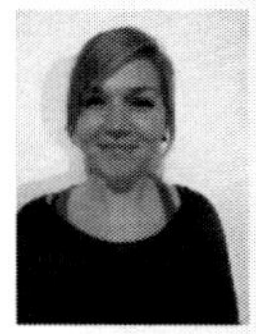

Name: LAZIOT
Geburtstag: 03. Januar
Medikamenteneinnahme: nein
Blutgruppe: 0
Bekannte Allergien: Nüsse
Ausweisnummer: 2 6 1 5 8
Ausstellungsland: Schottland

ALLERGIEAUSWEIS

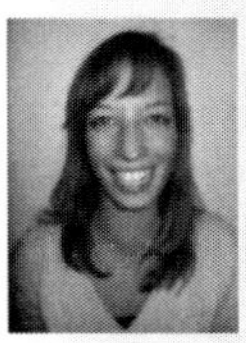

Name: NIVIDAS
Geburtstag: 17. April
Medikamenteneinnahme: nein
Blutgruppe: B
Bekannte Allergien: Pollen, Katzenhaar
Ausweisnummer: 0 8 3 3 1
Ausstellungsland: Island

ALLERGIEAUSWEIS

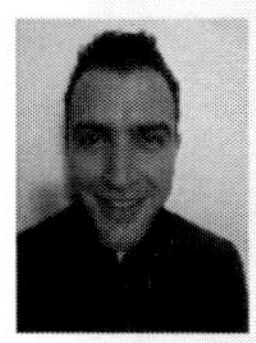

Name: SCHOTTI
Geburtstag: 01. Februar
Medikamenteneinnahme: ja
Blutgruppe: A
Bekannte Allergien: Schimmelpilz
Ausweisnummer: 8 9 8 9 9
Ausstellungsland: Neuseeland

ALLERGIEAUSWEIS

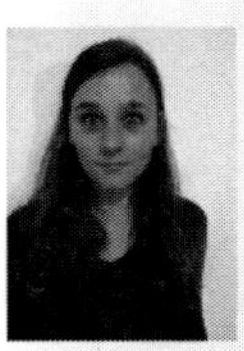

Name: TOUYAL
Geburtstag: 19. September
Medikamenteneinnahme: nein
Blutgruppe: AB
Bekannte Allergien: Zöliakie
Ausweisnummer: 7 2 3 9 1
Ausstellungsland: Belgien

ALLERGIEAUSWEIS

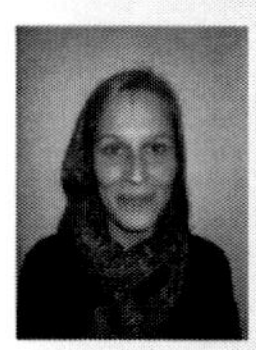

Name: UVAGA
Geburtstag: 09. September
Medikamenteneinnahme: nein
Blutgruppe: A
Bekannte Allergien: Hühnereiweis, Weizen
Ausweisnummer: 7 4 1 2 3
Ausstellungsland: Tonga

ALLERGIEAUSWEIS

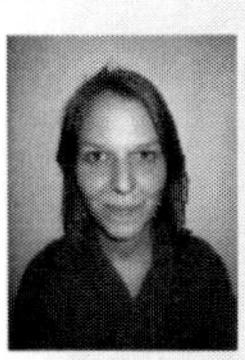

Name: TRAKPO
Geburtstag: 17. September
Medikamenteneinnahme: ja
Blutgruppe: B
Bekannte Allergien: Insektengift
Ausweisnummer: 3 7 8 1 6
Ausstellungsland: Finnland

ALLERGIEAUSWEIS

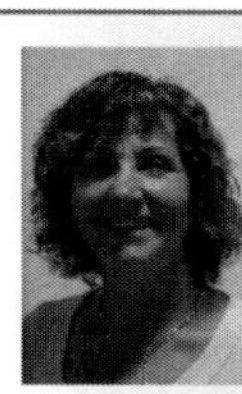

Name: VAION
Geburtstag: 30. August
Medikamenteneinnahme: nein
Blutgruppe: AB
Bekannte Allergien: Kunststoff
Ausweisnummer: 8 7 7 4 3
Ausstellungsland: Patagonien

Block 10 – Abrufphase
Anzahl der Fragen: 25
Bearbeitungszeit: 15 Min.

1. Wie heißt diese Person?
   (A) Laziot
   (B) Touyal
   (C) Uvaga
   (D) Trakpo
   (E) Keine der Antworten ist richtig.

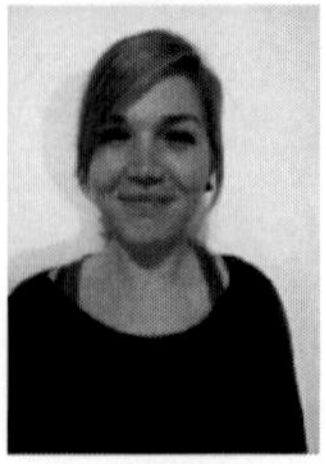

2. Welche Personen nehmen allesamt Medikamente ein?
   (A) Nividas, Uvaga und Touyal
   (B) Trakpo und Vaion
   (C) Touyal
   (D) Trakpo, Herak und Schotti
   (E) Keine der Antworten ist richtig.

3. Welche bekannte(n) Allergie(n) hat die Person Trakpo?
   (A) Pollen, Nüsse
   (B) Zöliakie
   (C) Insektengift
   (D) Schimmelpilz
   (E) Keine der Antworten ist richtig.

4. In welchem Land wurde der Ausweis mit der Ausweisnummer 25518 ausgestellt?
   (A) Brasilien
   (B) Patagonien
   (C) Neuseeland
   (D) Belgien
   (E) Keine der Antworten ist richtig.

5. Wie lautet der Name der Person mit Blutgruppe A und Schimmelpilzallergie?
   (A) Uvaga
   (B) Vaion
   (C) Herak
   (D) Laziot
   (E) Keine der Antworten ist richtig.

6. Wo wurde der Allergieausweis dieser Person ausgestellt?

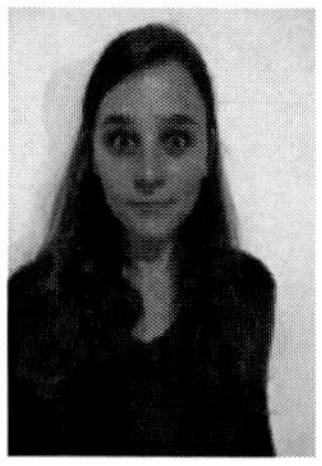

(A) Finnland
(B) Neuseeland
(C) Tonga
(D) Belgien
(E) Keine der Antworten ist richtig.

7. Wann hat die Person Uvaga Geburtstag?
(A) 17. September
(B) 09. November
(C) 02. Mai
(D) 30. August
(E) Keine der Antworten ist richtig.

8. Welche Blutgruppe hat die Person mit Geburtsdatum 17. April?
(A) A
(B) B
(C) AB
(D) 0
(E) Keine der Antworten ist richtig.

9. Wie lautet die Ausweisnummer der Person Schotti?
(A) 87743
(B) 98898
(C) 87734
(D) 89899
(E) Keine der Antworten ist richtig.

10. Welche Ziffer kommt in der Ausweisnummer der Person mit Insektengiftallergie nicht vor?
(A) 1
(B) 2
(C) 6
(D) 7
(E) Keine der Antworten ist richtig.

11. Welche Personen haben allesamt im September Geburtstag?
   (A) Laziot, Uvaga und Schotti
   (B) Touyal, Herak und Vaion
   (C) Trakpo, Uvaga und Touyal
   (D) Schotti und Herak
   (E) Keine der Antworten ist richtig.

12. Welche Person nimmt keine Medikamente und hat zudem die Blutgruppe A?
   (A) Uvaga
   (B) Herak
   (C) Trakpo
   (D) Laziot
   (E) Keine der Antworten ist richtig.

13. Die Allergieausweise welcher Personen besitzen die Anfangsziffer 2?
   (A) Schotti und Vaion
   (B) Herak und Laziot
   (C) Trakpo und Touyal
   (D) Nividas und Touyal
   (E) Keine der Antworten ist richtig.

14. Wie lautet die Ausweisnummer der Person mit Blutgruppe 0 und Ausstellungsland Brasilien?
   (A) 08331
   (B) 25518
   (C) 87734
   (D) 72391
   (E) Keine der Antworten ist richtig.

15. Welche Personen haben unter anderem eine Allergie gegen Nüsse?
   (A) Touyal und Herak
   (B) Vaion und Schotti
   (C) Uvaga und Laziot
   (D) Laziot und Herak
   (E) Keine der Antworten ist richtig.

16. Welche Personen haben die Blutgruppe B?
    (A) Schotti, Nividas und Trakpo
    (B) Uvaga, Touyal und Laziot
    (C) Herak und Laziot
    (D) Nividas, Vaion und Trakpo
    (E) Keine der Antworten ist richtig.

17. Wie lautet das Geburtsdatum der Person mit Ausweisnummer 37816?
    (A) 03. Januar
    (B) 19. September
    (C) 01. Februar
    (D) 02. Mai
    (E) Keine der Antworten ist richtig.

18. Welche Allergie(n) hat die Person mit Blutgruppe B und Ausstellungsland Island?
    (A) Schimmelpilz
    (B) Nüsse
    (C) Insektengift
    (D) Pollen und Katzenhaar
    (E) Keine der Antworten ist richtig.

19. Wie lautet die Ausweisnummer der Person mit Katzenhaarallergie und Blutgruppe B?
    (A) 89899
    (B) 26158
    (C) 08331
    (D) 26159
    (E) Keine der Antworten ist richtig.

20. In welchem Land wurde der Allergieausweis der Person mit Kunststoffallergie ausgestellt?
    (A) Belgien
    (B) Patagonien
    (C) Schottland
    (D) Finnland
    (E) Keine der Antworten ist richtig.

21. Welche Person nimmt Medikamente ein und hat eine Schimmelpilzallergie?
(A) Schotti
(B) Uvaga
(C) Herak
(D) Trakpo
(E) Keine der Antworten ist richtig.

22. Zu welcher Person gehört der Ausweis mit der Zahlenkombination 615?
(A) Uvaga
(B) Touyal
(C) Trakpo
(D) Nividas
(E) Keine der Antworten ist richtig.

23. Welche Person hat nicht im September Geburtstag und die Blutgruppe AB?
(A) Nividas
(B) Laziot
(C) Touyal
(D) Vaion
(E) Keine der Antworten ist richtig.

24. Welche Person ist nicht männlich, hat die Blutgruppe 0 und nimmt keine Medikamente ein?
(A) Herak
(B) Laziot
(C) Trakpo
(D) Vaion
(E) Keine der Antworten ist richtig.

25. Wie viele Ausweisnummern beginnen mit der Zahl 7?
(A) 3
(B) 1
(C) 2
(D) 4
(E) Keine der Antworten ist richtig.

Block 11 – Einprägephase

Anzahl der Ausweise: 8

Bearbeitungszeit: 8 Min.

ALLERGIEAUSWEIS

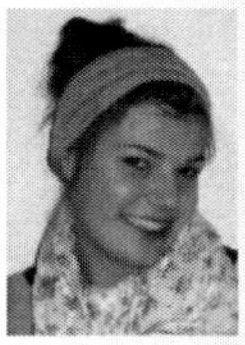

Name: EUFRA
Geburtstag: 27. Oktober
Medikamenteneinnahme: ja
Blutgruppe: AB
Bekannte Allergien: Feuerameise
Ausweisnummer: 5 2 6 8 4
Ausstellungsland: Niederlande

ALLERGIEAUSWEIS

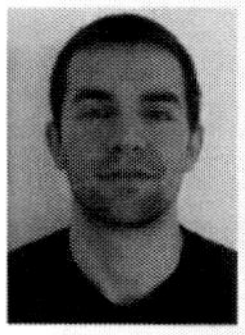

Name: GINATS
Geburtstag: 23. November
Medikamenteneinnahme: ja
Blutgruppe: A
Bekannte Allergien: Roggen, Cladosporium
Ausweisnummer: 6 4 8 7 5
Ausstellungsland: Rumänien

ALLERGIEAUSWEIS

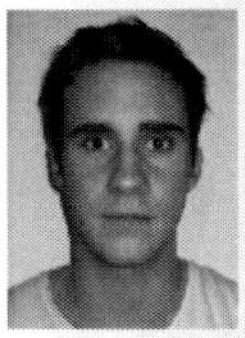

Name: KUMPOZ
Geburtstag: 14. Januar
Medikamenteneinnahme: nein
Blutgruppe: B
Bekannte Allergien: Krustentiere, Traubenkraut
Ausweisnummer: 1 5 8 4 7
Ausstellungsland: Sibirien

ALLERGIEAUSWEIS

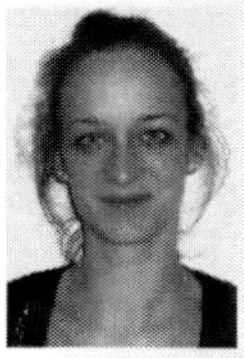

Name: LOGPO
Geburtstag: 01. August
Medikamenteneinnahme: nein
Blutgruppe: 0
Bekannte Allergien: Wiesenrispengras, Roggen
Ausweisnummer: 3 1 0 5 2
Ausstellungsland: Belgien

ALLERGIEAUSWEIS

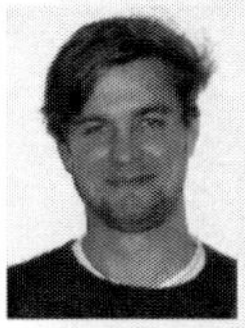

Name: NOTUB
Geburtstag: 27. Februar
Medikamenteneinnahme: ja
Blutgruppe: 0
Bekannte Allergien: Ambrosia artemisiifolia
Ausweisnummer: 3 1 6 5 4
Ausstellungsland: Mongolei

ALLERGIEAUSWEIS

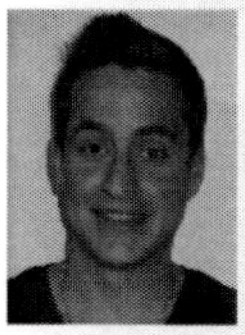

Name: SILZ
Geburtstag: 31. Mai
Medikamenteneinnahme: nein
Blutgruppe: B
Bekannte Allergien: Wiesenschwingel, Roggen
Ausweisnummer: 4 8 6 2 5
Ausstellungsland: Lettland

ALLERGIEAUSWEIS

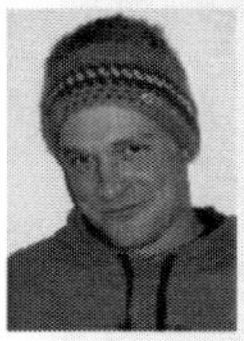

Name: SUNIT
Geburtstag: 07. April
Medikamenteneinnahme: ja
Blutgruppe: A
Bekannte Allergien: Aspergillus fumigatus
Ausweisnummer: 0 8 4 7 6
Ausstellungsland: China

ALLERGIEAUSWEIS

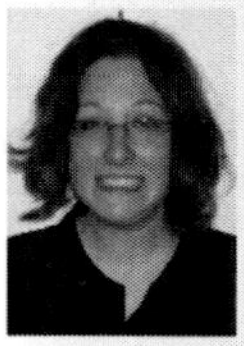

Name: XAPUV
Geburtstag: 12. Juli
Medikamenteneinnahme: ja
Blutgruppe: B
Bekannte Allergien: Hornissengift
Ausweisnummer: 6 1 1 5 4
Ausstellungsland: Polen

Block 11 – Abrufphase
Anzahl der Fragen: 25
Bearbeitungszeit: 15 Min.

1. Welche Person hat am 31. Mai Geburtstag?
   (A) Notub
   (B) Silz
   (C) Eufra
   (D) Logpo
   (E) Keine der Antworten ist richtig.

2. Wie lautet die Blutgruppe der Person mit Feuerameisenallergie?
   (A) A
   (B) B
   (C) AB
   (D) 0
   (E) Keine der Antworten ist richtig.

3. Wie lautet das Ausstellungsland des Allergieausweises dieser Person?
   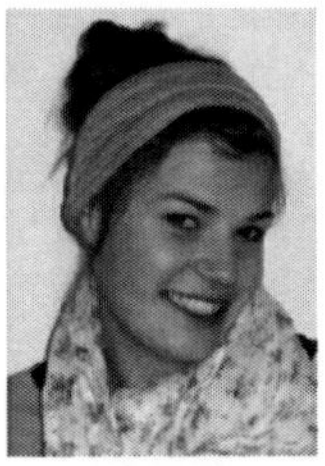
   (A) Rumänien
   (B) Sibirien
   (C) China
   (D) Mongolei
   (E) Keine der Antworten ist richtig.

4. Wann hat die Person Notub Geburtstag?
   (A) 07. April
   (B) 27. Oktober
   (C) 27. Februar
   (D) 01. August
   (E) Keine der Antworten ist richtig.

5. Wie lautet der Name der Person mit Ausweisnummer 08476?
   (A) Sunit
   (B) Xapuv
   (C) Kumpoz
   (D) Ginats
   (E) Keine der Antworten ist richtig.

6. In welchem Land wurde der Ausweis der Person mit Geburtsdatum 23. November ausgestellt?
   (A) Polen
   (B) Rumänien
   (C) Belgien
   (D) Niederlande
   (E) Keine der Antworten ist richtig.

7. Wie lautet die Blutgruppe der Person mit Hornissengiftallergie?
   (A) 0
   (B) A
   (C) B
   (D) AB
   (E) Keine der Antworten ist richtig.

8. Der Allergieausweis welcher Person besitzt die Anfangsziffer 4?
   (A) Ginats
   (B) Logpo
   (C) Notub
   (D) Silz
   (E) Keine der Antworten ist richtig.

9. Welche Zahl kommt in der Ausweisnummer der Person mit Geburtsdatum 12. Juli nicht vor?
   (A) 3
   (B) 4
   (C) 5
   (D) 6
   (E) Keine der Antworten ist richtig.

10. Welche Allergie hat die Person mit Blutgruppe B und Ausstellungsland China?
   (A) Aspergillus fumigatus
   (B) Traubenkraut, Roggen
   (C) Feuerameise
   (D) Hornissengift
   (E) Keine der Antworten ist richtig.

11. Welche Person hat die Blutgruppe 0 und nimmt Medikamente?
   (A) Ginats
   (B) Notub
   (C) Silz
   (D) Logpo
   (E) Keine der Antworten ist richtig.

12. Welche Allergie hat die Person mit Ausweisnummer 31654?
   (A) Krustentiere, Traubenkraut
   (B) Hornissengift
   (C) Aspergillus fumigatus
   (D) Ambrosia artemisiifolia
   (E) Keine der Antworten ist richtig.

13. Wie lautet das Geburtsdatum dieser Person?

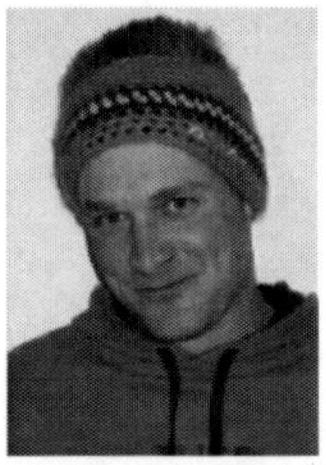

   (A) 14. Januar
   (B) 27. Oktober
   (C) 07. April
   (D) 12. Juli
   (E) Keine der Antworten ist richtig.

14. Auf was reagiert die im August geborene Person mit Blutgruppe 0 neben Roggen noch allergisch?
   (A) Wiesenrispengras
   (B) Wiesenschwingel
   (C) Cladosporium
   (D) Krustentiere
   (E) Keine der Antworten ist richtig.

15. Von welcher Person wurde der Allergieausweis in Belgien ausgestellt?
   (A) Xapuv
   (B) Sunit
   (C) Kumpoz
   (D) Ginats
   (E) Keine der Antworten ist richtig.

16. Die Allergieausweise welcher Personen besitzen die Endziffer 4?
(A) Ginats und Kumpoz
(B) Notub und Logpo
(C) Xapuv, Silz und Ginats
(D) Notub, Eufra und Xapuv
(E) Keine der Antworten ist richtig.

17. Welche Blutgruppe hat die Person Xapuv und wie lautet das Geburtsdatum?
(A) A, 12. Juli
(B) B, 14 Januar
(C) A, 07. April
(D) AB, 27. Oktober
(E) Keine der Antworten ist richtig.

18. Wie lautet die Ausweisnummer der Person mit Feuerameisenallergie?
(A) 52684
(B) 48625
(C) 61154
(D) 31052
(E) Keine der Antworten ist richtig.

19. Welche Person nimmt Medikamente und hat die Blutgruppe B?
(A) Kumpoz
(B) Xapuv
(C) Ginats
(D) Silz
(E) Keine der Antworten ist richtig.

20. In welchem Land wurde der Allergieausweis mit der Nummer 64875 ausgestellt?
(A) Lettland
(B) Polen
(C) Mongolei
(D) Rumänien
(E) Keine der Antworten ist richtig.

21. Wie lautet die Blutgruppe der Person, die im Juli Geburtstag hat?
   (A) A
   (B) B
   (C) AB
   (D) 0
   (E) Keine der Antworten ist richtig.

22. Wie ist der Name der Person, deren Allergieausweis in Lettland ausgestellt wurde?
   (A) Silz
   (B) Ginats
   (C) Notub
   (D) Kumpoz
   (E) Keine der Antworten ist richtig.

23. In welchem Land wurde der Ausweis der Person mit Aspergillus fumigatus Allergie ausgestellt?
   (A) Lettland
   (B) Mongolei
   (C) China
   (D) Belgien
   (E) Keine der Antworten ist richtig.

24. Wie lautet die Ausweisnummer von Kumpoz?
   (A) 52684
   (B) 48625
   (C) 15847
   (D) 31052
   (E) Keine der Antworten ist richtig.

25. Wie ist der Name der Person mit der Ausweisnummer 61154?
   (A) Notub
   (B) Sunit
   (C) Logpo
   (D) Xapuv
   (E) Keine der Anworten ist richtig.

ZAHLENFOLGEN

5 ZAHLENFOLGEN

Aufgabenbeschreibung

Dargestellt ist eine Folge von sechs Zahlen. Die Folge dieser Zahlen gehorcht einem bestimmten mathematischen System, das eine Addition, Subtraktion, Multiplikation, Division oder eine Kombination dieser Rechenoperationen beinhalten kann. Die Aufgabe besteht darin, das System herauszufinden und es auf die siebte und achte Zahl anzuwenden. Es ist immer nur eine Antwort richtig.

Beispiel:

1. 3 6 4 7 5 8 ☐ ☐

(A) 6 / 9
(B) 7 / 10
(C) 7 / 9
(D) 11 / 9
(E) Keine Antwort ist richtig.

In diesem Beispiel wäre Antwort (A) korrekt. Das System lautet: +3; -2; +3; -2; etc.

Für ein effektives Training des Untertests **Zahlenfolgen** haben wir Dir die Vorbereitung in zwei Teile eingeteilt. Der erste Teil (Block 1–10) besteht aus Zahlenfolgen ohne die Antwortoptionen (A) bis (E). Hier soll vor allem das Rechnen und logische Denken trainiert werden. Es empfiehlt sich ohne Zeitlimit zu arbeiten. Im zweiten Teil (Block 11–22) haben wir Dir mehrere Übungsblöcke erstellt, die in Form, Umfang und Schwierigkeit dem Level des MedAT entsprechen. Wie im Originaltest werden Dir pro Aufgabe 1:30 Minuten Zeit gegeben. Dieser Teil dient dem Training des Ausschlussverfahrens über die Antwortmöglichkeiten und dem Lösen von Aufgaben unter Zeitdruck.

Im MedAT 2016 werden Dir für den Untertest **Zahlenfolgen** 15 Minuten Bearbeitungszeit gewährt, in der Du zehn Aufgaben lösen sollst. Die Aufgaben der Übungsblöcke 11–22 sind nicht nach Schwierigkeit vorsortiert, da auch beim MedAT keine entsprechende Sortierung vorgenommen wird. Du solltest daher versuchen nicht bei schwierigen Aufgaben zu verweilen, sondern flüssig weiter zu arbeiten und zum Schluss zu den ungelösten Aufgaben zurück zu kehren.

Block 1
Leicht

1.	2	6	3	7	4	8	☐	☐
2.	3	9	7	21	19	57	☐	☐
3.	7	14	9	18	13	26	☐	☐
4.	2	6	5	9	8	12	☐	☐
5.	7	5	10	8	13	11	☐	☐
6.	3	6	9	18	21	42	☐	☐
7.	172	144	120	100	84	72	☐	☐
8.	36	12	15	45	15	18	☐	☐
9.	123	125	122	488	493	487	☐	☐
10.	524	529	534	540	546	553	☐	☐

Block 2
Leicht

1.	7	17	37	47	67	77	☐	☐
2.	655	625	605	595	565	545	☐	☐
3.	500	401	313	236	170	115	☐	☐
4.	120	116	108	96	80	60	☐	☐
5.	100	105	95	100	90	95	☐	☐
6.	5	10	8	10	20	18	☐	☐
7.	26	37	49	62	73	85	☐	☐
8.	1	1	2	6	24	120	☐	☐
9.	5	15	11	33	29	87	☐	☐
10.	72	36	36	12	6	6	☐	☐

Block 3
Mittel

1.	11	15	26	41	67	108	☐	☐
2.	678	676	679	675	680	674	☐	☐
3.	144	143	140	135	128	119	☐	☐
4.	72	76	84	96	112	132	☐	☐
5.	155	143	150	138	145	133	☐	☐
6.	756	783	261	288	96	123	☐	☐
7.	11	14	20	29	41	56	☐	☐
8.	286	283	287	284	288	285	☐	☐
9.	92	93	91	94	90	95	☐	☐
10.	7	17	37	47	67	77	☐	☐

Block 4
Mittel

1.	3	10	24	52	108	220	☐	☐
2.	3	12	14	56	59	236	☐	☐
3.	3	6	24	48	192	384	☐	☐
4.	5758	2878	1438	718	358	178	☐	☐
5.	8	24	32	20	128	16	☐	☐
6.	123	116	696	691	2764	2761	☐	☐
7.	72	68	272	276	69	65	☐	☐
8.	242	254	508	500	488	976	☐	☐
9.	19	31	55	91	139	199	☐	☐
10.	2436	1220	612	308	156	80	☐	☐

Block 5
Mittel – schwer

1.	722	728	364	362	356	178	☐	☐
2.	3280	1093	364	121	40	13	☐	☐
3.	1	-1	-3	3	9	-9	☐	☐
4.	5461	1365	341	85	21	5	☐	☐
5.	200	207	193	214	221	207	☐	☐
6.	4	9	24	69	204	609	☐	☐
7.	101	102	104	107	106	104	☐	☐
8.	401	400	398	395	391	386	☐	☐
9.	110	210	176	276	242	342	☐	☐
10.	19	27	51	123	339	987	☐	☐

Block 6
Mittel – schwer

1.	2	3	5	7	11	13	☐	☐
2.	1	1	2	3	5	8	☐	☐
3.	3280	1093	364	121	40	13	☐	☐
4.	722	728	364	362	356	178	☐	☐
5.	4	4	3	2	1	-2	☐	☐
6.	2	3	4	9	16	29	☐	☐
7.	2	3	9	17	37	73	☐	☐
8.	53	59	61	67	71	73	☐	☐
9.	3	10	24	52	108	220	☐	☐
10.	242	254	508	500	488	976	☐	☐

Block 7
Mittel – schwer

1.	122	116	696	702	117	111	☐	☐
2.	678	676	679	675	680	674	☐	☐
3.	2	1	3	5	4	12	☐	☐
4.	72	69	23	27	24	8	☐	☐
5.	196	225	256	289	324	361	☐	☐
6.	117	124	31	29	36	9	☐	☐
7.	8	12	15	3	7	10	☐	☐
8.	36	12	15	45	15	18	☐	☐
9.	123	125	122	488	493	487	☐	☐
10.	8	12	24	60	168	492	☐	☐

Block 8
Schwer

1.	11	15	25	39	63	101	☐	☐
2.	2048	512	256	64	32	8	☐	☐
3.	2	3	7	14	27	55	☐	☐
4.	341	348	345	351	347	352	☐	☐
5.	8	5	12	9	22	16	☐	☐
6.	1	2	2	4	8	32	☐	☐
7.	16	8	24	32	24	72	☐	☐
8.	1	2	4	9	23	64	☐	☐
9.	500	401	313	236	170	115	☐	☐
10.	120	64	40	32	32	36	☐	☐

Block 9
Schwer

1.	100	102	98	92	100	90	☐	☐
2.	324	108	54	54	18	9	☐	☐
3.	4	5	7	11	19	35	☐	☐
4.	100	91	109	82	118	73	☐	☐
5.	25	23	27	54	52	56	☐	☐
6.	8	9	18	21	84	89	☐	☐
7.	7	10	6	8	4	4	☐	☐
8.	2193	735	249	87	33	15	☐	☐
9.	3	4	5	7	7	13	☐	☐
10.	6	3	5	7	4	19	☐	☐

Block 10
Schwer

1.	31	37	41	43	47	53	☐	☐
2.	80	10	160	20	320	40	☐	☐
3.	2	3	5	10	24	65	☐	☐
4.	3334	3333	3330	3321	3294	3213	☐	☐
5.	14	11	12	12	10	13	☐	☐
6.	2	7	36	175	696	2085	☐	☐
7.	100	107	93	114	86	121	☐	☐
8.	100	120	90	70	100	120	☐	☐
9.	1	-1	-3	3	9	-9	☐	☐
10.	2	4	6	10	16	26	☐	☐

Block 11
Anzahl der Aufgaben: 10
Bearbeitungszeit: 15 Min.

1.	3	6	4	10	6	15	☐	☐

(A) 9 / 21
(B) 7 / 10
(C) 7 / 19
(D) 11 / 18
(E) Keine Antwort ist richtig.

2.	10	20	14	23	16	24	☐	☐

(A) 19 / 28
(B) 16 / 23
(C) 15 / 25
(D) 17 / 21
(E) Keine Antwort ist richtig.

3.	15	32	21	44	32	66	☐	☐

(A) 53 / 108
(B) 54 / 110
(C) 55 / 112
(D) 56 / 114
(E) Keine Antwort ist richtig.

4.	110	202	168	260	226	318	☐	☐

(A) 284 / 376
(B) 296 / 402
(C) 304 / 356
(D) 442 / 408
(E) Keine Antwort ist richtig.

5.	23	27	20	23	16	18	☐	☐

(A) 13 / 15
(B) 14 / 15
(C) 11 / 12
(D) 16 / 20
(E) Keine Antwort ist richtig.

6. 92 93 91 94 90 95 ☐ ☐

(A) 56 / 18
(B) 88 / 86
(C) 96 / 100
(D) 89 / 96
(E) Keine Antwort ist richtig.

7. 13 49 86 124 163 203 ☐ ☐

(A) 229 / 262
(B) 241 / 286
(C) 312 / 376
(D) 244 / 282
(E) Keine Antwort ist richtig.

8. 0,5 2,5 5 3 5 10 ☐ ☐

(A) 8 / 16
(B) 7 / 10
(C) 8 / 5
(D) 10 / 20
(E) Keine Antwort ist richtig.

9. 5 10 8 12 10 13 ☐ ☐

(A) 14 / 18
(B) 12 / 19
(C) 11 / 12
(D) 13 / 14
(E) Keine Antwort ist richtig.

10. 23 20 78 75 298 295 ☐ ☐

(A) 1178 / 1175
(B) 1195 / 1192
(C) 302 / 1208
(D) 292 / 1166
(E) Keine Antwort ist richtig.

Block 12

Anzahl der Aufgaben: 10

Bearbeitungszeit: 15 Min.

1. 7 49 56 8 56 63 ☐ ☐

(A) 70 / 10
(B) 9 / 70
(C) 9 / 63
(D) 70 / 63
(E) Keine Antwort ist richtig.

2. 52 48 43 38 32 26 ☐ ☐

(A) 17 / 11
(B) 20 / 12
(C) 21 / 14
(D) 19 / 12
(E) Keine Antwort ist richtig.

3. 5 6 3 0 -1 -0,5 ☐ ☐

(A) 2,5 / 3,5
(B) -2,5 / 3,5
(C) 2 / 5
(D) -1 / 3
(E) Keine Antwort ist richtig.

4. 9 18 15 24 21 30 ☐ ☐

(A) 28 / 36
(B) 27 / 40
(C) 26 / 36
(D) 27 / 36
(E) Keine Antwort ist richtig.

5. 12 15 13 22 18 45 ☐ ☐

(A) 22 / 29
(B) 37 / 118
(C) 36 / 104
(D) 20 / 106
(E) Keine Antwort ist richtig.

6.	1	2	3	8	9	26	☐	☐

(A) 29 / 92
(B) 25 / 42
(C) 27 / 56
(D) 27 / 80
(E) Keine Antwort ist richtig.

7.	5	3	3	5	15	69	☐	☐

(A) 621 / 2213
(B) 407 / 2841
(C) 224 / 1312
(D) 347 / 971
(E) Keine Antwort ist richtig.

8.	3	6	12	15	22	25	☐	☐

(A) 30 / 36
(B) 33 / 36
(C) 36 / 42
(D) 36 / 39
(E) Keine Antwort ist richtig.

9.	2	3	1	4	0	5	☐	☐

(A) 0 / -3
(B) -1 / 0
(C) 2 / -3
(D) -1/ 4
(E) Keine Antwort ist richtig.

10.	33	44	58	75	95	118	☐	☐

(A) 129 / 156
(B) 131 / 158
(C) 133 / 160
(D) 144 / 173
(E) Keine Antwort ist richtig.

Block 13
Anzahl der Aufgaben: 10
Bearbeitungszeit: 15 Min.

1.	1	3	4	7	11	18	☐	☐

(A) 26 / 35
(B) 29 / 47
(C) 23 / 41
(D) 32 / 56
(E) Keine Antwort ist richtig.

2.	52	62	57	68	62	74	☐	☐

(A) 82 / 78
(B) 78 / 86
(C) 67 / 80
(D) 68 / 78
(E) Keine Antwort ist richtig.

3.	3	6	5	2	1	4	☐	☐

(A) 3 / 6
(B) 2 / 1
(C) 3 / 0
(D) 5 / 7
(E) Keine Antwort ist richtig.

4.	4	9	17	36	70	143	☐	☐

(A) 283 / 570
(B) 271 / 495
(C) 281 / 602
(D) 295 / 417
(E) Keine Antwort ist richtig.

5.	140	150	126	136	112	122	☐	☐

(A) 88 / 106
(B) 132 / 118
(C) 132 / 205
(D) 98 / 108
(E) Keine Antwort ist richtig.

6. 66 11 17 102 17 23 ☐ ☐

(A) 138 / 23
(B) 17 / 29
(C) 30 / 174
(D) 50 / 56
(E) Keine Antwort ist richtig.

7. 5 8 6 9 7 10 ☐ ☐

(A) 8 / 11
(B) 11 / 15
(C) 11 / 14
(D) 7 / 10
(E) Keine Antwort ist richtig.

8. 6 3 5 10 8 4 ☐ ☐

(A) 8 / 16
(B) 8 / 16
(C) 6 / 12
(D) 22 / 26
(E) Keine Antwort ist richtig.

9. 10 15 30 75 210 615 ☐ ☐

(A) 1525 / 3725
(B) 2425 / 4375
(C) 1830 / 5475
(D) 2715 / 6875
(E) Keine Antwort ist richtig.

10. 20 23 21 24 22 25 ☐ ☐

(A) 23 / 16
(B) 23 / 26
(C) 28 / 26
(D) 30 / 26
(E) Keine Antwort ist richtig.

Block 14
Anzahl der Aufgaben: 10
Bearbeitungszeit: 15 Min.

1. 1 2 4 5 25 26 ☐ ☐

(A) 676 / 677
(B) 35 / 40
(C) 600 / 700
(D) 27 / 30
(E) Keine Antwort ist richtig.

2. 5040 720 120 24 6 2 ☐ ☐

(A) 1 / 0
(B) 1 / 1
(C) 1 / -1
(D) 2 / 1
(E) Keine Antwort ist richtig.

3. 16 8 32 24 120 112 ☐ ☐

(A) 672 / 668
(B) 670 / 664
(C) 104 / 831
(D) 120 / 832
(E) Keine Antwort ist richtig.

4. 106 109 107 113 109 118 ☐ ☐

(A) 107 / 112
(B) 108 / 122
(C) 115 / 124
(D) 115 / 118
(E) Keine Antwort ist richtig.

5. 3 18 90 360 1080 2160 ☐ ☐

(A) 4320 / 2160
(B) 2160 / 1080
(C) 460 / 104
(D) 2160 / 0
(E) Keine Antwort ist richtig.

6.	5	20	16	4	8	32		☐	☐

(A) 28 / 45
(B) 26 / 6,5
(C) 7 / 11
(D) 7 / 3
(E) Keine Antwort ist richtig.

7.	64	16	27	9	18	9		☐	☐

(A) 5 / 3
(B) 7 / 5
(C) 8 / 8
(D) 12 / 12
(E) Keine Antwort ist richtig.

8.	7	14	9	18	12	24		☐	☐

(A) 17 / 34
(B) 16 / 28
(C) 19 / 36
(D) 21 / 42
(E) Keine Antwort ist richtig.

9.	18	9	27	9	36	9		☐	☐

(A) 72 / 9
(B) 32 / 9
(C) 54 / 9
(D) 45 / 9
(E) Keine Antwort ist richtig.

10.	25	50	56	14	28	34		☐	☐

(A) 8,5 / 17
(B) 9 / 18
(C) 68 / 74
(D) 40 / 34
(E) Keine Antwort ist richtig.

Block 15
Anzahl der Aufgaben: 10
Bearbeitungszeit: 15 Min.

1. 12 3 24 6 48 12 ☐ ☐

(A) 108 / 36
(B) 96 / 24
(C) 100 / 24
(D) 88 / 16
(E) Keine Antwort ist richtig.

2. 3 6 10 16 26 44 ☐ ☐

(A) 78 / 144
(B) 64 / 132
(C) 82 / 148
(D) 68 / 124
(E) Keine Antwort ist richtig.

3. 2 2 4 6 10 16 ☐ ☐

(A) 24 / 38
(B) 26 / 36
(C) 20 / 24
(D) 22 / 40
(E) Keine Antwort ist richtig.

4. 91 88 93 86 95 84 ☐ ☐

(A) 97 / 82
(B) 56 / 18
(C) 88 / 86
(D) 96 / 100
(E) Keine Antwort ist richtig.

5. 23 29 31 37 41 43 ☐ ☐

(A) 47 / 51
(B) 49 / 51
(C) 46 / 50
(D) 47 / 53
(E) Keine Antwort ist richtig.

6. 17 9 27 20 60 54 ☐ ☐

(A) 162 / 157
(B) 48 / 144
(C) 48 / 132
(D) 48 / 140
(E) Keine Antwort ist richtig.

7. 195 39 44 11 15 5 ☐ ☐

(A) 8 / 6
(B) 7 / 5
(C) 19 / 4
(D) 8 / 4
(E) Keine Antwort ist richtig.

8. 3 9 5 11 33 29 ☐ ☐

(A) 30 / 90
(B) 35 / 105
(C) 35 / 115
(D) 90 / 93
(E) Keine Antwort ist richtig.

9. 16 17 19 23 31 47 ☐ ☐

(A) 79 / 158
(B) 56 / 148
(C) 79 / 143
(D) 56 / 78
(E) Keine Antwort ist richtig.

10. 2 8 8 20 14 32 ☐ ☐

(A) 20 / 40
(B) 18 / 32
(C) 46 / 72
(D) 20 / 44
(E) Keine Antwort ist richtig.

Block 16
Anzahl der Aufgaben: 10
Bearbeitungszeit: 15 Min.

1. 8 9 6 11 4 13 ☐ ☐

(A) 1 / 15
(B) 2 / 15
(C) 13 / 15
(D) 17 / 14
(E) Keine Antwort ist richtig.

2. 0 2 8 22 52 114 ☐ ☐

(A) 240 / 450
(B) 178 / 242
(C) 312 / 472
(D) 240 / 494
(E) Keine Antwort ist richtig.

3. 1 1 5 5 17 25 ☐ ☐

(A) 50 / 108
(B) 61 / 109
(C) 57 / 87
(D) 31 / 89
(E) Keine Antwort ist richtig.

4. 20 22 29 46 83 160 ☐ ☐

(A) 340 / 512
(B) 340 / 562
(C) 317 / 634
(D) 382 / 672
(E) Keine Antwort ist richtig.

5. 3823 1272 422 139 45 14 ☐ ☐

(A) 5 / 2
(B) 5 / 1
(C) 4 / 2
(D) 4 / 1
(E) Keine Antwort ist richtig.

6. 1 2 5 16 59 230 ☐ ☐

(A) 1300 / 1500
(B) 1320 / 1520
(C) 1340 / 1540
(D) 1360 / 1560
(E) Keine Antwort ist richtig.

7. 382 190 94 46 22 10 ☐ ☐

(A) 4 / 1
(B) 5 / 3
(C) 6 / 5
(D) 7 / 6
(E) Keine Antwort ist richtig

8. 1 4 13 40 121 364 ☐ ☐

(A) 1457 / 4371
(B) 1323 / 3971
(C) 1093 / 3280
(D) 1114 / 3343
(E) Keine Antwort ist richtig

9. 15 28 18 34 26 50 ☐ ☐

(A) 120 / 110
(B) 52 / 100
(C) 42 / 84
(D) 44 / 86
(E) Keine Antwort ist richtig.

10. 13 16 32 35 105 108 ☐ ☐

(A) 148 / 151
(B) 324 / 327
(C) 432 / 435
(D) 228 / 264
(E) Keine Antwort ist richtig.

Block 17
Anzahl der Aufgaben: 10
Bearbeitungszeit: 15 Min.

1. 112 117 107 92 112 87 ☐ ☐

(A) 56 / 94
(B) 117 / 82
(C) 57 / 92
(D) 122 / 82
(E) Keine Antwort ist richtig.

2. 145 133 137 127 130 122 ☐ ☐

(A) 124 / 118
(B) 121 / 107
(C) 124 / 116
(D) 118 / 114
(E) Keine Antwort ist richtig.

3. 89 93 78 83 68 74 ☐ ☐

(A) 56 / 62
(B) 58 / 65
(C) 59 / 60
(D) 59 / 68
(E) Keine Antwort ist richtig.

4. 2 5 13 36 104 307 ☐ ☐

(A) 895 / 2698
(B) 905 / 2721
(C) 915 / 2738
(D) 925 / 2739
(E) Keine Antwort ist richtig.

5. 2 5 10 17 26 37 ☐ ☐

(A) 50 / 92
(B) 51 / 65
(C) 48 / 57
(D) 47 / 65
(E) Keine Antwort ist richtig.

6. 25 61 91 115 133 145 ☐ ☐

(A) 151 / 151
(B) 168 / 169
(C) 172 / 187
(D) 164 / 164
(E) Keine Antwort ist richtig.

7. 32 79 136 203 280 367 ☐ ☐

(A) 512 / 619
(B) 424 / 531
(C) 464 / 571
(D) 456 / 523
(E) Keine Antwort ist richtig.

8. 12 12 15 18 21 30 ☐ ☐

(A) 33 / 54
(B) 33 / 39
(C) 33 / 48
(D) 33 / 51
(E) Keine Antwort ist richtig.

9. 4 6 12 10 5 7 ☐ ☐

(A) 14 / 12
(B) 8 / 16
(C) 22 / 30
(D) 31 / 36
(E) Keine Antwort ist richtig.

10. 20 35 25 45 35 65 ☐ ☐

(A) 75 / 115
(B) 65 / 95
(C) 85 / 125
(D) 55 / 105
(E) Keine Antwort ist richtig.

Block 18
Anzahl der Aufgaben: 10
Bearbeitungszeit: 15 Min.

1. 13 14 11 16 9 18 ☐ ☐

(A) 11 / 15
(B) 7 / 20
(C) 7 / 19
(D) 10 / 14
(E) Keine Antwort ist richtig.

2. 100 50 52 104 102 51 ☐ ☐

(A) 53 / 108
(B) 53 / 106
(C) 62 / 112
(D) 52 / 104
(E) Keine Antwort ist richtig.

3. 56 392 399 57 399 406 ☐ ☐

(A) 59 / 403
(B) 399 / 57
(C) 413 / 460
(D) 58 / 406
(E) Keine Antwort ist richtig.

4. 28 7 11 44 40 10 ☐ ☐

(A) 14 / 58
(B) 40 / 36
(C) 14 / 56
(D) 56 / 37
(E) Keine Antwort ist richtig.

5. 12 32 16 36 8 4 ☐ ☐

(A) 64 / 1
(B) 72 / 2
(C) 108 / 2
(D) 2 / 1
(E) Keine Antwort ist richtig.

6. 35 33 28 26 20 18 ☐ ☐

(A) 16 / 11
(B) 11 / 9
(C) 16 / 14
(D) 14 / 8
(E) Keine Antwort ist richtig.

7. 100 107 93 114 86 121 ☐ ☐

(A) 79 / 128
(B) 89 / 77
(C) 65 / 112
(D) 89 / 78
(E) Keine Antwort ist richtig.

8. 3280 1093 364 121 40 13 ☐ ☐

(A) 6 / 2
(B) 8 / 3
(C) 9 / 4
(D) 4 / 2
(E) Keine Antwort ist richtig.

9. 5 5 10 30 30 60 ☐ ☐

(A) 180 / 210
(B) 90 / 90
(C) 120 / 150
(D) 180 / 180
(E) Keine Antwort ist richtig.

10. 8 9 18 15 17 51 ☐ ☐

(A) 45 / 51
(B) 46 / 54
(C) 48 / 52
(D) 47 / 50
(E) Keine Antwort ist richtig.

Block 19
Anzahl der Aufgaben: 10
Bearbeitungszeit: 15 Min.

1. 9 26 14 31 19 36 ☐ ☐

(A) 24 / 41
(B) 23 / 41
(C) 24 / 47
(D) 20 / 41
(E) Keine Antwort ist richtig.

2. 9 27 21 39 33 51 ☐ ☐

(A) 69 / 63
(B) 45 / 63
(C) 45 / 65
(D) 67 / 61
(E) Keine Antwort ist richtig.

3. 5 4 4 2 4 1 ☐ ☐

(A) 3 / 1
(B) 5 / 3
(C) 3 / -1
(D) -3 / 1
(E) Keine Antwort ist richtig.

4. 89 92 90 93 90 93 ☐ ☐

(A) 89 / 92
(B) 92 / 97
(C) 88 / 93
(D) 89 / 95
(E) Keine Antwort ist richtig.

5. 5 10 7 28 23 138 ☐ ☐

(A) 131 / 103
(B) 132 / 1056
(C) 131 / 128
(D) 1048 / 1039
(E) Keine Antwort ist richtig.

6. 10 20 15 60 55 330 ☐ ☐

(A) 270 / 265
(B) 525 / 1050
(C) 550 / 545
(D) 325 / 2600
(E) Keine Antwort ist richtig.

7. 73 146 149 298 303 606 ☐ ☐

(A) 604 / 1208
(B) 605 / 1210
(C) 1204 / 1207
(D) 613 / 1216
(E) Keine Antwort ist richtig.

8. 5 10 30 35 140 145 ☐ ☐

(A) 330 / 365
(B) 1005 / 1010
(C) 725 / 720
(D) 290 / 360
(E) Keine Antwort ist richtig.

9. 240 40 120 20 60 10 ☐ ☐

(A) 30 / 90
(B) 30 / 6
(C) 33 / 5
(D) 52 / 12
(E) Keine Antwort ist richtig.

10. 1 -2 3 -4 5 -6 ☐ ☐

(A) 7 / -8
(B) -12 / 12
(C) -7 / 8
(D) -7 / -8
(E) Keine Antwort ist richtig.

Block 20
Anzahl der Aufgaben: 10
Bearbeitungszeit: 15 Min.

1.	764	764	767	773	782	794	☐	☐

(A) 813 / 832
(B) 809 / 787
(C) 809 / 827
(D) 811 / 829
(E) Keine Antwort ist richtig.

2.	128	8	15	126	22	29	☐	☐

(A) 124 / 37
(B) 124 / 36
(C) 122 / 129
(D) 128 / 135
(E) Keine Antwort ist richtig.

3.	2	2	3	8	29	114	☐	☐

(A) 405 / 1800
(B) 435 / 1900
(C) 455 / 1820
(D) 475 / 1920
(E) Keine Antwort ist richtig.

4.	2	6	14	30	62	126	☐	☐

(A) 254 / 512
(B) 254 / 510
(C) 256 / 514
(D) 256 / 516
(E) Keine Antwort ist richtig.

5.	4	10	28	82	244	730	☐	☐

(A) 1457 / 2911
(B) 2188 / 6560
(C) 2188 / 6562
(D) 2186 / 6554
(E) Keine Antwort ist richtig.

6. 148 69 217 286 503 789 ☐ ☐

(A) 1291 / 2080
(B) 1293 / 2082
(C) 1292 / 2081
(D) 1292 / 2082
(E) Keine Antwort ist richtig.

7. 12 48 45 180 177 708 ☐ ☐

(A) 706 / 2824
(B) 2832 / 2829
(C) 705 / 703
(D) 705 / 2820
(E) Keine Antwort ist richtig.

8. 3282 1095 366 123 42 15 ☐ ☐

(A) 6 / 3
(B) 6 / 2
(C) 8 / 6
(D) 9 / 4
(E) Keine Antwort ist richtig.

9. 12 12 15 18 21 30 ☐ ☐

(A) 33 / 54
(B) 33 / 39
(C) 33 / 48
(D) 33 / 51
(E) Keine Antwort ist richtig.

10. 4 6 12 10 5 7 ☐ ☐

(A) 14 / 12
(B) 8 / 16
(C) 22 / 30
(D) 31 / 36
(E) Keine Antwort ist richtig.

Block 21
Anzahl der Aufgaben: 10
Bearbeitungszeit: 15 Min.

1.	105	110	330	334	668	671	☐	☐

(A) 1342 / 1343
(B) 671 / 671
(C) 1342 / 1344
(D) 671 / 674
(E) Keine Antwort ist richtig.

2.	460	1380	345	340	1020	255	☐	☐

(A) 250 / 750
(B) 765 / 760
(C) 250 / 1000
(D) 750 / 745
(E) Keine Antwort ist richtig.

3.	53	54	27	23	24	12	☐	☐

(A) 8 / 4
(B) 6 / 2
(C) 8 / 9
(D) 8 / 10
(E) Keine Antwort ist richtig.

4.	123	125	250	248	124	126	☐	☐

(A) 496 / 992
(B) 252 / 250
(C) 495 / 493
(D) 494 / 496
(E) Keine Antwort ist richtig.

5.	15	46	40	18	34	28	☐	☐

(A) 21 / 22
(B) 22 / 22
(C) 24 / 26
(D) 21 / 24
(E) Keine Antwort ist richtig.

6. 113 115 112 448 453 447 ☐ ☐

(A) 2682 / 2689
(B) 454 / 446
(C) 3129 / 3137
(D) 440 / 3520
(E) Keine Antwort ist richtig.

7. 48 12 16 64 60 15 ☐ ☐

(A) 19 / 15
(B) 19 / 78
(C) 11 / 44
(D) 19 / 76
(E) Keine Antwort ist richtig.

8. 4 0 4 16 12 16 ☐ ☐

(A) 16 / 20
(B) 64 / 60
(C) 54 / 50
(D) 16 / 64
(E) Keine Antwort ist richtig.

9. 7 8 10 14 22 38 ☐ ☐

(A) 48 / 92
(B) 65 / 125
(C) 70 / 134
(D) 72 / 128
(E) Keine Antwort ist richtig.

10. 1 5 13 29 61 125 ☐ ☐

(A) 253 / 511
(B) 254 / 210
(C) 255 / 211
(D) 256 / 212
(E) Keine Antwort ist richtig.

Block 22
Anzahl der Aufgaben: 10
Bearbeitungszeit: 15 Min.

1. 2 4 7 8 10 13 ☐ ☐

(A) 14 / 16
(B) 16 / 19
(C) 15 / 18
(D) 14 / 17
(E) Keine Antwort ist richtig.

2. 9 10 12 15 14 12 ☐ ☐

(A) 12 / 15
(B) 9 / 11
(C) 9 / 12
(D) 10 / 12
(E) Keine Antwort ist richtig.

3. 7 10 14 20 30 48 ☐ ☐

(A) 76 / 146
(B) 72 / 132
(C) 66 / 122
(D) 82 / 148
(E) Keine Antwort ist richtig.

4. 8 6 9 5 10 4 ☐ ☐

(A) 11 /4
(B) 12 / 6
(C) 9 / 6
(D) 11 / 3
(E) Keine Antwort ist richtig.

5. 650 330 170 90 50 30 ☐ ☐

(A) 15 / 0
(B) 20 / 15
(C) 10 / 5
(D) 15 / 5
(E) Keine Antwort ist richtig.

6. 1 6 21 66 201 606 ☐ ☐

(A) 1821 / 5466
(B) 1822 / 5467
(C) 1823 / 5468
(D) 1824 / 5469
(E) Keine Antwort ist richtig.

7. 2188 730 244 82 28 10 ☐ ☐

(A) 8 / 6
(B) 7 / 5
(C) 6 / 4
(D) 5 / 3
(E) Keine Antwort ist richtig.

8. ½ ½ -1 -3 12 60 ☐ ☐

(A) -300 / 2500
(B) -360 / -2520
(C) 300 / -2500
(D) 360 / -2520
(E) Keine Antwort ist richtig.

9. 1 2 5 14 41 122 ☐ ☐

(A) 354 / 1121
(B) 364 / 1121
(C) 365/ 1094
(D) 384 / 1121
(E) Keine Antwort ist richtig.

10. 2 8 20 44 92 188 ☐ ☐

(A) 370 / 764
(B) 380 / 764
(C) 390 / 764
(D) 400 / 764
(E) Keine Antwort ist richtig.

WORTFLÜSSIGKEIT

6 WORTFLÜSSIGKEIT

Aufgabenbeschreibung

In diesem Untertest wird ein Hauptwort, wie z. B. KLAPPMESSER als Schüttelwort dargestellt. Die Buchstaben stehen nicht in der gewohnten Reihenfolge, sondern werden neu kombiniert. Die Aufgabe besteht darin aus dem Buchstabensalat (R S E S M E L A P P K) das richtige Lösungswort zu bilden.

Die Lösung der Aufgabe wird dadurch überprüft, dass der Anfangsbuchstabe des gebildeten Wortes anzukreuzen ist.

Beispiel:

1. T U S N T H E A F S

   (A) Anfangsbuchstabe: S
   (B) Anfangsbuchstabe: N
   (C) Anfangsbuchstabe: T
   (D) Anfangsbuchstabe: H
   (E) Keine der Antworten ist korrekt.

Das Lösungswort lautet HUSTENSAFT, damit ist (D) die richtige Antwort. Findet sich der Anfangsbuchstabe des Lösungswortes nicht unter den Antwortmöglichkeiten, ist Antwort (E) „Keine der Antworten ist korrekt." anzukreuzen.

Im MedAT 2016 müssen in diesem Untertest 15 Aufgaben in 20 Minuten bearbeitet werden.

Für ein effektiveres Training haben wir die Übungen zu diesem Untertest in zwei Teile gegliedert. Im ersten Teil werden nur Anagramme (Synonym für Schüttelwörter) in 15er Blocks ohne das Antwortschema (A) bis (E) dargestellt. Hiermit soll das Lösen der Aufgabe ohne die zusätzliche Hilfe der Anfangsbuchstaben geübt werden.

Im zweiten Teil werden die Aufgaben wie im Originaltest mit Antwortmöglichkeiten dargestellt, wobei ein Aufgabenblock 15 Aufgaben enthält und in 20 Minuten zu bearbeiten ist.

Block 1

1. EROTMAT
2. ZAKET
3. COHCKESOMRE
4. MTFSERUPHSO
5. UILLEPP
6. RTNUKOENKR
7. ESDEAWSSTR
8. IMEEL
9. CEKWZ
10. ATTNERSURA
11. RESLEURWBT
12. GAORMPRM
13. HACSNED
14. EMUWTL
15. NOIOGASARITN

Block 2

1. RSECOERUS
2. HLCSCHAT
3. EERLK GWTI
4. METATO
5. SINLWDTLIE
6. IPSODSLHPCT
7. RNOAB
8. RTAZKRTEOENK
9. HRKAOCIETSC
10. MESLAZRE
11. LCIFSEHE
12. GELNTETAB
13. NCMWISHAHSECA
14. TENIERNT
15. LCOBMSRESEK

Block 3

1. PBSRAHEKCIE
2. BERKLE
3. IETMOKMRSOPE
4. RMUUNGMA
5. TOKGOOIRN
6. TAHHDSECAN
7. EAJKTEMMNZAR
8. PTTBDAOEELN
9. NDEIERSCH
10. NLRNOSLEIBEN
11. MLSBTRSUAEUNS
12. BEEREERD
13. HOJRGUT
14. BAKLEEADL
15. CHLHFNASELAS

Block 4

1. CUNSDIEHTE
2. ANKKAKSNESRE
3. AELNUEFSLB
4. UANRSEMN
5. TSISHRCENNO
6. RKMMEEDRINIZ
7. IMCNBAUSAEH
8. IETNESCHDBA
9. EERDHBLRMIAN
10. ANSILSE
11. CSMHLMEI
12. LGRKEELOHESCSS
13. NHORGRI
14. EBBRUEGNW
15. PAAFROOTAPT

Block 5

1. GEALIDNNU
2. EITRCHR
3. TGEASCHRTIM
4. THEPKERAFAR
5. SSAPRGZEOT
6. GPTSRUZOET
7. SARGUTNDZ
8. TIEKKRIR
9. TEMLAELLHIITL
10. EEAOSSLTBRRI
11. DILNMEOA
12. EKEWLENLIR
13. BAUUSLESEIRR
14. HISWRAFTCT
15. GRIHIELTCEB

Block 6

1. ZFNRAUTEEND
2. NATUMERENS
3. UUSKALR
4. STAIE
5. ASAVSKETENBRND
6. MSSETEANSD
7. PZONTKE
8. STEOTAR
9. IUUIALMNM
10. PTKCOHOF
11. AAHBRFRAE
12. PLPORETRLE
13. AGAWE
14. SNZEERCHTEIN
15. HOOPORSK

Block 7

1. RSIZEFITCHT
2. BUHAOTAN
3. NUAWSLS
4. ATABMMUSM
5. TGEGEASBR
6. RNUVOLESG
7. LOHADSERRT
8. CEEDGIKROE
9. BEHOBTKIIL
10. EOPHLOTLO
11. PSTHZANAA
12. SELOVTEGN
13. IHEBELC
14. ELHKKUFECN
15. SHIBEENAN

Block 8

1. NAAFSBTANNE
2. TNIRWEHUCPESM
3. WRGNUAPPEGNZ
4. NSGINEKASE
5. EMUHNTERD
6. CANFEMTLREE
7. FAILRHTSSCT
8. AFUFAOURFLM
9. LGERBALNLIS
10. DCRKIUEHNB
11. UARPSPY
12. MLLIOIN
13. SHNFAUTITC
14. EWAWDLG
15. ETNRGUNAAZ

Block 9

1. EUNHAMGZD
2. ERAEDKJCEL
3. WSTEE
4. KNRUNKHEAAS
5. AESHRDESUN
6. NAGNHAPZSE
7. AILCBLHUT
8. GFOTHPCELASN
9. DINLLEAZEE
10. ALPETAZLRTH
11. GONPGITSAEN
12. CPISHLETSU
13. LEBIE
14. GUZNA
15. EEHCRB

Block 10

1. TNERIO
2. GLHAE
3. UZLLAF
4. SEGTE
5. RHOAN
6. TIANMKUIONOMK
7. EMAORGTSINO
8. TEUAOFNEIR
9. BOAKNENID
10. KPOEATHE
11. GCIESSUMAFHTER
12. ULLWOVEPRLLO
13. EKNCOCFAHS
14. TRAOTFLMP
15. AIMKENTEDM

Block 11

1. SMITTTAICSGH
2. HEOSTSS
3. NUPIIGN
4. SUPFRRLONESVG
5. LAREFSNG
6. EEHLRR
7. NAHFE
8. IEPENOBRLS
9. EIMHCE
10. RIREGW
11. MSMSETIUNMY
12. ICLOTUEDHED
13. TAMUMM
14. HRLHCUEB
15. ONNFNMSIIETRSD

Block 12
Anzahl der Aufgaben: 15
Bearbeitungszeit: 20 Min.

1. R E A R M S S E S E I R

(A) Anfangsbuchstabe: E
(B) Anfangsbuchstabe: I
(C) Anfangsbuchstabe: M
(D) Anfangsbuchstabe: R
(E) Keine der Antworten ist korrekt.

2. A S C L L S N D U H E S

(A) Anfangsbuchstabe: E
(B) Anfangsbuchstabe: N
(C) Anfangsbuchstabe: A
(D) Anfangsbuchstabe: L
(E) Keine der Antworten ist korrekt.

3. R E R I G T A

(A) Anfangsbuchstabe: I
(B) Anfangsbuchstabe: R
(C) Anfangsbuchstabe: A
(D) Anfangsbuchstabe: T
(E) Keine der Antworten ist korrekt.

4. C K B E A

(A) Anfangsbuchstabe: B
(B) Anfangsbuchstabe: E
(C) Anfangsbuchstabe: A
(D) Anfangsbuchstabe: K
(E) Keine der Antworten ist korrekt.

5. U E K R G

(A) Anfangsbuchstabe: R
(B) Anfangsbuchstabe: G
(C) Anfangsbuchstabe: E
(D) Anfangsbuchstabe: U
(E) Keine der Antworten ist korrekt.

6. M R E M U N

(A) Anfangsbuchstabe: U
(B) Anfangsbuchstabe: M
(C) Anfangsbuchstabe: E
(D) Anfangsbuchstabe: N
(E) Keine der Antworten ist korrekt.

7. S E S I W N

(A) Anfangsbuchstabe: S
(B) Anfangsbuchstabe: E
(C) Anfangsbuchstabe: W
(D) Anfangsbuchstabe: N
(E) Keine der Antworten ist korrekt.

8. K E G D A E N

(A) Anfangsbuchstabe: G
(B) Anfangsbuchstabe: N
(C) Anfangsbuchstabe: E
(D) Anfangsbuchstabe: K
(E) Keine der Antworten ist korrekt.

9. R T T R E E N T I P S Z O

(A) Anfangsbuchstabe: E
(B) Anfangsbuchstabe: T
(C) Anfangsbuchstabe: R
(D) Anfangsbuchstabe: O
(E) Keine der Antworten ist korrekt.

10. R T O L E S T I

(A) Anfangsbuchstabe: T
(B) Anfangsbuchstabe: S
(C) Anfangsbuchstabe: L
(D) Anfangsbuchstabe: I
(E) Keine der Antworten ist korrekt.

11. A T N G Z H C U

(A) Anfangsbuchstabe: N
(B) Anfangsbuchstabe: G
(C) Anfangsbuchstabe: Z
(D) Anfangsbuchstabe: A
(E) Keine der Antworten ist korrekt.

12. F P T A E H B R O R

(A) Anfangsbuchstabe: R
(B) Anfangsbuchstabe: P
(C) Anfangsbuchstabe: A
(D) Anfangsbuchstabe: T
(E) Keine der Antworten ist korrekt.

13. N E M E U R H T R N E

(A) Anfangsbuchstabe: M
(B) Anfangsbuchstabe: E
(C) Anfangsbuchstabe: R
(D) Anfangsbuchstabe: U
(E) Keine der Antworten ist korrekt.

14. C E O C L K S N E F H E

(A) Anfangsbuchstabe: H
(B) Anfangsbuchstabe: S
(C) Anfangsbuchstabe: F
(D) Anfangsbuchstabe: C
(E) Keine der Antworten ist korrekt.

15. T R I E U H T S

(A) Anfangsbuchstabe: T
(B) Anfangsbuchstabe: E
(C) Anfangsbuchstabe: R
(D) Anfangsbuchstabe: S
(E) Keine der Antworten ist korrekt.

Block 13
Anzahl der Aufgaben: 15
Bearbeitungszeit: 20 Min.

1. P U M E E D P P O

(A) Anfangsbuchstabe: O
(B) Anfangsbuchstabe: D
(C) Anfangsbuchstabe: M
(D) Anfangsbuchstabe: E
(E) Keine der Antworten ist korrekt.

2. H O D F I E N S S C

(A) Anfangsbuchstabe: D
(B) Anfangsbuchstabe: I
(C) Anfangsbuchstabe: E
(D) Anfangsbuchstabe: N
(E) Keine der Antworten ist korrekt.

3. A S T C C N T C I H H H

(A) Anfangsbuchstabe: A
(B) Anfangsbuchstabe: N
(C) Anfangsbuchstabe: C
(D) Anfangsbuchstabe: I
(E) Keine der Antworten ist korrekt.

4. U T S N L A G K E R A

(A) Anfangsbuchstabe: A
(B) Anfangsbuchstabe: G
(C) Anfangsbuchstabe: S
(D) Anfangsbuchstabe: U
(E) Keine der Antworten ist korrekt.

5. T B A S R U H A E C N F

(A) Anfangsbuchstabe: B
(B) Anfangsbuchstabe: A
(C) Anfangsbuchstabe: E
(D) Anfangsbuchstabe: H
(E) Keine der Antworten ist korrekt.

6. R Y U C R

(A) Anfangsbuchstabe: Y
(B) Anfangsbuchstabe: C
(C) Anfangsbuchstabe: R
(D) Anfangsbuchstabe: U
(E) Keine der Antworten ist korrekt.

7. H C A B U

(A) Anfangsbuchstabe: A
(B) Anfangsbuchstabe: U
(C) Anfangsbuchstabe: B
(D) Anfangsbuchstabe: H
(E) Keine der Antworten ist korrekt.

8. L E H C S U

(A) Anfangsbuchstabe: C
(B) Anfangsbuchstabe: H
(C) Anfangsbuchstabe: L
(D) Anfangsbuchstabe: S
(E) Keine der Antworten ist korrekt.

9. E G T E L D W R

(A) Anfangsbuchstabe: R
(B) Anfangsbuchstabe: T
(C) Anfangsbuchstabe: E
(D) Anfangsbuchstabe: L
(E) Keine der Antworten ist korrekt.

10. U I S T M R E E K

(A) Anfangsbuchstabe: U
(B) Anfangsbuchstabe: M
(C) Anfangsbuchstabe: T
(D) Anfangsbuchstabe: R
(E) Keine der Antworten ist korrekt.

11. M O M S R E

(A) Anfangsbuchstabe: O
(B) Anfangsbuchstabe: M
(C) Anfangsbuchstabe: E
(D) Anfangsbuchstabe: R
(E) Keine der Antworten ist korrekt.

12. A E H N Z N S T I

(A) Anfangsbuchstabe: Z
(B) Anfangsbuchstabe: E
(C) Anfangsbuchstabe: H
(D) Anfangsbuchstabe: A
(E) Keine der Antworten ist korrekt.

13. E B R F N A T P A N

(A) Anfangsbuchstabe: N
(B) Anfangsbuchstabe: B
(C) Anfangsbuchstabe: F
(D) Anfangsbuchstabe: A
(E) Keine der Antworten ist korrekt.

14. A P L I G V S D A R E O E

(A) Anfangsbuchstabe: P
(B) Anfangsbuchstabe: E
(C) Anfangsbuchstabe: A
(D) Anfangsbuchstabe: R
(E) Keine der Antworten ist korrekt.

15. E W I D G N E I E E

(A) Anfangsbuchstabe: I
(B) Anfangsbuchstabe: W
(C) Anfangsbuchstabe: E
(D) Anfangsbuchstabe: D
(E) Keine der Antworten ist korrekt.

Block 14
Anzahl der Aufgaben: 15
Bearbeitungszeit: 20 Min.

1. ATERNHOTSE
   (A) Anfangsbuchstabe: O
   (B) Anfangsbuchstabe: E
   (C) Anfangsbuchstabe: N
   (D) Anfangsbuchstabe: R
   (E) Keine der Antworten ist korrekt.

2. TMITLTNUEPK
   (A) Anfangsbuchstabe: I
   (B) Anfangsbuchstabe: M
   (C) Anfangsbuchstabe: E
   (D) Anfangsbuchstabe: N
   (E) Keine der Antworten ist korrekt.

3. ZRLANTKEIEE
   (A) Anfangsbuchstabe: Z
   (B) Anfangsbuchstabe: L
   (C) Anfangsbuchstabe: I
   (D) Anfangsbuchstabe: E
   (E) Keine der Antworten ist korrekt.

4. ICECSHDKTE
   (A) Anfangsbuchstabe: K
   (B) Anfangsbuchstabe: I
   (C) Anfangsbuchstabe: D
   (D) Anfangsbuchstabe: T
   (E) Keine der Antworten ist korrekt.

5. ANERTUIBGD
   (A) Anfangsbuchstabe: A
   (B) Anfangsbuchstabe: B
   (C) Anfangsbuchstabe: E
   (D) Anfangsbuchstabe: I
   (E) Keine der Antworten ist korrekt.

6. UGRABUSNAG
   (A) Anfangsbuchstabe: G
   (B) Anfangsbuchstabe: N
   (C) Anfangsbuchstabe: U
   (D) Anfangsbuchstabe: A
   (E) Keine der Antworten ist korrekt.

7. TLUAHFTFR
   (A) Anfangsbuchstabe: T
   (B) Anfangsbuchstabe: F
   (C) Anfangsbuchstabe: L
   (D) Anfangsbuchstabe: U
   (E) Keine der Antworten ist korrekt.

8. NGUQIUTT
   (A) Anfangsbuchstabe: G
   (B) Anfangsbuchstabe: Q
   (C) Anfangsbuchstabe: I
   (D) Anfangsbuchstabe: U
   (E) Keine der Antworten ist korrekt.

9. IBMLCIRHE
   (A) Anfangsbuchstabe: E
   (B) Anfangsbuchstabe: M
   (C) Anfangsbuchstabe: R
   (D) Anfangsbuchstabe: B
   (E) Keine der Antworten ist korrekt.

10. NNIZSEFTROAT
    (A) Anfangsbuchstabe: S
    (B) Anfangsbuchstabe: R
    (C) Anfangsbuchstabe: A
    (D) Anfangsbuchstabe: Z
    (E) Keine der Antworten ist korrekt.

11. R O G E S

(A) Anfangsbuchstabe: G
(B) Anfangsbuchstabe: O
(C) Anfangsbuchstabe: R
(D) Anfangsbuchstabe: S
(E) Keine der Antworten ist korrekt.

12. T E T L A D

(A) Anfangsbuchstabe: D
(B) Anfangsbuchstabe: T
(C) Anfangsbuchstabe: A
(D) Anfangsbuchstabe: L
(E) Keine der Antworten ist korrekt.

13. H L I M E M

(A) Anfangsbuchstabe: I
(B) Anfangsbuchstabe: H
(C) Anfangsbuchstabe: E
(D) Anfangsbuchstabe: M
(E) Keine der Antworten ist korrekt.

14. N E N N D A S T I T

(A) Anfangsbuchstabe: N
(B) Anfangsbuchstabe: E
(C) Anfangsbuchstabe: I
(D) Anfangsbuchstabe: S
(E) Keine der Antworten ist korrekt.

15. M K U S S I L U C H E

(A) Anfangsbuchstabe: E
(B) Anfangsbuchstabe: S
(C) Anfangsbuchstabe: L
(D) Anfangsbuchstabe: I
(E) Keine der Antworten ist korrekt.

Block 15

Anzahl der Aufgaben: 15
Bearbeitungszeit: 20 Min.

1. S A U P T E R H L E C R

(A) Anfangsbuchstabe: R
(B) Anfangsbuchstabe: L
(C) Anfangsbuchstabe: E
(D) Anfangsbuchstabe: A
(E) Keine der Antworten ist korrekt.

2. T R T M M E A L U

(A) Anfangsbuchstabe: M
(B) Anfangsbuchstabe: A
(C) Anfangsbuchstabe: R
(D) Anfangsbuchstabe: T
(E) Keine der Antworten ist korrekt.

3. E O G O L Z O

(A) Anfangsbuchstabe: G
(B) Anfangsbuchstabe: Z
(C) Anfangsbuchstabe: L
(D) Anfangsbuchstabe: O
(E) Keine der Antworten ist korrekt.

4. T O O R R L L

(A) Anfangsbuchstabe: L
(B) Anfangsbuchstabe: O
(C) Anfangsbuchstabe: T
(D) Anfangsbuchstabe: R
(E) Keine der Antworten ist korrekt.

5. Z S M U G R A F M I U

(A) Anfangsbuchstabe: I
(B) Anfangsbuchstabe: E
(C) Anfangsbuchstabe: F
(D) Anfangsbuchstabe: Z
(E) Keine der Antworten ist korrekt.

6. R S L Z A B I T E T

(A) Anfangsbuchstabe: T
(B) Anfangsbuchstabe: I
(C) Anfangsbuchstabe: B
(D) Anfangsbuchstabe: E
(E) Keine der Antworten ist korrekt.

7. T R E G A M T U T

(A) Anfangsbuchstabe: M
(B) Anfangsbuchstabe: T
(C) Anfangsbuchstabe: E
(D) Anfangsbuchstabe: A
(E) Keine der Antworten ist korrekt.

8. H E S H C I E N E

(A) Anfangsbuchstabe: E
(B) Anfangsbuchstabe: S
(C) Anfangsbuchstabe: H
(D) Anfangsbuchstabe: I
(E) Keine der Antworten ist korrekt.

9. R R U G I T F A M U

(A) Anfangsbuchstabe: M
(B) Anfangsbuchstabe: I
(C) Anfangsbuchstabe: G
(D) Anfangsbuchstabe: A
(E) Keine der Antworten ist korrekt.

10. A L O K E L S E N R D

(A) Anfangsbuchstabe: L
(B) Anfangsbuchstabe: S
(C) Anfangsbuchstabe: E
(D) Anfangsbuchstabe: R
(E) Keine der Antworten ist korrekt.

11. E L U N T I S

(A) Anfangsbuchstabe: I
(B) Anfangsbuchstabe: N
(C) Anfangsbuchstabe: T
(D) Anfangsbuchstabe: U
(E) Keine der Antworten ist korrekt.

12. H C A S O

(A) Anfangsbuchstabe: S
(B) Anfangsbuchstabe: H
(C) Anfangsbuchstabe: A
(D) Anfangsbuchstabe: O
(E) Keine der Antworten ist korrekt.

13. E E K A F F

(A) Anfangsbuchstabe: A
(B) Anfangsbuchstabe: E
(C) Anfangsbuchstabe: F
(D) Anfangsbuchstabe: K
(E) Keine der Antworten ist korrekt.

14. M B I A L S K U I

(A) Anfangsbuchstabe: M
(B) Anfangsbuchstabe: I
(C) Anfangsbuchstabe: L
(D) Anfangsbuchstabe: B
(E) Keine der Antworten ist korrekt.

15. Z E T I E G R A T T

(A) Anfangsbuchstabe: R
(B) Anfangsbuchstabe: E
(C) Anfangsbuchstabe: T
(D) Anfangsbuchstabe: A
(E) Keine der Antworten ist korrekt.

Block 16
Anzahl der Aufgaben: 15
Bearbeitungszeit: 20 Min.

1. E A G O L L K

(A) Anfangsbuchstabe: O
(B) Anfangsbuchstabe: K
(C) Anfangsbuchstabe: A
(D) Anfangsbuchstabe: L
(E) Keine der Antworten ist korrekt.

2. A E U W S M S E R P P

(A) Anfangsbuchstabe: W
(B) Anfangsbuchstabe: E
(C) Anfangsbuchstabe: S
(D) Anfangsbuchstabe: A
(E) Keine der Antworten ist korrekt.

3. A G K A G N L T E E

(A) Anfangsbuchstabe: N
(B) Anfangsbuchstabe: G
(C) Anfangsbuchstabe: E
(D) Anfangsbuchstabe: A
(E) Keine der Antworten ist korrekt.

4. P P O H H S A Y C T

(A) Anfangsbuchstabe: T
(B) Anfangsbuchstabe: P
(C) Anfangsbuchstabe: A
(D) Anfangsbuchstabe: C
(E) Keine der Antworten ist korrekt.

5. D N M A L A A

(A) Anfangsbuchstabe: L
(B) Anfangsbuchstabe: M
(C) Anfangsbuchstabe: N
(D) Anfangsbuchstabe: A
(E) Keine der Antworten ist korrekt.

6. L G E U C H D S

(A) Anfangsbuchstabe: U
(B) Anfangsbuchstabe: L
(C) Anfangsbuchstabe: E
(D) Anfangsbuchstabe: S
(E) Keine der Antworten ist korrekt.

7. E T T E G B E L R E A I

(A) Anfangsbuchstabe: A
(B) Anfangsbuchstabe: L
(C) Anfangsbuchstabe: B
(D) Anfangsbuchstabe: E
(E) Keine der Antworten ist korrekt.

8. E G R I R R T E U E F H

(A) Anfangsbuchstabe: G
(B) Anfangsbuchstabe: I
(C) Anfangsbuchstabe: F
(D) Anfangsbuchstabe: T
(E) Keine der Antworten ist korrekt.

9. X Y O L F N O

(A) Anfangsbuchstabe: L
(B) Anfangsbuchstabe: Y
(C) Anfangsbuchstabe: O
(D) Anfangsbuchstabe: X
(E) Keine der Antworten ist korrekt.

10. G E R E R R E

(A) Anfangsbuchstabe: R
(B) Anfangsbuchstabe: G
(C) Anfangsbuchstabe: E
(D) Anfangsbuchstabe: A
(E) Keine der Antworten ist korrekt.

11. A A D R R R F H E

(A) Anfangsbuchstabe: A
(B) Anfangsbuchstabe: E
(C) Anfangsbuchstabe: R
(D) Anfangsbuchstabe: F
(E) Keine der Antworten ist korrekt.

12. N R P A I S M T K U

(A) Anfangsbuchstabe: P
(B) Anfangsbuchstabe: S
(C) Anfangsbuchstabe: T
(D) Anfangsbuchstabe: M
(E) Keine der Antworten ist korrekt.

13. I C S E D L H W I W N

(A) Anfangsbuchstabe: W
(B) Anfangsbuchstabe: H
(C) Anfangsbuchstabe: C
(D) Anfangsbuchstabe: E
(E) Keine der Antworten ist korrekt.

14. N I T T I N U O I

(A) Anfangsbuchstabe: T
(B) Anfangsbuchstabe: N
(C) Anfangsbuchstabe: I
(D) Anfangsbuchstabe: U
(E) Keine der Antworten ist korrekt.

15. E U S G N D N

(A) Anfangsbuchstabe: N
(B) Anfangsbuchstabe: G
(C) Anfangsbuchstabe: S
(D) Anfangsbuchstabe: E
(E) Keine der Antworten ist korrekt.

Block 17
Anzahl der Aufgaben: 15
Bearbeitungszeit: 20 Min.

1. A L R R T L O O

(A) Anfangsbuchstabe: T
(B) Anfangsbuchstabe: R
(C) Anfangsbuchstabe: O
(D) Anfangsbuchstabe: L
(E) Keine der Antworten ist korrekt.

2. U N R I S E A B L

(A) Anfangsbuchstabe: E
(B) Anfangsbuchstabe: I
(C) Anfangsbuchstabe: R
(D) Anfangsbuchstabe: S
(E) Keine der Antworten ist korrekt.

3. I B E Z E O M B T

(A) Anfangsbuchstabe: B
(B) Anfangsbuchstabe: Z
(C) Anfangsbuchstabe: M
(D) Anfangsbuchstabe: O
(E) Keine der Antworten ist korrekt.

4. A L P E B T O D D O

(A) Anfangsbuchstabe: O
(B) Anfangsbuchstabe: E
(C) Anfangsbuchstabe: L
(D) Anfangsbuchstabe: B
(E) Keine der Antworten ist korrekt.

5. S R E W A S

(A) Anfangsbuchstabe: W
(B) Anfangsbuchstabe: R
(C) Anfangsbuchstabe: A
(D) Anfangsbuchstabe: E
(E) Keine der Antworten ist korrekt.

6. T U S N T H E A F S

(A) Anfangsbuchstabe: S
(B) Anfangsbuchstabe: N
(C) Anfangsbuchstabe: S
(D) Anfangsbuchstabe: H
(E) Keine der Antworten ist korrekt.

7. M A R X E L F T E L

(A) Anfangsbuchstabe: X
(B) Anfangsbuchstabe: F
(C) Anfangsbuchstabe: A
(D) Anfangsbuchstabe: L
(E) Keine der Antworten ist korrekt.

8. N A F L A B S S U F L

(A) Anfangsbuchstabe: B
(B) Anfangsbuchstabe: E
(C) Anfangsbuchstabe: F
(D) Anfangsbuchstabe: L
(E) Keine der Antworten ist korrekt.

9. M A L B I G U L M

(A) Anfangsbuchstabe: B
(B) Anfangsbuchstabe: G
(C) Anfangsbuchstabe: M
(D) Anfangsbuchstabe: L
(E) Keine der Antworten ist korrekt.

10. H A D N B A L L E

(A) Anfangsbuchstabe: B
(B) Anfangsbuchstabe: H
(C) Anfangsbuchstabe: A
(D) Anfangsbuchstabe: N
(E) Keine der Antworten ist korrekt.

11. X O E R B

(A) Anfangsbuchstabe: B
(B) Anfangsbuchstabe: O
(C) Anfangsbuchstabe: X
(D) Anfangsbuchstabe: R
(E) Keine der Antworten ist korrekt.

12. B A T I E

(A) Anfangsbuchstabe: B
(B) Anfangsbuchstabe: I
(C) Anfangsbuchstabe: A
(D) Anfangsbuchstabe: E
(E) Keine der Antworten ist korrekt.

13. B I A U R T

(A) Anfangsbuchstabe: B
(B) Anfangsbuchstabe: A
(C) Anfangsbuchstabe: I
(D) Anfangsbuchstabe: R
(E) Keine der Antworten ist korrekt.

14. R W U D N E

(A) Anfangsbuchstabe: W
(B) Anfangsbuchstabe: U
(C) Anfangsbuchstabe: D
(D) Anfangsbuchstabe: R
(E) Keine der Antworten ist korrekt.

15. G G A B A N

(A) Anfangsbuchstabe: B
(B) Anfangsbuchstabe: A
(C) Anfangsbuchstabe: G
(D) Anfangsbuchstabe: N
(E) Keine der Antworten ist korrekt.

Block 18
Anzahl der Aufgaben: 15
Bearbeitungszeit: 20 Min.

1. U A K U G I M M

(A) Anfangsbuchstabe: U
(B) Anfangsbuchstabe: K
(C) Anfangsbuchstabe: I
(D) Anfangsbuchstabe: M
(E) Keine der Antworten ist korrekt.

2. T T F A W F E A

(A) Anfangsbuchstabe: T
(B) Anfangsbuchstabe: W
(C) Anfangsbuchstabe: A
(D) Anfangsbuchstabe: F
(E) Keine der Antworten ist korrekt.

3. V G L S I G N O E

(A) Anfangsbuchstabe: O
(B) Anfangsbuchstabe: E
(C) Anfangsbuchstabe: V
(D) Anfangsbuchstabe: S
(E) Keine der Antworten ist korrekt.

4. K A A P S E S S R

(A) Anfangsbuchstabe: A
(B) Anfangsbuchstabe: E
(C) Anfangsbuchstabe: P
(D) Anfangsbuchstabe: S
(E) Keine der Antworten ist korrekt.

5. Z Z T U S A

(A) Anfangsbuchstabe: T
(B) Anfangsbuchstabe: Z
(C) Anfangsbuchstabe: A
(D) Anfangsbuchstabe: U
(E) Keine der Antworten ist korrekt.

6. H U W C S N

(A) Anfangsbuchstabe: W
(B) Anfangsbuchstabe: S
(C) Anfangsbuchstabe: H
(D) Anfangsbuchstabe: U
(E) Keine der Antworten ist korrekt.

7. A A M R D

(A) Anfangsbuchstabe: A
(B) Anfangsbuchstabe: D
(C) Anfangsbuchstabe: R
(D) Anfangsbuchstabe: M
(E) Keine der Antworten ist korrekt.

8. D T A H R

(A) Anfangsbuchstabe: T
(B) Anfangsbuchstabe: A
(C) Anfangsbuchstabe: H
(D) Anfangsbuchstabe: R
(E) Keine der Antworten ist korrekt.

9. A A R L N A M G E L A

(A) Anfangsbuchstabe: G
(B) Anfangsbuchstabe: E
(C) Anfangsbuchstabe: A
(D) Anfangsbuchstabe: L
(E) Keine der Antworten ist korrekt.

10. Y N A P R S A N E S

(A) Anfangsbuchstabe: Y
(B) Anfangsbuchstabe: P
(C) Anfangsbuchstabe: A
(D) Anfangsbuchstabe: N
(E) Keine der Antworten ist korrekt.

11. W Z I G E

(A) Anfangsbuchstabe: G
(B) Anfangsbuchstabe: W
(C) Anfangsbuchstabe: E
(D) Anfangsbuchstabe: I
(E) Keine der Antworten ist korrekt.

12. L L W I E

(A) Anfangsbuchstabe: I
(B) Anfangsbuchstabe: E
(C) Anfangsbuchstabe: W
(D) Anfangsbuchstabe: L
(E) Keine der Antworten ist korrekt.

13. I R T T T

(A) Anfangsbuchstabe: I
(B) Anfangsbuchstabe: R
(C) Anfangsbuchstabe: T
(D) Anfangsbuchstabe: N
(E) Keine der Antworten ist korrekt.

14. R B E U A T

(A) Anfangsbuchstabe: B
(B) Anfangsbuchstabe: T
(C) Anfangsbuchstabe: A
(D) Anfangsbuchstabe: R
(E) Keine der Antworten ist korrekt.

15. T R I H S C

(A) Anfangsbuchstabe: T
(B) Anfangsbuchstabe: H
(C) Anfangsbuchstabe: R
(D) Anfangsbuchstabe: S
(E) Keine der Antworten ist korrekt.

Block 19
Anzahl der Aufgaben: 15
Bearbeitungszeit: 20 Min.

1. P C I K L E

(A) Anfangsbuchstabe: C
(B) Anfangsbuchstabe: P
(C) Anfangsbuchstabe: I
(D) Anfangsbuchstabe: K
(E) Keine der Antworten ist korrekt.

2. O R S O T N

(A) Anfangsbuchstabe: O
(B) Anfangsbuchstabe: R
(C) Anfangsbuchstabe: N
(D) Anfangsbuchstabe: S
(E) Keine der Antworten ist korrekt.

3. G I O R E N

(A) Anfangsbuchstabe: R
(B) Anfangsbuchstabe: I
(C) Anfangsbuchstabe: G
(D) Anfangsbuchstabe: E
(E) Keine der Antworten ist korrekt.

4. I P L E R G

(A) Anfangsbuchstabe: I
(B) Anfangsbuchstabe: G
(C) Anfangsbuchstabe: P
(D) Anfangsbuchstabe: R
(E) Keine der Antworten ist korrekt.

5. R I E N T G A E

(A) Anfangsbuchstabe: R
(B) Anfangsbuchstabe: T
(C) Anfangsbuchstabe: I
(D) Anfangsbuchstabe: G
(E) Keine der Antworten ist korrekt.

6. B O U S B T A M

(A) Anfangsbuchstabe: B
(B) Anfangsbuchstabe: A
(C) Anfangsbuchstabe: U
(D) Anfangsbuchstabe: O
(E) Keine der Antworten ist korrekt.

7. L E L F N U D T S E

(A) Anfangsbuchstabe: F
(B) Anfangsbuchstabe: E
(C) Anfangsbuchstabe: L
(D) Anfangsbuchstabe: U
(E) Keine der Antworten ist korrekt.

8. D C H G S E I N E L

(A) Anfangsbuchstabe: E
(B) Anfangsbuchstabe: S
(C) Anfangsbuchstabe: G
(D) Anfangsbuchstabe: H
(E) Keine der Antworten ist korrekt.

9. R O B S T E

(A) Anfangsbuchstabe: B
(B) Anfangsbuchstabe: O
(C) Anfangsbuchstabe: S
(D) Anfangsbuchstabe: T
(E) Keine der Antworten ist korrekt.

10. I U M N T E

(A) Anfangsbuchstabe: I
(B) Anfangsbuchstabe: U
(C) Anfangsbuchstabe: E
(D) Anfangsbuchstabe: N
(E) Keine der Antworten ist korrekt.

11. E O M T R E

(A) Anfangsbuchstabe: E
(B) Anfangsbuchstabe: M
(C) Anfangsbuchstabe: O
(D) Anfangsbuchstabe: R
(E) Keine der Antworten ist korrekt.

12. A M T N L E

(A) Anfangsbuchstabe: M
(B) Anfangsbuchstabe: T
(C) Anfangsbuchstabe: A
(D) Anfangsbuchstabe: L
(E) Keine der Antworten ist korrekt.

13. U E G T L B L E

(A) Anfangsbuchstabe: B
(B) Anfangsbuchstabe: L
(C) Anfangsbuchstabe: T
(D) Anfangsbuchstabe: E
(E) Keine der Antworten ist korrekt.

14. D D M R A C K I

(A) Anfangsbuchstabe: D
(B) Anfangsbuchstabe: R
(C) Anfangsbuchstabe: I
(D) Anfangsbuchstabe: M
(E) Keine der Antworten ist korrekt.

15. S B S U L F T E T

(A) Anfangsbuchstabe: T
(B) Anfangsbuchstabe: S
(C) Anfangsbuchstabe: F
(D) Anfangsbuchstabe: U
(E) Keine der Antworten ist korrekt.

Block 20
Anzahl der Aufgaben: 15
Bearbeitungszeit: 20 Min.

1. S L C H A

(A) Anfangsbuchstabe: C
(B) Anfangsbuchstabe: L
(C) Anfangsbuchstabe: A
(D) Anfangsbuchstabe: H
(E) Keine der Antworten ist korrekt.

2. T E K E T

(A) Anfangsbuchstabe: K
(B) Anfangsbuchstabe: T
(C) Anfangsbuchstabe: E
(D) Anfangsbuchstabe: T
(E) Keine der Antworten ist korrekt.

3. U H I D N

(A) Anfangsbuchstabe: I
(B) Anfangsbuchstabe: H
(C) Anfangsbuchstabe: U
(D) Anfangsbuchstabe: N
(E) Keine der Antworten ist korrekt.

4. L G E E N

(A) Anfangsbuchstabe: E
(B) Anfangsbuchstabe: L
(C) Anfangsbuchstabe: G
(D) Anfangsbuchstabe: N
(E) Keine der Antworten ist korrekt.

5. L K A V O

(A) Anfangsbuchstabe: L
(B) Anfangsbuchstabe: V
(C) Anfangsbuchstabe: A
(D) Anfangsbuchstabe: O
(E) Keine der Antworten ist korrekt.

6. A D T I E

(A) Anfangsbuchstabe: A
(B) Anfangsbuchstabe: D
(C) Anfangsbuchstabe: I
(D) Anfangsbuchstabe: E
(E) Keine der Antworten ist korrekt.

7. R J G U A A

(A) Anfangsbuchstabe: J
(B) Anfangsbuchstabe: G
(C) Anfangsbuchstabe: U
(D) Anfangsbuchstabe: R
(E) Keine der Antworten ist korrekt.

8. E F H A U N

(A) Anfangsbuchstabe: F
(B) Anfangsbuchstabe: H
(C) Anfangsbuchstabe: A
(D) Anfangsbuchstabe: U
(E) Keine der Antworten ist korrekt.

9. T S L T A A D T P Z

(A) Anfangsbuchstabe: A
(B) Anfangsbuchstabe: D
(C) Anfangsbuchstabe: T
(D) Anfangsbuchstabe: Z
(E) Keine der Antworten ist korrekt.

10. G A L K E

(A) Anfangsbuchstabe: A
(B) Anfangsbuchstabe: E
(C) Anfangsbuchstabe: L
(D) Anfangsbuchstabe: K
(E) Keine der Antworten ist korrekt.

11. B E N A D

(A) Anfangsbuchstabe: B
(B) Anfangsbuchstabe: E
(C) Anfangsbuchstabe: A
(D) Anfangsbuchstabe: D
(E) Keine der Antworten ist korrekt.

12. R A F H T

(A) Anfangsbuchstabe: F
(B) Anfangsbuchstabe: T
(C) Anfangsbuchstabe: H
(D) Anfangsbuchstabe: A
(E) Keine der Antworten ist korrekt.

13. B N A U U A R G E E

(A) Anfangsbuchstabe: N
(B) Anfangsbuchstabe: E
(C) Anfangsbuchstabe: U
(D) Anfangsbuchstabe: A
(E) Keine der Antworten ist korrekt.

14. N O K F K S I E S P

(A) Anfangsbuchstabe: P
(B) Anfangsbuchstabe: I
(C) Anfangsbuchstabe: E
(D) Anfangsbuchstabe: O
(E) Keine der Antworten ist korrekt.

15. E B R P O

(A) Anfangsbuchstabe: O
(B) Anfangsbuchstabe: P
(C) Anfangsbuchstabe: R
(D) Anfangsbuchstabe: B
(E) Keine der Antworten ist korrekt.

Block 21
Anzahl der Aufgaben: 15
Bearbeitungszeit: 20 Min.

1. SANETK

(A) Anfangsbuchstabe: A
(B) Anfangsbuchstabe: N
(C) Anfangsbuchstabe: E
(D) Anfangsbuchstabe: S
(E) Keine der Antworten ist korrekt.

2. TTMLHCIUBER

(A) Anfangsbuchstabe: I
(B) Anfangsbuchstabe: E
(C) Anfangsbuchstabe: B
(D) Anfangsbuchstabe: U
(E) Keine der Antworten ist korrekt.

3. LEVGO

(A) Anfangsbuchstabe: V
(B) Anfangsbuchstabe: L
(C) Anfangsbuchstabe: O
(D) Anfangsbuchstabe: E
(E) Keine der Antworten ist korrekt.

4. DEHTIGC

(A) Anfangsbuchstabe: C
(B) Anfangsbuchstabe: E
(C) Anfangsbuchstabe: H
(D) Anfangsbuchstabe: G
(E) Keine der Antworten ist korrekt.

5. NAGRTE

(A) Anfangsbuchstabe: T
(B) Anfangsbuchstabe: N
(C) Anfangsbuchstabe: E
(D) Anfangsbuchstabe: A
(E) Keine der Antworten ist korrekt.

6. CULASHHT

(A) Anfangsbuchstabe: C
(B) Anfangsbuchstabe: U
(C) Anfangsbuchstabe: H
(D) Anfangsbuchstabe: T
(E) Keine der Antworten ist korrekt.

7. HCULAESTPERR

(A) Anfangsbuchstabe: R
(B) Anfangsbuchstabe: U
(C) Anfangsbuchstabe: H
(D) Anfangsbuchstabe: A
(E) Keine der Antworten ist korrekt.

8. BLFEERLKCE

(A) Anfangsbuchstabe: K
(B) Anfangsbuchstabe: B
(C) Anfangsbuchstabe: L
(D) Anfangsbuchstabe: C
(E) Keine der Antworten ist korrekt.

9. ZIFHACSNLEH

(A) Anfangsbuchstabe: I
(B) Anfangsbuchstabe: Z
(C) Anfangsbuchstabe: S
(D) Anfangsbuchstabe: H
(E) Keine der Antworten ist korrekt.

10. ITIHSRCEHBSC

(A) Anfangsbuchstabe: E
(B) Anfangsbuchstabe: S
(C) Anfangsbuchstabe: R
(D) Anfangsbuchstabe: B
(E) Keine der Antworten ist korrekt.

11. E E K Z R

(A) Anfangsbuchstabe: E
(B) Anfangsbuchstabe: Z
(C) Anfangsbuchstabe: R
(D) Anfangsbuchstabe: K
(E) Keine der Antworten ist korrekt.

12. R F T S N E E

(A) Anfangsbuchstabe: T
(B) Anfangsbuchstabe: N
(C) Anfangsbuchstabe: R
(D) Anfangsbuchstabe: E
(E) Keine der Antworten ist korrekt.

13. U A H N T D H C

(A) Anfangsbuchstabe: U
(B) Anfangsbuchstabe: C
(C) Anfangsbuchstabe: H
(D) Anfangsbuchstabe: A
(E) Keine der Antworten ist korrekt.

14. R F E I E N D

(A) Anfangsbuchstabe: F
(B) Anfangsbuchstabe: E
(C) Anfangsbuchstabe: D
(D) Anfangsbuchstabe: R
(E) Keine der Antworten ist korrekt.

15. U A F N R

(A) Anfangsbuchstabe: A
(B) Anfangsbuchstabe: F
(C) Anfangsbuchstabe: U
(D) Anfangsbuchstabe: R
(E) Keine der Antworten ist korrekt.

Block 22

Anzahl der Aufgaben: 15

Bearbeitungszeit: 20 Min.

1. S A S E T

(A) Anfangsbuchstabe: E
(B) Anfangsbuchstabe: A
(C) Anfangsbuchstabe: S
(D) Anfangsbuchstabe: T
(E) Keine der Antworten ist korrekt.

2. T L E L R E

(A) Anfangsbuchstabe: E
(B) Anfangsbuchstabe: T
(C) Anfangsbuchstabe: R
(D) Anfangsbuchstabe: L
(E) Keine der Antworten ist korrekt.

3. E A R G L

(A) Anfangsbuchstabe: A
(B) Anfangsbuchstabe: G
(C) Anfangsbuchstabe: L
(D) Anfangsbuchstabe: E
(E) Keine der Antworten ist korrekt.

4. G E E F P L

(A) Anfangsbuchstabe: E
(B) Anfangsbuchstabe: G
(C) Anfangsbuchstabe: P
(D) Anfangsbuchstabe: L
(E) Keine der Antworten ist korrekt.

5. H O C T F P K O

(A) Anfangsbuchstabe: O
(B) Anfangsbuchstabe: T
(C) Anfangsbuchstabe: C
(D) Anfangsbuchstabe: H
(E) Keine der Antworten ist korrekt.

6. G A L E R F N I G N E

(A) Anfangsbuchstabe: F
(B) Anfangsbuchstabe: A
(C) Anfangsbuchstabe: I
(D) Anfangsbuchstabe: G
(E) Keine der Antworten ist korrekt.

7. T U A T S R A T

(A) Anfangsbuchstabe: A
(B) Anfangsbuchstabe: T
(C) Anfangsbuchstabe: R
(D) Anfangsbuchstabe: U
(E) Keine der Antworten ist korrekt.

8. F O F K E R

(A) Anfangsbuchstabe: F
(B) Anfangsbuchstabe: O
(C) Anfangsbuchstabe: E
(D) Anfangsbuchstabe: R
(E) Keine der Antworten ist korrekt.

9. I F S T T

(A) Anfangsbuchstabe: S
(B) Anfangsbuchstabe: F
(C) Anfangsbuchstabe: I
(D) Anfangsbuchstabe: T
(E) Keine der Antworten ist korrekt.

10. Z R A W E

(A) Anfangsbuchstabe: E
(B) Anfangsbuchstabe: A
(C) Anfangsbuchstabe: W
(D) Anfangsbuchstabe: R
(E) Keine der Antworten ist korrekt.

11. T B E G E

(A) Anfangsbuchstabe: E
(B) Anfangsbuchstabe: T
(C) Anfangsbuchstabe: G
(D) Anfangsbuchstabe: B
(E) Keine der Antworten ist korrekt.

12. L H S C A

(A) Anfangsbuchstabe: S
(B) Anfangsbuchstabe: A
(C) Anfangsbuchstabe: L
(D) Anfangsbuchstabe: H
(E) Keine der Antworten ist korrekt.

13. M A R U N U M G

(A) Anfangsbuchstabe: G
(B) Anfangsbuchstabe: A
(C) Anfangsbuchstabe: N
(D) Anfangsbuchstabe: R
(E) Keine der Antworten ist korrekt.

14. I T C N H E

(A) Anfangsbuchstabe: N
(B) Anfangsbuchstabe: E
(C) Anfangsbuchstabe: I
(D) Anfangsbuchstabe: T
(E) Keine der Antworten ist korrekt.

15. E O H T C R T

(A) Anfangsbuchstabe: E
(B) Anfangsbuchstabe: O
(C) Anfangsbuchstabe: H
(D) Anfangsbuchstabe: R
(E) Keine der Antworten ist korrekt.

Block 23
Anzahl der Aufgaben: 15
Bearbeitungszeit: 20 Min.

1. E K L L N R E

(A) Anfangsbuchstabe: E
(B) Anfangsbuchstabe: R
(C) Anfangsbuchstabe: K
(D) Anfangsbuchstabe: L
(E) Keine der Antworten ist korrekt.

2. W Z I E F L E

(A) Anfangsbuchstabe: E
(B) Anfangsbuchstabe: W
(C) Anfangsbuchstabe: I
(D) Anfangsbuchstabe: Z
(E) Keine der Antworten ist korrekt.

3. I R O E I G L N

(A) Anfangsbuchstabe: O
(B) Anfangsbuchstabe: R
(C) Anfangsbuchstabe: L
(D) Anfangsbuchstabe: I
(E) Keine der Antworten ist korrekt.

4. A C K U S R K C

(A) Anfangsbuchstabe: R
(B) Anfangsbuchstabe: U
(C) Anfangsbuchstabe: A
(D) Anfangsbuchstabe: K
(E) Keine der Antworten ist korrekt.

5. H F R E I F D O

(A) Anfangsbuchstabe: R
(B) Anfangsbuchstabe: O
(C) Anfangsbuchstabe: H
(D) Anfangsbuchstabe: I
(E) Keine der Antworten ist korrekt.

6. R U E U H T C L T M

(A) Anfangsbuchstabe: M
(B) Anfangsbuchstabe: T
(C) Anfangsbuchstabe: H
(D) Anfangsbuchstabe: R
(E) Keine der Antworten ist korrekt.

7. U R T S M

(A) Anfangsbuchstabe: U
(B) Anfangsbuchstabe: R
(C) Anfangsbuchstabe: S
(D) Anfangsbuchstabe: M
(E) Keine der Antworten ist korrekt.

8. E I V L K A R

(A) Anfangsbuchstabe: E
(B) Anfangsbuchstabe: I
(C) Anfangsbuchstabe: V
(D) Anfangsbuchstabe: K
(E) Keine der Antworten ist korrekt.

9. A H S L C Z G G U E

(A) Anfangsbuchstabe: H
(B) Anfangsbuchstabe: S
(C) Anfangsbuchstabe: A
(D) Anfangsbuchstabe: U
(E) Keine der Antworten ist korrekt.

10. S A A B G

(A) Anfangsbuchstabe: S
(B) Anfangsbuchstabe: A
(C) Anfangsbuchstabe: B
(D) Anfangsbuchstabe: G
(E) Keine der Antworten ist korrekt.

11. O K M I S A

(A) Anfangsbuchstabe: M
(B) Anfangsbuchstabe: K
(C) Anfangsbuchstabe: I
(D) Anfangsbuchstabe: O
(E) Keine der Antworten ist korrekt.

12. T L I S I

(A) Anfangsbuchstabe: T
(B) Anfangsbuchstabe: S
(C) Anfangsbuchstabe: L
(D) Anfangsbuchstabe: I
(E) Keine der Antworten ist korrekt.

13. R G E A G A

(A) Anfangsbuchstabe: R
(B) Anfangsbuchstabe: G
(C) Anfangsbuchstabe: E
(D) Anfangsbuchstabe: A
(E) Keine der Antworten ist korrekt.

14. L A A T S

(A) Anfangsbuchstabe: L
(B) Anfangsbuchstabe: S
(C) Anfangsbuchstabe: A
(D) Anfangsbuchstabe: T
(E) Keine der Antworten ist korrekt.

15. E M S E I

(A) Anfangsbuchstabe: M
(B) Anfangsbuchstabe: E
(C) Anfangsbuchstabe: S
(D) Anfangsbuchstabe: I
(E) Keine der Antworten ist korrekt.

Block 24
Anzahl der Aufgaben: 15
Bearbeitungszeit: 20 Min.

1. S I E N P N

(A) Anfangsbuchstabe: S
(B) Anfangsbuchstabe: I
(C) Anfangsbuchstabe: E
(D) Anfangsbuchstabe: N
(E) Keine der Antworten ist korrekt.

2. Z O N I T

(A) Anfangsbuchstabe: O
(B) Anfangsbuchstabe: N
(C) Anfangsbuchstabe: Z
(D) Anfangsbuchstabe: I
(E) Keine der Antworten ist korrekt.

3. S U H C B

(A) Anfangsbuchstabe: B
(B) Anfangsbuchstabe: H
(C) Anfangsbuchstabe: C
(D) Anfangsbuchstabe: S
(E) Keine der Antworten ist korrekt.

4. O E W C H

(A) Anfangsbuchstabe: W
(B) Anfangsbuchstabe: C
(C) Anfangsbuchstabe: E
(D) Anfangsbuchstabe: H
(E) Keine der Antworten ist korrekt.

5. O N V O T K I O P A R

(A) Anfangsbuchstabe: T
(B) Anfangsbuchstabe: V
(C) Anfangsbuchstabe: R
(D) Anfangsbuchstabe: P
(E) Keine der Antworten ist korrekt.

6. U L S H T

(A) Anfangsbuchstabe: S
(B) Anfangsbuchstabe: H
(C) Anfangsbuchstabe: L
(D) Anfangsbuchstabe: U
(E) Keine der Antworten ist korrekt.

7. L K B E N A

(A) Anfangsbuchstabe: L
(B) Anfangsbuchstabe: E
(C) Anfangsbuchstabe: B
(D) Anfangsbuchstabe: K
(E) Keine der Antworten ist korrekt.

8. L N E O D G

(A) Anfangsbuchstabe: E
(B) Anfangsbuchstabe: O
(C) Anfangsbuchstabe: L
(D) Anfangsbuchstabe: D
(E) Keine der Antworten ist korrekt.

9. H D O R E N

(A) Anfangsbuchstabe: R
(B) Anfangsbuchstabe: E
(C) Anfangsbuchstabe: N
(D) Anfangsbuchstabe: D
(E) Keine der Antworten ist korrekt.

10. T K N O A R

(A) Anfangsbuchstabe: A
(B) Anfangsbuchstabe: O
(C) Anfangsbuchstabe: K
(D) Anfangsbuchstabe: R
(E) Keine der Antworten ist korrekt.

11. E E I R S

(A) Anfangsbuchstabe: R
(B) Anfangsbuchstabe: S
(C) Anfangsbuchstabe: E
(D) Anfangsbuchstabe: I
(E) Keine der Antworten ist korrekt.

12. R E T V A

(A) Anfangsbuchstabe: A
(B) Anfangsbuchstabe: V
(C) Anfangsbuchstabe: T
(D) Anfangsbuchstabe: R
(E) Keine der Antworten ist korrekt.

13. I B L B A D

(A) Anfangsbuchstabe: B
(B) Anfangsbuchstabe: D
(C) Anfangsbuchstabe: I
(D) Anfangsbuchstabe: L
(E) Keine der Antworten ist korrekt.

14. B U H A E

(A) Anfangsbuchstabe: B
(B) Anfangsbuchstabe: E
(C) Anfangsbuchstabe: H
(D) Anfangsbuchstabe: A
(E) Keine der Antworten ist korrekt.

15. N H T C A

(A) Anfangsbuchstabe: N
(B) Anfangsbuchstabe: C
(C) Anfangsbuchstabe: H
(D) Anfangsbuchstabe: A
(E) Keine der Antworten ist korrekt.

Block 25
Anzahl der Aufgaben: 15
Bearbeitungszeit: 20 Min.

1. B R E R A A

(A) Anfangsbuchstabe: B
(B) Anfangsbuchstabe: E
(C) Anfangsbuchstabe: A
(D) Anfangsbuchstabe: R
(E) Keine der Antworten ist korrekt.

2. R E H C K I

(A) Anfangsbuchstabe: I
(B) Anfangsbuchstabe: R
(C) Anfangsbuchstabe: C
(D) Anfangsbuchstabe: K
(E) Keine der Antworten ist korrekt.

3. R E N K O K

(A) Anfangsbuchstabe: O
(B) Anfangsbuchstabe: E
(C) Anfangsbuchstabe: N
(D) Anfangsbuchstabe: R
(E) Keine der Antworten ist korrekt.

4. N E G U J

(A) Anfangsbuchstabe: U
(B) Anfangsbuchstabe: J
(C) Anfangsbuchstabe: E
(D) Anfangsbuchstabe: N
(E) Keine der Antworten ist korrekt.

5. G A N B E A

(A) Anfangsbuchstabe: A
(B) Anfangsbuchstabe: G
(C) Anfangsbuchstabe: B
(D) Anfangsbuchstabe: E
(E) Keine der Antworten ist korrekt.

6. I S R N N G E E E L E

(A) Anfangsbuchstabe: I
(B) Anfangsbuchstabe: N
(C) Anfangsbuchstabe: R
(D) Anfangsbuchstabe: G
(E) Keine der Antworten ist korrekt.

7. E H S H C U

(A) Anfangsbuchstabe: S
(B) Anfangsbuchstabe: H
(C) Anfangsbuchstabe: C
(D) Anfangsbuchstabe: U
(E) Keine der Antworten ist korrekt.

8. I R F E E

(A) Anfangsbuchstabe: I
(B) Anfangsbuchstabe: E
(C) Anfangsbuchstabe: R
(D) Anfangsbuchstabe: F
(E) Keine der Antworten ist korrekt.

9. E F E I R O F R S K E

(A) Anfangsbuchstabe: K
(B) Anfangsbuchstabe: R
(C) Anfangsbuchstabe: F
(D) Anfangsbuchstabe: O
(E) Keine der Antworten ist korrekt.

10. P I S E L E A B D E N

(A) Anfangsbuchstabe: E
(B) Anfangsbuchstabe: A
(C) Anfangsbuchstabe: E
(D) Anfangsbuchstabe: L
(E) Keine der Antworten ist korrekt.

11. A M I I I N O T M T

(A) Anfangsbuchstabe: I
(B) Anfangsbuchstabe: T
(C) Anfangsbuchstabe: M
(D) Anfangsbuchstabe: O
(E) Keine der Antworten ist korrekt.

12. R A R O E H C T T E S

(A) Anfangsbuchstabe: A
(B) Anfangsbuchstabe: O
(C) Anfangsbuchstabe: T
(D) Anfangsbuchstabe: R
(E) Keine der Antworten ist korrekt.

13. L N U A U L E D A U F F

(A) Anfangsbuchstabe: N
(B) Anfangsbuchstabe: U
(C) Anfangsbuchstabe: E
(D) Anfangsbuchstabe: A
(E) Keine der Antworten ist korrekt.

14. E I S H C L F

(A) Anfangsbuchstabe: S
(B) Anfangsbuchstabe: F
(C) Anfangsbuchstabe: L
(D) Anfangsbuchstabe: E
(E) Keine der Antworten ist korrekt.

15. N E E G R O N E B G

(A) Anfangsbuchstabe: G
(B) Anfangsbuchstabe: E
(C) Anfangsbuchstabe: R
(D) Anfangsbuchstabe: N
(E) Keine der Antworten ist korrekt.

Block 26

Anzahl der Aufgaben: 15

Bearbeitungszeit: 20 Min.

1. N T S A G

(A) Anfangsbuchstabe: A
(B) Anfangsbuchstabe: G
(C) Anfangsbuchstabe: T
(D) Anfangsbuchstabe: N
(E) Keine der Antworten ist korrekt.

2. E R E D S I N P S O

(A) Anfangsbuchstabe: E
(B) Anfangsbuchstabe: I
(C) Anfangsbuchstabe: N
(D) Anfangsbuchstabe: R
(E) Keine der Antworten ist korrekt.

3. M L A F U

(A) Anfangsbuchstabe: L
(B) Anfangsbuchstabe: F
(C) Anfangsbuchstabe: A
(D) Anfangsbuchstabe: M
(E) Keine der Antworten ist korrekt.

4. H F R E A

(A) Anfangsbuchstabe: H
(B) Anfangsbuchstabe: R
(C) Anfangsbuchstabe: A
(D) Anfangsbuchstabe: F
(E) Keine der Antworten ist korrekt.

5. D G E G O

(A) Anfangsbuchstabe: G
(B) Anfangsbuchstabe: E
(C) Anfangsbuchstabe: O
(D) Anfangsbuchstabe: D
(E) Keine der Antworten ist korrekt.

6. E W E A N N D B A

(A) Anfangsbuchstabe: B
(B) Anfangsbuchstabe: N
(C) Anfangsbuchstabe: A
(D) Anfangsbuchstabe: E
(E) Keine der Antworten ist korrekt.

7. H R E R E L

(A) Anfangsbuchstabe: L
(B) Anfangsbuchstabe: H
(C) Anfangsbuchstabe: R
(D) Anfangsbuchstabe: E
(E) Keine der Antworten ist korrekt.

8. N E K E B L

(A) Anfangsbuchstabe: B
(B) Anfangsbuchstabe: E
(C) Anfangsbuchstabe: K
(D) Anfangsbuchstabe: N
(E) Keine der Antworten ist korrekt.

9. E H C I H T O Z

(A) Anfangsbuchstabe: O
(B) Anfangsbuchstabe: H
(C) Anfangsbuchstabe: C
(D) Anfangsbuchstabe: Z
(E) Keine der Antworten ist korrekt.

10. T I E H U R Z

(A) Anfangsbuchstabe: Z
(B) Anfangsbuchstabe: E
(C) Anfangsbuchstabe: U
(D) Anfangsbuchstabe: T
(E) Keine der Antworten ist korrekt.

11. L A E K R D N E

(A) Anfangsbuchstabe: K
(B) Anfangsbuchstabe: L
(C) Anfangsbuchstabe: D
(D) Anfangsbuchstabe: R
(E) Keine der Antworten ist korrekt.

12. S A S K E

(A) Anfangsbuchstabe: A
(B) Anfangsbuchstabe: E
(C) Anfangsbuchstabe: S
(D) Anfangsbuchstabe: K
(E) Keine der Antworten ist korrekt.

13. A F S L H C E

(A) Anfangsbuchstabe: C
(B) Anfangsbuchstabe: S
(C) Anfangsbuchstabe: A
(D) Anfangsbuchstabe: F
(E) Keine der Antworten ist korrekt.

14. T A O R B N D E B

(A) Anfangsbuchstabe: B
(B) Anfangsbuchstabe: A
(C) Anfangsbuchstabe: T
(D) Anfangsbuchstabe: E
(E) Keine der Antworten ist korrekt.

15. U B M A B S

(A) Anfangsbuchstabe: U
(B) Anfangsbuchstabe: B
(C) Anfangsbuchstabe: A
(D) Anfangsbuchstabe: M
(E) Keine der Antworten ist korrekt.

Block 27

Anzahl der Aufgaben: 15
Bearbeitungszeit: 20 Min.

1. N E L A I F

(A) Anfangsbuchstabe: I
(B) Anfangsbuchstabe: E
(C) Anfangsbuchstabe: F
(D) Anfangsbuchstabe: L
(E) Keine der Antworten ist korrekt.

2. T I Q U E T

(A) Anfangsbuchstabe: T
(B) Anfangsbuchstabe: I
(C) Anfangsbuchstabe: Q
(D) Anfangsbuchstabe: E
(E) Keine der Antworten ist korrekt.

3. D A K R I E R A B

(A) Anfangsbuchstabe: A
(B) Anfangsbuchstabe: R
(C) Anfangsbuchstabe: B
(D) Anfangsbuchstabe: K
(E) Keine der Antworten ist korrekt.

4. N L E B A

(A) Anfangsbuchstabe: A
(B) Anfangsbuchstabe: N
(C) Anfangsbuchstabe: E
(D) Anfangsbuchstabe: L
(E) Keine der Antworten ist korrekt.

5. I H C T S

(A) Anfangsbuchstabe: C
(B) Anfangsbuchstabe: I
(C) Anfangsbuchstabe: H
(D) Anfangsbuchstabe: T
(E) Keine der Antworten ist korrekt.

6. A B E G N E T T R A R I

(A) Anfangsbuchstabe: A
(B) Anfangsbuchstabe: E
(C) Anfangsbuchstabe: R
(D) Anfangsbuchstabe: T
(E) Keine der Antworten ist korrekt.

7. I T F E I V L M S L F A

(A) Anfangsbuchstabe: L
(B) Anfangsbuchstabe: F
(C) Anfangsbuchstabe: I
(D) Anfangsbuchstabe: E
(E) Keine der Antworten ist korrekt.

8. A G E L S T A W N

(A) Anfangsbuchstabe: A
(B) Anfangsbuchstabe: E
(C) Anfangsbuchstabe: S
(D) Anfangsbuchstabe: L
(E) Keine der Antworten ist korrekt.

9. C B A U S L K H N

(A) Anfangsbuchstabe: A
(B) Anfangsbuchstabe: S
(C) Anfangsbuchstabe: H
(D) Anfangsbuchstabe: K
(E) Keine der Antworten ist korrekt.

10. F R M L O R U A

(A) Anfangsbuchstabe: O
(B) Anfangsbuchstabe: R
(C) Anfangsbuchstabe: F
(D) Anfangsbuchstabe: M
(E) Keine der Antworten ist korrekt.

11. M E I R K I E

(A) Anfangsbuchstabe: R
(B) Anfangsbuchstabe: M
(C) Anfangsbuchstabe: K
(D) Anfangsbuchstabe: I
(E) Keine der Antworten ist korrekt.

12. U B L E M

(A) Anfangsbuchstabe: L
(B) Anfangsbuchstabe: E
(C) Anfangsbuchstabe: M
(D) Anfangsbuchstabe: B
(E) Keine der Antworten ist korrekt.

13. R G E A L A I S E T K O

(A) Anfangsbuchstabe: R
(B) Anfangsbuchstabe: G
(C) Anfangsbuchstabe: I
(D) Anfangsbuchstabe: E
(E) Keine der Antworten ist korrekt.

14. C N S M I L E N O N H

(A) Anfangsbuchstabe: E
(B) Anfangsbuchstabe: S
(C) Anfangsbuchstabe: M
(D) Anfangsbuchstabe: L
(E) Keine der Antworten ist korrekt.

15. F A E C L A R B R Y

(A) Anfangsbuchstabe: A
(B) Anfangsbuchstabe: C
(C) Anfangsbuchstabe: R
(D) Anfangsbuchstabe: L
(E) Keine der Antworten ist korrekt.

IMPLIKATIONEN ERKENNEN

7 IMPLIKATIONEN ERKENNEN

Für diesen Untertest hast Du nach Angaben der Testhersteller im MedAT 2016 zehn Minuten Bearbeitungszeit. In dieser Zeit wirst Du zehn Aufgaben bearbeiten müssen. Die Aufgaben bestehen aus je zwei Aussagen, anhand derer überprüft werden soll, ob daraus einer der logischen Schlüsse (A) bis (D) abgeleitet werden kann. Ist dies nicht der Fall ist Antwort (E) "Keine Schlussfolgerung ist richtig." die korrekte Antwort.

Beispiel:

1. Einige Vögel können fliegen.
   Alle Schwalben sind Vögel.

   (A) Nicht alle Schwalben können fliegen.
   (B) Einiges Fliegende sind Schwalben.
   (C) Einige Schwalben können fliegen.
   (D) Alle Schwalben können fliegen.
   (E) Keine Schlussfolgerung ist richtig.

In diesem Beispiel ist (E) die korrekte Antwort.

Nur zwingend richtige Antworten werden als korrekt betrachtet. Dabei sind die beiden gegebenen Aussagen stets als wahr zu betrachten, selbst wenn dies Deiner eigenen Erfahrung widerspricht. Schwache Aussagen sind ebenfalls als richtig zu betrachten.

Beispiel:

Wenn gilt „Alle A sind B." (starke Aussage), dann ist auch „Einige A sind B." (schwache Aussage) als korrekt zu betrachten.

Block 1
Anzahl der Aufgaben: 10
Bearbeitungszeit: 10 Min.

1. Alle Tiere sind Lebewesen.
   Alle Bären sind Tiere.
   (A) Kein Lebewesen ist ein Bär.
   (B) Alle Bären sind Lebewesen.
   (C) Einige Bären sind nicht Lebewesen.
   (D) Alle Lebewesen sind Bären.
   (E) Keine Schlussfolgerung ist richtig.

2. Alle Pilze sind essbar.
   Alle Pflanzen sind essbar.
   (A) Alle Pilze sind Pflanzen.
   (B) Einige Pilze sind Pflanzen.
   (C) Einige Pilze sind nicht Pflanzen.
   (D) Einige Pflanzen sind Pilze.
   (E) Keine Schlussfolgerung ist richtig.

3. Alle Aktien sind Wertpapiere.
   Einige Aktien sind wertlos.
   (A) Einige Wertpapiere sind wertlos.
   (B) Einige Wertpapiere sind nicht wertlos.
   (C) Einiges Wertlose sind nicht Wertpapiere.
   (D) Nichts Wertloses sind Wertpapiere.
   (E) Keine Schlussfolgerung ist richtig.

4. Alle F sind T.
   Einige M sind F.
   (A) Einige M sind T.
   (B) Alle M sind T.
   (C) Einige M sind nicht T.
   (D) Einige T sind nicht M.
   (E) Keine Schlussfolgerung ist richtig.

5. Einige Stofftiere sind weich.
   Alle Teddies sind Stofftiere.
   (A) Alle Teddies sind weich.
   (B) Einige Teddies sind weich.
   (C) Einige Teddies sind nicht weich.
   (D) Einiges Weiche sind Teddies.
   (E) Keine Schlussfolgerung ist richtig.

6. Alle Bonbons sind süß.
   Alles Süße ist ungesund.
   (A) Alles Ungesunde sind Bonbons.
   (B) Einiges Ungesunde sind Bonbons.
   (C) Einiges Ungesunde sind nicht Bonbons.
   (D) Einige Bonbons sind nicht ungesund.
   (E) Keine Schlussfolgerung ist richtig.

7. Alle P sind B.
   Kein C ist B.
   (A) Einige C sind P.
   (B) Einige P sind C.
   (C) Kein C ist P.
   (D) Alle C sind P.
   (E) Keine Schlussfolgerung ist richtig.

8. Kein S ist A.
   Alle O sind S.
   (A) Alle A sind nicht O.
   (B) Einige A sind O.
   (C) Einige O sind A.
   (D) Alle O sind A.
   (E) Keine Schlussfolgerung ist richtig.

9. Alles Gemüse sind Pflanzen.
   Alle Gurken sind Gemüse.
   (A) Alle Pflanzen sind Gurken.
   (B) Keine Pflanze ist eine Gurke.
   (C) Einige Gurken sind Pflanzen.
   (D) Einige Gurken sind nicht Pflanzen.
   (E) Keine Schlussfolgerung ist richtig.

10. Alle Z sind B.
    Einiges B sind P.
    (A) Einige Z sind P.
    (B) Einige Z sind nicht P.
    (C) Einige P sind Z.
    (D) Einige P sind nicht Z.
    (E) Keine Schlussfolgerung ist richtig.

Block 2

Anzahl der Aufgaben: 10
Bearbeitungszeit: 10 Min.

1. Alle Stühle sind Möbel.
   Einige Möbel sind nicht aus Holz.
   (A) Einige Stühle sind nicht aus Holz.
   (B) Kein Stuhl ist aus Holz.
   (C) Einige Stühle sind aus Holz.
   (D) Einiges aus Holz sind nicht Stühle.
   (E) Keine Schlussfolgerung ist richtig.

2. Kein F ist ein H.
   Einige H sind nicht X.
   (A) Kein F ist X.
   (B) Kein X ist ein F.
   (C) Einige F sind nicht X.
   (D) Einige X sind nicht F.
   (E) Keine Schlussfolgerung ist richtig.

3. Alle Fahrräder sind Zweiräder.
   Kein Fahrrad ist ein Vierrad.
   (A) Kein Zweirad ist ein Vierrad.
   (B) Kein Vierrad ist ein Zweirad.
   (C) Einige Vierräder sind nicht Zweiräder.
   (D) Einige Zweiräder sind nicht Vierräder.
   (E) Keine Schlussfolgerung ist richtig.

4. Einige Kaugummis sind nicht erfrischend.
   Alles Erfrischende ist nicht süß.
   (A) Einiges Süße sind nicht Kaugummis.
   (B) Einige Kaugummis sind nicht süß.
   (C) Nichts Süßes ist ein Kaugummi.
   (D) Kein Kaugummi ist süß.
   (E) Keine Schlussfolgerung ist richtig.

5. Keine Orange ist blau.
   Einiges Blaue sind Seemänner.
   (A) Keine Orange ist ein Seemann.
   (B) Einige Orangen sind Seemänner.
   (C) Einige Orangen sind nicht Seemänner.
   (D) Alle Orangen sind Seemänner.
   (E) Keine Schlussfolgerung ist richtig.

6. Alle Amseln sind Vögel.
   Alle Amseln sind Tiere.
   (A) Alle Tiere sind Vögel.
   (B) Alle Vögel sind Tiere.
   (C) Einige Tiere sind Vögel.
   (D) Einige Tiere sind nicht Vögel.
   (E) Keine Schlussfolgerung ist richtig.

7. Einige Vögel sind Kolibris.
   Alle Kolibris sind bunt.
   (A) Alles Bunte sind Vögel.
   (B) Einiges Bunte sind nicht Vögel.
   (C) Einiges Bunte sind Vögel.
   (D) Kein Vogel ist bunt.
   (E) Keine Schlussfolgerung ist richtig.

8. Einige Pilze sind giftig.
   Alle Fliegenpilze sind giftig.
   (A) Alle Pilze sind Fliegenpilze.
   (B) Einige Fliegenpilze sind Pilze.
   (C) Einige Pilze sind Fliegenpilze.
   (D) Einige Pilze sind nicht Fliegenpilze.
   (E) Keine Schlussfolgerung ist richtig.

9. Kein Baum ist eine Pflanze.
   Alle Tannen sind Bäume.
   (A) Einige Tannen sind Pflanzen.
   (B) Einige Pflanzen sind Tannen.
   (C) Alle Tannen sind Pflanzen.
   (D) Keine Tanne ist eine Pflanze.
   (E) Keine Schlussfolgerung ist richtig.

10. Kein V ist ein B.
    Alle S sind B.
    (A) Einige S sind V.
    (B) Einige V sind S.
    (C) Alle S sind V.
    (D) Einige S sind nicht V.
    (E) Keine Schlussfolgerung ist richtig

Block 3

Anzahl der Aufgaben: 10

Bearbeitungszeit: 10 Min.

1. Einige Nadelhölzer sind Tannen.
   Alle Nadelhölzer sind Bäume.
   (A) Alle Tannen sind Bäume.
   (B) Einige Bäume sind nicht Tannen.
   (C) Einige Tannen sind nicht Bäume.
   (D) Einige Tannen sind Bäume.
   (E) Keine Schlussfolgerung ist richtig.

2. Kein Rot ist gelb.
   Kein Gelb ist grün.
   (A) Kein Rot ist grün.
   (B) Kein Grün ist rot.
   (C) Einiges Rote ist nicht grün.
   (D) Einiges Grüne ist nicht rot.
   (E) Keine Schlussfolgerung ist richtig.

3. Kein M ist C.
   Einige C sind K.
   (A) Einige K sind nicht M.
   (B) Einige K sind M.
   (C) Einige M sind nicht K.
   (D) Kein K ist M.
   (E) Keine Schlussfolgerung ist richtig.

4. Einige Wildkatzen sind nicht Tiger.
   Alle Tiger sind Raubtiere.
   (A) Einige Wildkatzen sind nicht Raubtiere.
   (B) Einige Raubtiere sind nicht Wildkatzen.
   (C) Keine Wildkatze ist ein Raubtier.
   (D) Kein Raubtier ist eine Wildkatze.
   (E) Keine Schlussfolgerung ist richtig.

5. Keine Gabel ist ein Messer.
   Einige Messer sind nicht stumpf.
   (A) Einige Gabeln sind nicht stumpf.
   (B) Einiges Stumpfe sind nicht Gabeln.
   (C) Keine Gabel ist stumpf.
   (D) Nichts Stumpfes ist eine Gabel.
   (E) Keine Schlussfolgerung ist richtig.

6. Einige Männer sind nicht heterosexuell.
   Einige Männer sind homosexuell.
   (A) Einige Homosexuelle sind heterosexuell.
   (B) Einige Homosexuelle sind nicht heterosexuell.
   (C) Kein Homosexueller ist heterosexuell.
   (D) Einige Heterosexuelle sind nicht homosexuell.
   (E) Keine Schlussfolgerung ist richtig.

7. Einige Männer sind heterosexuell.
   Einige Heterosexuelle sind Frauen.
   (A) Einige Männer sind Frauen.
   (B) Einige Frauen sind Männer.
   (C) Einige Männer sind nicht Frauen.
   (D) Kein Mann ist eine Frau.
   (E) Keine Schlussfolgerung ist richtig.

8. Alle N sind nicht V.
   Alle S sind V.
   (A) Einige S sind N.
   (B) Einige S sind nicht N.
   (C) Einige N sind S.
   (D) Alle S sind N.
   (E) Keine Schlussfolgerung ist richtig.

9. Einige Frauen sind blond.
   Alle Blondinen sind blond.
   (A) Einige Frauen sind Blondinen.
   (B) Einige Blondinen sind Frauen.
   (C) Einige Frauen sind nicht Blondinen.
   (D) Keine Frau ist eine Blondine.
   (E) Keine Schlussfolgerung ist richtig.

10. Einige Blumen sind Tulpen.
    Keine Blume ist gelb.
    (A) Nichts Gelbes ist eine Tulpe.
    (B) Einiges Gelbe sind Tulpen.
    (C) Einige Tulpen sind nicht gelb.
    (D) Alles Gelbe sind Tulpen.
    (E) Keine Schlussfolgerung ist richtig.

Block 4

Anzahl der Aufgaben: 10
Bearbeitungszeit: 10 Min.

1. Alle F sind M.
   Alle C sind M.
   (A) Alle F sind C.
   (B) Einige F sind C.
   (C) Einige F sind nicht C.
   (D) Einige C sind F.
   (E) Keine Schlussfolgerung ist richtig.

2. Alle Vögel sind Schnabeltiere.
   Alle Pelikane sind Vögel.
   (A) Kein Schnabeltier ist ein Pelikan.
   (B) Alle Pelikane sind Schnabeltiere.
   (C) Einige Pelikane sind nicht Schnabeltiere.
   (D) Alle Schnabeltiere sind Pelikane.
   (E) Keine Schlussfolgerung ist richtig.

3. Alle Rechtecke sind Vierecke.
   Einige Rechtecke sind Quadrate.
   (A) Einige Vierecke sind Quadrate.
   (B) Einige Vierecke sind nicht Quadrate.
   (C) Einige Quadrate sind nicht Vierecke.
   (D) Kein Quadrat ist ein Viereck.
   (E) Keine Schlussfolgerung ist richtig.

4. Einige T sind R.
   Alle L sind T.
   (A) Alle L sind R.
   (B) Einige L sind R.
   (C) Einige L sind nicht R.
   (D) Einige R sind L.
   (E) Keine Schlussfolgerung ist richtig.

5. Alle Fische sind Fischstäbchen.
   Einige Wale sind Fische.
   (A) Einige Wale sind Fischstäbchen.
   (B) Alle Wale sind Fischstäbchen.
   (C) Einige Wale sind nicht Fischstäbchen.
   (D) Einige Fischstäbchen sind nicht Wale.
   (E) Keine Schlussfolgerung ist richtig.

6. Alle Socken sind Textilien.
   Einige Textilien sind nicht gefärbt.
   (A) Einige Socken sind nicht gefärbt.
   (B) Keine Socken sind gefärbt.
   (C) Einige Socken sind gefärbt.
   (D) Einiges Gefärbte sind nicht Socken.
   (E) Keine Schlussfolgerung ist richtig.

7. Kein Millionär ist arm.
   Einige Arme sind nicht gläubig.
   (A) Kein Millionär ist gläubig.
   (B) Kein Gläubiger ist Millionär.
   (C) Einige Millionäre sind nicht gläubig.
   (D) Einige Gläubige sind nicht Millionäre.
   (E) Keine Schlussfolgerung ist richtig.

8. Einige Musiker sind nicht musikalisch.
   Alle Musikalischen sind nicht Buchhalter.
   (A) Einige Buchhalter sind nicht Musiker.
   (B) Einige Musiker sind nicht Buchhalter.
   (C) Kein Buchhalter ist Musiker.
   (D) Kein Musiker ist Buchhalter.
   (E) Keine Schlussfolgerung ist richtig.

9. Kein S ist I.
   Einige I sind B.
   (A) Kein S ist B.
   (B) Einige S sind B.
   (C) Einige S sind nicht B.
   (D) Alle S sind B.
   (E) Keine Schlussfolgerung ist richtig.

10. Alle Autos sind käuflich.
    Kein Auto ist unverkäuflich.
    (A) Nichts Käufliches ist unverkäuflich.
    (B) Nichts Unverkäufliches ist käuflich.
    (C) Einiges Unverkäufliche ist nicht käuflich.
    (D) Einiges Käufliche ist nicht unverkäuflich.
    (E) Keine Schlussfolgerung ist richtig.

Block 5

Anzahl der Aufgaben: 10

Bearbeitungszeit: 10 Min.

1. Alle Hasen sind Braten.
   Alle Braten sind saftig.
   (A) Alles Saftige sind Hasen.
   (B) Einiges Saftige sind Hasen.
   (C) Einiges Saftige sind nicht Hasen.
   (D) Einige Hasen sind nicht saftig.
   (E) Keine Schlussfolgerung ist richtig.

2. Alle Kühe sind Wiederkäuer.
   Alle Kälber sind Kühe.
   (A) Alle Wiederkäuer sind Kälber.
   (B) Kein Wiederkäuer ist ein Kalb.
   (C) Einige Kälber sind Wiederkäuer.
   (D) Einige Kälber sind nicht Wiederkäuer.
   (E) Keine Schlussfolgerung ist richtig.

3. Alle Gorillas sind Affen.
   Einige Affen sind Allesfresser.
   (A) Einige Gorillas sind Allesfresser.
   (B) Einige Gorillas sind nicht Allesfresser.
   (C) Einige Allesfresser sind Gorillas.
   (D) Einige Allesfresser sind nicht Gorillas.
   (E) Keine Schlussfolgerung ist richtig.

4. Alle Lehrer sind Beamte.
   Kein Busfahrer ist Beamter.
   (A) Einige Busfahrer sind Lehrer.
   (B) Einige Lehrer sind Busfahrer.
   (C) Kein Busfahrer ist Lehrer.
   (D) Alle Busfahrer sind Lehrer.
   (E) Keine Schlussfolgerung ist richtig.

5. Kein Sportler ist Raucher.
   Alle Leichtathleten sind Sportler.
   (A) Alle Raucher sind nicht Leichtathleten.
   (B) Einige Raucher sind Leichtathleten.
   (C) Einige Leichtathleten sind Raucher.
   (D) Alle Leichtathleten sind Raucher.
   (E) Keine Schlussfolgerung ist richtig.

6. Einige Sportler sind ehrgeizig.
   Alle Ehrgeizigen sind erfolgreich.
   (A) Alle Erfolgreichen sind Sportler.
   (B) Einige Erfolgreiche sind nicht Sportler.
   (C) Einige Erfolgreiche sind Sportler.
   (D) Kein Sportler ist erfolgreich.
   (E) Keine Schlussfolgerung ist richtig.

7. Alle Cocktails sind süß.
   Alle Cocktails sind alkoholisch.
   (A) Alles Alkoholische ist süß.
   (B) Alles Süße ist alkoholisch.
   (C) Einiges Alkoholische ist süß.
   (D) Einiges Alkoholische ist nicht süß.
   (E) Keine Schlussfolgerung ist richtig.

8. Kein Kaffee ist Tee.
   Alle Cappuccinos sind Kaffee.
   (A) Einige Cappuccinos sind Tee.
   (B) Einige Tees sind Cappuccinos.
   (C) Alle Cappuccinos sind Tee.
   (D) Kein Cappuccino ist Tee.
   (E) Keine Schlussfolgerung ist richtig.

9. Kein U ist ein V.
   Alle F sind V.
   (A) Einige F sind U.
   (B) Einige U sind F.
   (C) Alle F sind U.
   (D) Einige F sind nicht U.
   (E) Keine Schlussfolgerung ist richtig.

10. Einige Stachelbeeren sind Beeren.
    Alle Brombeeren sind Beeren.
    (A) Alle Stachelbeeren sind Brombeeren.
    (B) Einige Brombeeren sind Stachelbeeren.
    (C) Einige Stachelbeeren sind Brombeeren.
    (D) Einige Stachelbeeren sind nicht Brombeeren.
    (E) Keine Schlussfolgerung ist richtig.

Block 6

Anzahl der Aufgaben: 10

Bearbeitungszeit: 10 Min.

1. Kein Auto ist ein Motorrad.
   Kein Motorrad ist ein Volkswagen.
   (A) Kein Auto ist ein Volkswagen.
   (B) Kein Volkswagen ist ein Auto.
   (C) Einige Autos sind nicht Volkswagen.
   (D) Einige Volkswagen sind nicht Autos.
   (E) Keine Schlussfolgerung ist richtig.

2. Einige P sind G.
   Alle P sind E.
   (A) Alle G sind E.
   (B) Einige E sind nicht G.
   (C) Einige G sind nicht E.
   (D) Einige G sind E.
   (E) Keine Schlussfolgerung ist richtig.

3. Kein Polizist ist Soldat.
   Einige Soldaten sind Freiwillige.
   (A) Einige Freiwillige sind nicht Polizisten.
   (B) Einige Freiwillige sind Polizisten.
   (C) Einige Polizisten sind nicht Freiwillige.
   (D) Kein Freiwilliger ist Polizist.
   (E) Keine Schlussfolgerung ist richtig.

4. Kein Chlamydium ist ein Virus.
   Einige Viren sind nicht pathogen.
   (A) Einige Chlamydien sind nicht pathogen.
   (B) Einiges Pathogene sind nicht Chlamydien.
   (C) Kein Chlamydium ist pathogen.
   (D) Nichts Pathogenes sind Chlamydien.
   (E) Keine Schlussfolgerung ist richtig.

5. Einige Frauen sind Brünette.
   Keine Frau ist ein Mann.
   (A) Keine Brünette ist ein Mann.
   (B) Kein Mann ist eine Brünette.
   (C) Einige Männer sind nicht Brünette.
   (D) Einige Brünette sind nicht Männer.
   (E) Keine Schlussfolgerung ist richtig.

6. Alle Viren sind nicht Bakterien.
   Alle Meningokokken sind Bakterien.
   (A) Einige Meningokokken sind Viren.
   (B) Einige Meningokokken sind nicht Viren.
   (C) Einige Viren sind Meningokokken.
   (D) Alle Meningokokken sind Viren.
   (E) Keine Schlussfolgerung ist richtig.

7. Einige S sind E.
   Alle K sind E.
   (A) Einige S sind K.
   (B) Einige K sind S.
   (C) Einige S sind nicht K.
   (D) Kein S ist ein K.
   (E) Keine Schlussfolgerung ist richtig.

8. Einige Vulkane sind nicht gefährlich.
   Einige Vulkane sind aktiv.
   (A) Einiges Aktive ist gefährlich.
   (B) Einiges Aktive ist nicht gefährlich.
   (C) Nichts Aktives ist gefährlich.
   (D) Einiges Gefährliche ist nicht aktiv.
   (E) Keine Schlussfolgerung ist richtig.

9. Einige Fische sind Säugetiere.
   Einige Säugetiere sind Wale.
   (A) Einige Fische sind Wale.
   (B) Einige Wale sind Fische.
   (C) Einige Fische sind nicht Wale.
   (D) Kein Fisch ist ein Wal.
   (E) Keine Schlussfolgerung ist richtig.

10. Einige Bäume sind Laubbäume.
    Kein Baum ist eine Buche.
    (A) Keine Buche ist ein Laubbaum.
    (B) Einige Buchen sind Laubbäume.
    (C) Einige Laubbäume sind nicht Buchen.
    (D) Alle Buchen sind Laubbäume.
    (E) Keine Schlussfolgerung ist richtig.

Block 7
Anzahl der Aufgaben: 10
Bearbeitungszeit: 10 Min.

1. Alle Raubkatzen sind Säugetiere.
   Alle Tiger sind Raubkatzen.
   (A) Kein Säugetier ist ein Tiger.
   (B) Alle Tiger sind Säugetiere.
   (C) Einige Tiger sind nicht Säugetiere.
   (D) Alle Säugetiere sind Tiger.
   (E) Keine Schlussfolgerung ist richtig.

2. Alle B sind L.
   Einige P sind B.
   (A) Einige P sind L.
   (B) Alle P sind L.
   (C) Einige P sind nicht L.
   (D) Einige L sind nicht P.
   (E) Keine Schlussfolgerung ist richtig.

3. Alle Lehrer sind arbeitsscheu.
   Alle Beamten sind arbeitsscheu.
   (A) Alle Lehrer sind Beamte.
   (B) Einige Lehrer sind Beamte.
   (C) Einige Lehrer sind nicht Beamte.
   (D) Einige Beamte sind Lehrer.
   (E) Keine Schlussfolgerung ist richtig.

4. Alle Aktien sind spekulativ.
   Einige Aktien sind wertlos.
   (A) Einiges Spekulative ist wertlos.
   (B) Einiges Spekulative ist nicht wertlos.
   (C) Einiges Wertlose ist nicht spekulativ.
   (D) Nichts Wertloses ist spekulativ.
   (E) Keine Schlussfolgerung ist richtig.

5. Einige Stofftiere sind braun.
   Alle Bären sind Stofftiere.
   (A) Alle Bären sind braun.
   (B) Einige Bären sind braun.
   (C) Einige Bären sind nicht braun.
   (D) Einiges Braune sind Bären.
   (E) Keine Schlussfolgerung ist richtig.

6. Alle Politiker sind korrupt.
   Kein Staatsmann ist korrupt.
   (A) Einige Staatsmänner sind Politiker.
   (B) Einige Politiker sind Staatsmänner.
   (C) Kein Staatsmann ist Politiker.
   (D) Alle Staatsmänner sind Politiker.
   (E) Keine Schlussfolgerung ist richtig.

7. Alle Lollies sind bunt.
   Alles Bunte ist farbig.
   (A) Alles Farbige sind Lollies.
   (B) Einiges Farbige sind Lollies.
   (C) Einiges Farbige sind nicht Lollies.
   (D) Einige Lollies sind nicht farbig.
   (E) Keine Schlussfolgerung ist richtig.

8. Kein A ist I.
   Alle O sind A.
   (A) Alle I sind nicht O.
   (B) Einige I sind O.
   (C) Einige O sind I.
   (D) Alle O sind I.
   (E) Keine Schlussfolgerung ist richtig.

9. Alle Vögel können fliegen.
   Alle Pinguine sind Vögel.
   (A) Alles Fliegende sind Pinguine.
   (B) Nichts Fliegendes ist ein Pinguin.
   (C) Einige Pinguine können fliegen.
   (D) Einige Pinguine können nicht fliegen.
   (E) Keine Schlussfolgerung ist richtig.

10. Alle Tulpen sind Nelken.
   Einige Nelken sind nicht gelb.
   (A) Einige Tulpen sind nicht gelb.
   (B) Keine Tulpe ist gelb.
   (C) Einige Tulpen sind gelb.
   (D) Einiges Gelbe sind nicht Tulpen.
   (E) Keine Schlussfolgerung ist richtig.

Block 8
Anzahl der Aufgaben: 10
Bearbeitungszeit: 10 Min.

1. Kein F ist eine L.
   Einige L sind nicht K.
   (A) Kein F ist eine K.
   (B) Kein K ist ein F.
   (C) Einige F sind nicht K.
   (D) Einige K sind nicht F.
   (E) Keine Schlussfolgerung ist richtig.

2. Alle M sind A.
   Kein M ist S.
   (A) Kein A ist S.
   (B) Kein S ist A.
   (C) Einige S sind nicht A.
   (D) Einige A sind nicht S.
   (E) Keine Schlussfolgerung ist richtig.

3. Alle Fahrräder sind Zweiräder.
   Einige Zweiräder sind Rennräder.
   (A) Einige Fahrräder sind Rennräder.
   (B) Einige Fahrräder sind nicht Rennräder.
   (C) Einige Rennräder sind Fahrräder.
   (D) Einige Rennräder sind nicht Fahrräder.
   (E) Keine Schlussfolgerung ist richtig.

4. Einige Fragen sind nicht dumm.
   Alles Dumme ist nicht dauerhaft.
   (A) Einiges Dauerhafte sind nicht Fragen.
   (B) Einige Fragen sind nicht dauerhaft.
   (C) Nichts Dauerhaftes sind Fragen.
   (D) Keine Frage ist dauerhaft.
   (E) Keine Schlussfolgerung ist richtig.

5. Keine Giraffe ist ein Bettvorleger.
   Einige Bettvorleger sind Tiere.
   (A) Keine Giraffe ist ein Tier.
   (B) Einige Giraffen sind Tiere.
   (C) Einige Giraffen sind nicht Tiere.
   (D) Alle Giraffen sind Tiere.
   (E) Keine Schlussfolgerung ist richtig.

6. Einiges Obst sind Äpfel.
   Alle Äpfel sind gesund.
   (A) Alles Gesunde ist Obst.
   (B) Einiges Gesunde ist nicht Obst.
   (C) Einiges Gesunde ist Obst.
   (D) Kein Obst ist gesund.
   (E) Keine Schlussfolgerung ist richtig.

7. Alle H sind K.
   Alle H sind M.
   (A) Alle M sind K.
   (B) Alle K sind M.
   (C) Einige M sind K.
   (D) Einige M sind nicht K.
   (E) Keine Schlussfolgerung ist richtig.

8. Einige Kekse sind sauer.
   Alle Gurken sind sauer.
   (A) Alle Kekse sind Gurken.
   (B) Einige Gurken sind Kekse.
   (C) Einige Kekse sind Gurken.
   (D) Einige Kekse sind nicht Gurken.
   (E) Keine Schlussfolgerung ist richtig.

9. Kein Mann ist männlich.
   Alle Frauen sind Männer.
   (A) Einige Frauen sind männlich.
   (B) Einiges Männliche sind Frauen.
   (C) Alle Frauen sind männlich.
   (D) Keine Frau ist männlich.
   (E) Keine Schlussfolgerung ist richtig.

10. Kein Zucker ist salzig.
    Alle Salzstangen sind salzig.
    (A) Einige Salzstangen sind Zucker.
    (B) Einiger Zucker sind Salzstangen.
    (C) Alle Salzstangen sind Zucker.
    (D) Einige Salzstangen sind nicht Zucker.
    (E) Keine Schlussfolgerung ist richtig.

Block 9

Anzahl der Aufgaben: 10
Bearbeitungszeit: 10 Min.

1. Einige B sind R.
   Einige R sind K.
   (A) Einige B sind K.
   (B) Einige K sind B.
   (C) Einige B sind nicht K.
   (D) Kein B ist K.
   (E) Keine Schlussfolgerung ist richtig.

2. Alle Sekretärinnen sind nicht Kopierer.
   Alle Telefone sind Kopierer.
   (A) Einige Telefone sind Sekretärinnen.
   (B) Einige Telefone sind nicht Sekretärinnen.
   (C) Einige Sekretärinnen sind Telefone.
   (D) Alle Telefone sind Sekretärinnen.
   (E) Keine Schlussfolgerung ist richtig.

3. Einige Hefter sind nicht Locher.
   Einige Hefter sind Filzstifte.
   (A) Einige Filzstifte sind Locher.
   (B) Einige Filzstifte sind nicht Locher.
   (C) Kein Filzstift ist ein Locher.
   (D) Einige Locher sind nicht Filzstifte.
   (E) Keine Schlussfolgerung ist richtig.

4. Einige Bauernhöfe sind Hotels.
   Alle Flughäfen sind Hotels.
   (A) Einige Bauernhöfe sind Flughäfen.
   (B) Einige Flughäfen sind Bauernhöfe.
   (C) Einige Bauernhöfe sind nicht Flughäfen.
   (D) Kein Bauernhof ist ein Flughafen.
   (E) Keine Schlussfolgerung ist richtig.

5. Kein S ist ein L.
   Kein L ist ein G.
   (A) Kein S ist ein G.
   (B) Kein G ist ein S.
   (C) Einige S sind nicht G.
   (D) Einige G sind nicht S.
   (E) Keine Schlussfolgerung ist richtig.

6. Keine Mikrowelle ist ein Ofen.
   Einige Öfen sind Pizzaöfen.
   (A) Einige Pizzaöfen sind nicht Mikrowellen.
   (B) Einige Pizzaöfen sind Mikrowellen.
   (C) Einige Mikrowellen sind nicht Pizzaöfen.
   (D) Kein Pizzaofen ist eine Mikrowelle.
   (E) Keine Schlussfolgerung ist richtig.

7. Einige Orchideen sind Rosen.
   Keine Orchidee ist eine Nelke.
   (A) Keine Nelke ist eine Rose.
   (B) Einige Nelken sind Rosen.
   (C) Einige Rosen sind nicht Nelken.
   (D) Alle Nelken sind Rosen.
   (E) Keine Schlussfolgerung ist richtig.

8. Einige Fotos sind Kinofilme.
   Alle Fotos sind Werbespots.
   (A) Alle Kinofilme sind Werbespots.
   (B) Einige Werbespots sind nicht Kinofilme.
   (C) Einige Kinofilme sind nicht Werbespots.
   (D) Einige Kinofilme sind Werbespots.
   (E) Keine Schlussfolgerung ist richtig.

9. Einige Zollstäbe sind nicht metrisch.
   Alles Metrische ist europäisch.
   (A) Einige Zollstäbe sind nicht europäisch.
   (B) Einiges Europäische sind nicht Zollstäbe.
   (C) Kein Zollstab ist europäisch.
   (D) Nichts Europäisches ist ein Zollstab.
   (E) Keine Schlussfolgerung ist richtig.

10. Einige K sind S.
    Kein K ist E.
    (A) Kein S ist E.
    (B) Kein E ist S.
    (C) Einige E sind nicht S.
    (D) Einige S sind nicht E.
    (E) Keine Schlussfolgerung ist richtig.

Block 10

Anzahl der Aufgaben: 10

Bearbeitungszeit: 10 Min.

1. Alle Pflanzen sind Lebewesen.
   Alle Pilze sind Pflanzen.
   (A) Kein Lebewesen ist ein Pilz.
   (B) Alle Pilze sind Lebewesen.
   (C) Einige Pilze sind nicht Lebewesen.
   (D) Alle Lebewesen sind Pilze.
   (E) Keine Schlussfolgerung ist richtig.

2. Alle Pilze sind essbar.
   Alle Tomaten sind essbar.
   (A) Alle Pilze sind Tomaten.
   (B) Einige Pilze sind Tomaten.
   (C) Einige Pilze sind nicht Tomaten.
   (D) Einige Tomaten sind Pilze.
   (E) Keine Schlussfolgerung ist richtig.

3. Alle Katzen sind Haustiere.
   Einige Katzen sind Löwen.
   (A) Einige Haustiere sind Löwen.
   (B) Einige Haustiere sind nicht Löwen.
   (C) Einige Löwen sind nicht Haustiere.
   (D) Keine Löwen sind Haustiere.
   (E) Keine Schlussfolgerung ist richtig.

4. Alle F sind P.
   M sind F.
   (A) Einige M sind P.
   (B) Alle M sind P.
   (C) Einige M sind nicht P.
   (D) Einige P sind nicht M.
   (E) Keine Schlussfolgerung ist richtig.

5. Einige Puppen sind pink.
   Alle Barbies sind Puppen.
   (A) Alle Barbies sind pink.
   (B) Einige Barbies sind pink.
   (C) Einige Barbies sind nicht pink.
   (D) Einiges Pinke sind Barbies.
   (E) Keine Schlussfolgerung ist richtig.

6. Alle R sind S.
   Alle S sind F.
   (A) Alles F sind R.
   (B) Einige F sind R.
   (C) Einige F sind nicht R.
   (D) Einige R sind nicht F.
   (E) Keine Schlussfolgerung ist richtig.

7. Alle Politiker sind gewählt.
   Kein Diplomat ist gewählt.
   (A) Einige Diplomaten sind Politiker.
   (B) Einige Politiker sind Diplomaten.
   (C) Kein Diplomat ist Politiker.
   (D) Alle Diplomaten sind Politiker.
   (E) Keine Schlussfolgerung ist richtig.

8. Kein Erwachsener ist ein Kind.
   Alle Eltern sind Erwachsene.
   (A) Alle Kinder sind nicht Eltern.
   (B) Einige Kinder sind Eltern.
   (C) Einige Eltern sind Kinder.
   (D) Alle Eltern sind Kinder.
   (E) Keine Schlussfolgerung ist richtig.

9. Alle Blumen sind gelb.
   Alle Sonnenblumen sind Blumen.
   (A) Alles Gelbe sind Sonnenblumen.
   (B) Nichts Gelbes ist eine Sonnenblume.
   (C) Einige Sonnenblumen sind gelb.
   (D) Einige Sonnenblumen sind nicht gelb.
   (E) Keine Schlussfolgerung ist richtig.

10. Alle K sind C.
    Einige C sind G.
    (A) Einige K sind G.
    (B) Einige K sind nicht G.
    (C) Einige G sind K.
    (D) Einige G sind nicht K.
    (E) Keine Schlussfolgerung ist richtig.

Block 11
Anzahl der Aufgaben: 10
Bearbeitungszeit: 10 Min.

1. Alle Pommes sind Kartoffeln.
   Einige Kartoffeln sind nicht frittiert.
   (A) Einige Pommes sind nicht frittiert.
   (B) Kein Pommes ist frittiert.
   (C) Einige Pommes sind frittiert.
   (D) Einiges Frittierte sind nicht Pommes.
   (E) Keine Schlussfolgerung ist richtig.

2. Kein Cocktail ist ein Bier.
   Einige Biere sind nicht alkoholisch.
   (A) Kein Cocktail ist alkoholisch.
   (B) Nichts Alkoholisches ist ein Cocktail.
   (C) Einige Cocktails sind nicht alkoholisch.
   (D) Einiges Alkoholische sind nicht Cocktails.
   (E) Keine Schlussfolgerung ist richtig.

3. Alle Spielzeuge sind bunt.
   Kein Spielzeug ist ein Panzer.
   (A) Nichts Buntes ist ein Panzer.
   (B) Kein Panzer ist bunt.
   (C) Einige Panzer sind nicht bunt.
   (D) Einiges Bunte sind nicht Panzer.
   (E) Keine Schlussfolgerung ist richtig.

4. Einige Messer sind nicht stumpf.
   Alles Stumpfe ist nicht scharf.
   (A) Einiges Scharfe sind nicht Messer.
   (B) Einige Messer sind nicht scharf.
   (C) Nichts Scharfes ist ein Messer.
   (D) Kein Messer ist scharf.
   (E) Keine Schlussfolgerung ist richtig.

5. Kein Bettler ist Millionär.
   Einige Millionäre sind arm.
   (A) Kein Bettler ist arm.
   (B) Einige Bettler sind arm.
   (C) Einige Bettler sind nicht arm.
   (D) Alle Bettler sind arm.
   (E) Keine Schlussfolgerung ist richtig.

6. Alles Gesunde ist empfehlenswert.
   Keine Droge ist gesund.
   (A) Keine Droge ist empfehlenswert.
   (B) Einige Drogen sind nicht empfehlenswert.
   (C) Einige Drogen sind empfehlenswert.
   (D) Nichts Empfehlenswertes ist eine Droge.
   (E) Keine Schlussfolgerung ist richtig.

7. Einige Katholiken sind nicht Priester.
   Alle Katholiken sind Christen.
   (A) Einige Christen sind nicht Priester.
   (B) Einige Christen sind Priester.
   (C) Einige Priester sind Christen.
   (D) Einige Priester sind nicht Christen.
   (E) Keine Schlussfolgerung ist richtig.

8. Kein S ist G.
   Einige K sind S.
   (A) Einige G sind nicht K.
   (B) Kein K ist G.
   (C) Einige K sind G.
   (D) Einige K sind nicht G.
   (E) Keine Schlussfolgerung ist richtig.

9. Einige Kellner sind nicht dick.
   Alle Köche sind dick.
   (A) Einige Köche sind nicht Kellner.
   (B) Einige Kellner sind nicht Köche.
   (C) Kein Kellner ist Koch.
   (D) Einige Kellner sind Köche.
   (E) Keine Schlussfolgerung ist richtig.

10. Einige S sind B.
    Kein A ist B.
    (A) Kein S ist A.
    (B) Einige S sind nicht A.
    (C) Einige A sind nicht S.
    (D) Einige S sind A.
    (E) Keine Schlussfolgerung ist richtig.

Block 12

Anzahl der Aufgaben: 10
Bearbeitungszeit: 10 Min.

1. Einige M sind O.
   Kein M ist R.
   (A) Kein O ist R.
   (B) Kein R ist ein O.
   (C) Einige R sind nicht O.
   (D) Einige O sind nicht R.
   (E) Keine Schlussfolgerung ist richtig.

2. Alle Thunfische sind Fische.
   Einige Fische sind nicht essbar.
   (A) Einige Thunfische sind nicht essbar.
   (B) Einiges Essbare sind nicht Thunfische.
   (C) Nichts Essbares ist ein Thunfisch.
   (D) Kein Thunfisch ist essbar.
   (E) Keine Schlussfolgerung ist richtig.

3. Kein Student ist reich.
   Alle Studenten sind arm.
   (A) Kein Reicher ist arm.
   (B) Kein Armer ist reich.
   (C) Einige Arme sind nicht reich.
   (D) Alle Armen sind nicht reich.
   (E) Keine Schlussfolgerung ist richtig.

4. Kein Assistenzarzt ist Oberarzt.
   Alle Oberärzte sind Ärzte.
   (A) Kein Assistenzarzt ist Arzt.
   (B) Einige Assistenzärzte sind nicht Ärzte.
   (C) Einige Ärzte sind nicht Assistenzärzte.
   (D) Kein Arzt ist ein Assistenzarzt.
   (E) Keine Schlussfolgerung ist richtig.

5. Alle Rehe sind Tiere.
   Einige Wildtiere sind nicht Tiere.
   (A) Einige Rehe sind nicht Wildtiere.
   (B) Kein Reh ist ein Wildtier.
   (C) Kein Wildtier ist ein Reh.
   (D) Einige Wildtiere sind nicht Rehe.
   (E) Keine Schlussfolgerung ist richtig

6. Alle L sind W.
   Kein K ist L.
   (A) Kein K ist W.
   (B) Einige K sind nicht W.
   (C) Einige K sind W.
   (D) Keine W ist K.
   (E) Keine Schlussfolgerung ist richtig.

7. Einige Perser sind nicht Teppiche.
   Alle Perser sind eitel.
   (A) Einige Eitle sind nicht Teppiche.
   (B) Einige Eitle sind Teppiche.
   (C) Einige Teppiche sind eitel.
   (D) Einige Teppiche sind nicht eitel.
   (E) Keine Schlussfolgerung ist richtig.

8. Einige Pflanzen sind nicht Obst.
   Alle Äpfel sind Obst.
   (A) Einige Äpfel sind nicht Pflanzen.
   (B) Einige Pflanzen sind nicht Äpfel.
   (C) Keine Pflanze ist ein Apfel.
   (D) Einige Pflanzen sind Äpfel.
   (E) Keine Schlussfolgerung ist richtig.

9. Kein Krebs ist ein Hummer.
   Einige Krustentiere sind Krebse.
   (A) Einige Hummer sind nicht Krustentiere.
   (B) Kein Krustentier ist ein Hummer.
   (C) Einige Krustentiere sind Hummer.
   (D) Einige Krustentiere sind nicht Hummer.
   (E) Keine Schlussfolgerung ist richtig.

10. Einige Snacks sind salzig.
    Kein Schokoriegel ist salzig.
    (A) Kein Snack ist ein Schokoriegel.
    (B) Einige Snacks sind nicht Schokoriegel.
    (C) Einige Schokoriegel sind nicht Snacks.
    (D) Einige Snacks sind Schokoriegel.
    (E) Keine Schlussfolgerung ist richtig.

Block 13

Anzahl der Aufgaben: 10
Bearbeitungszeit: 10 Min.

1. Alle Alligatoren sind Reptilien.
   Einige Reptilien sind nicht Vegetarier.
   (A) Einige Alligatoren sind nicht Vegetarier.
   (B) Einige Vegetarier sind nicht Alligatoren.
   (C) Kein Vegetarier ist ein Alligator.
   (D) Kein Alligator ist ein Vegetarier.
   (E) Keine Schlussfolgerung ist richtig.

2. Einige Bauern sind nicht Schachfiguren.
   Alle Schachfiguren sind aus Holz.
   (A) Einige Bauern sind nicht aus Holz.
   (B) Einiges aus Holz sind nicht Bauern.
   (C) Kein Bauer ist aus Holz.
   (D) Nichts aus Holz ist ein Bauer.
   (E) Keine Schlussfolgerung ist richtig.

3. Kein C ist A.
   Alle C sind O.
   (A) Kein A ist O.
   (B) Kein O ist A.
   (C) Einige O sind nicht A.
   (D) Alle O sind nicht A.
   (E) Keine Schlussfolgerung ist richtig.

4. Alle Päpste sind Katholiken.
   Einige Christen sind nicht Katholiken.
   (A) Einige Päpste sind nicht Christen.
   (B) Kein Papst ist ein Christ.
   (C) Kein Christ ist Papst.
   (D) Einige Christen sind nicht Päpste.
   (E) Keine Schlussfolgerung ist richtig.

5. Kein Politiker ist Lehrer.
   Alle Lehrer sind Beamte.
   (A) Kein Politiker ist Beamter.
   (B) Einige Politiker sind nicht Beamte.
   (C) Einige Beamte sind nicht Politiker.
   (D) Kein Beamter ist Politiker.
   (E) Keine Schlussfolgerung ist richtig.

6. Einige Erdbeeren sind nicht reif.
   Alle Erdbeeren sind rot.
   (A) Einiges Rote ist nicht reif.
   (B) Einiges Rote ist reif.
   (C) Einiges Reife ist rot.
   (D) Einiges Reife ist nicht rot.
   (E) Keine Schlussfolgerung ist richtig.

7. Kein S ist ein P.
   Einige M sind S.
   (A) Einige P sind nicht M.
   (B) Kein M ist ein P.
   (C) Einige M sind P.
   (D) Einige M sind nicht P.
   (E) Keine Schlussfolgerung ist richtig.

8. Alle Tische sind Möbel.
   Kein Stuhl ist ein Tisch.
   (A) Keine Stühle sind Möbel.
   (B) Einige Stühle sind nicht Möbel.
   (C) Einige Stühle sind Möbel.
   (D) Keine Möbel sind Stühle.
   (E) Keine Schlussfolgerung ist richtig.

9. Einige Vögel sind Schwalben.
   Kein Mauersegler ist eine Schwalbe.
   (A) Kein Vogel ist ein Mauersegler.
   (B) Einige Vögel sind nicht Mauersegler.
   (C) Einige Mauersegler sind nicht Vögel.
   (D) Einige Vögel sind Mauersegler.
   (E) Keine Schlussfolgerung ist richtig.

10. Einige Autos sind nicht aus Deutschland.
    Alle Trabbis sind aus Deutschland.
    (A) Einige Trabbis sind nicht Autos.
    (B) Einige Autos sind nicht Trabbis.
    (C) Kein Auto ist ein Trabbi.
    (D) Einige Autos sind Trabbis.
    (E) Keine Schlussfolgerung ist richtig.

Block 14

Anzahl der Aufgaben: 10

Bearbeitungszeit: 10 Min.

1. Keine Blume ist ein Topf.
   Einige Töpfe sind nicht Musiker.
   (A) Einige Blumen sind nicht Musiker.
   (B) Einige Musiker sind nicht Blumen.
   (C) Keine Blume ist Musiker.
   (D) Kein Musiker ist eine Blume.
   (E) Keine Schlussfolgerung ist richtig.

2. Alle Schachfiguren sind Bauern.
   Einige Bauern sind nicht Könige.
   (A) Einige Schachfiguren sind nicht Könige.
   (B) Einige Könige sind nicht Schachfiguren.
   (C) Kein König ist eine Schachfigur.
   (D) Keine Schachfigur ist ein König.
   (E) Keine Schlussfolgerung ist richtig.

3. Alle K sind T.
   Einige I sind nicht T.
   (A) Einige K sind nicht I.
   (B) Kein K ist ein I.
   (C) Kein I ist ein K.
   (D) Einige I sind nicht K.
   (E) Keine Schlussfolgerung ist richtig.

4. Kein Telefon ist ein Fax.
   Alle Telefone sind Modems.
   (A) Kein Fax ist ein Modem.
   (B) Kein Modem ist ein Fax.
   (C) Einige Modems sind kein Fax.
   (D) Alle Modems sind kein Fax.
   (E) Keine Schlussfolgerung ist richtig.

5. Kein Kürbis ist eine Zwetschge.
   Alle Zwetschgen sind Pfirsiche.
   (A) Kein Kürbis ist ein Pfirsich.
   (B) Einige Kürbisse sind nicht Pfirsiche.
   (C) Einige Pfirsiche sind nicht Kürbisse.
   (D) Kein Pfirsich ist ein Kürbis.
   (E) Keine Schlussfolgerung ist richtig

6. Alle Erdäpfel sind Kartoffeln.
   Kein Apfel ist ein Erdapfel.
   (A) Kein Apfel ist eine Kartoffel.
   (B) Einige Äpfel sind nicht Kartoffeln.
   (C) Einige Äpfel sind Kartoffeln.
   (D) Keine Kartoffel ist ein Apfel.
   (E) Keine Schlussfolgerung ist richtig.

7. Einige Multimillionäre sind nicht Milliardäre.
   Alle Multimillionäre sind Millionäre.
   (A) Einige Millionäre sind nicht Milliardäre.
   (B) Einige Millionäre sind Milliardäre.
   (C) Einige Milliardäre sind Millionäre.
   (D) Einige Milliardäre sind nicht Millionäre.
   (E) Keine Schlussfolgerung ist richtig.

8. Kein Angestellter ist arbeitslos.
   Einige Arbeiter sind Angestellte.
   (A) Einige Arbeitslose sind nicht Arbeiter.
   (B) Kein Arbeiter ist arbeitslos.
   (C) Einige Arbeiter sind arbeitslos.
   (D) Einige Arbeiter sind nicht arbeitslos.
   (E) Keine Schlussfolgerung ist richtig.

9. Einige R sind nicht L.
   Alle K sind L.
   (A) Einige K sind nicht R.
   (B) Einige R sind nicht K.
   (C) Kein R ist K.
   (D) Einige R sind K.
   (E) Keine Schlussfolgerung ist richtig.

10. Einige Frösche sind Kröten.
    Keine Schildkröte ist eine Kröte.
    (A) Kein Frosch ist eine Schildkröte.
    (B) Einige Frösche sind nicht Schildkröten.
    (C) Einige Schildkröten sind nicht Frösche.
    (D) Einige Frösche sind Schildkröten.
    (E) Keine Schlussfolgerung ist richtig.

Block 15
Anzahl der Aufgaben: 10
Bearbeitungszeit: 10 Min.

1. Alle Boxer sind zärtlich.
   Kein Violinist ist Boxer.
   (A) Kein Violinist ist zärtlich.
   (B) Einige Violinisten sind nicht zärtlich.
   (C) Einige Violinisten sind zärtlich.
   (D) Nichts Zärtliches ist Violinist.
   (E) Keine Schlussfolgerung ist richtig.

2. Einige Jobsuchende sind nicht sexy.
   Alle Jobsuchenden sind Arbeitslose.
   (A) Einige Arbeitslose sind nicht sexy.
   (B) Einige Arbeitslose sind sexy.
   (C) Einiges, was sexy ist, sind Arbeitslose.
   (D) Einiges, was sexy ist, sind nicht Arbeitslose.
   (E) Keine Schlussfolgerung ist richtig.

3. Kein A ist B.
   Einige B sind G.
   (A) Kein A ist G.
   (B) Einige A sind G.
   (C) Einige A sind nicht G.
   (D) Alle A sind G.
   (E) Keine Schlussfolgerung ist richtig.

4. Einige Fische sind Säugetiere.
   Keine Schlange ist ein Säugetier.
   (A) Kein Fisch ist eine Schlange.
   (B) Einige Fische sind nicht Schlangen.
   (C) Einige Schlangen sind nicht Fische.
   (D) Einige Fische sind Schlangen.
   (E) Keine Schlussfolgerung ist richtig.

5. Einige Bananen sind nicht gelb.
   Alle Postboten sind gelb.
   (A) Einige Postboten sind nicht Bananen.
   (B) Einige Bananen sind nicht Postboten.
   (C) Keine Banane ist ein Postbote.
   (D) Einige Bananen sind Postboten.
   (E) Keine Schlussfolgerung ist richtig.

6. Einige P sind nicht G.
   Alle G sind A.
   (A) Einige P sind nicht A.
   (B) Einige A sind nicht P.
   (C) Kein P ist A.
   (D) Kein A ist P.
   (E) Keine Schlussfolgerung ist richtig.

7. Kein Braun ist schwarz.
   Einiges Schwarze ist nicht weiß.
   (A) Einiges Braune ist nicht weiß.
   (B) Einiges Weißes ist nicht braun.
   (C) Nichts Braunes ist weiß.
   (D) Nichts Weißes ist braun.
   (E) Keine Schlussfolgerung ist richtig.

8. Kein Graf ist ein Vampir.
   Alle Grafen sind Adlige.
   (A) Kein Vampir ist Adliger.
   (B) Kein Adliger ist Vampir.
   (C) Einige Adlige sind nicht Vampire.
   (D) Alle Adligen sind nicht Vampire.
   (E) Keine Schlussfolgerung ist richtig.

9. Alle Schachfiguren sind Springer.
   Einige Pferde sind nicht Springer.
   (A) Einige Schachfiguren sind nicht Pferde.
   (B) Keine Schachfigur ist ein Pferd.
   (C) Kein Pferd ist eine Schachfigur.
   (D) Einige Pferde sind nicht Schachfiguren.
   (E) Keine Schlussfolgerung ist richtig.

10. Kein B ist M.
    Alle M sind P.
    (A) Kein B ist P.
    (B) Einige B sind nicht P.
    (C) Einige P sind nicht B.
    (D) Kein P ist B.
    (E) Keine Schlussfolgerung ist richtig.

LÖSUNGEN

8 LÖSUNGEN

8.1 FIGUREN ZUSAMMENSETZEN

Nr.	Block 1				
1	(A) ■	(B) □	(C) □	(D) □	(E) □
2	(A) □	(B) ■	(C) □	(D) □	(E) □
3	(A) □	(B) ■	(C) □	(D) □	(E) □
4	(A) □	(B) □	(C) ■	(D) □	(E) □
5	(A) □	(B) □	(C) ■	(D) □	(E) □
6	(A) □	(B) □	(C) □	(D) ■	(E) □
7	(A) □	(B) □	(C) □	(D) ■	(E) □
8	(A) □	(B) □	(C) □	(D) □	(E) ■
9	(A) ■	(B) □	(C) □	(D) □	(E) □
10	(A) □	(B) □	(C) □	(D) □	(E) ■
11	(A) ■	(B) □	(C) □	(D) □	(E) □
12	(A) □	(B) ■	(C) □	(D) □	(E) □
13	(A) □	(B) ■	(C) □	(D) □	(E) □
14	(A) □	(B) □	(C) ■	(D) □	(E) □
15	(A) □	(B) □	(C) ■	(D) □	(E) □

Nr.	Block 3				
1	(A) □	(B) □	(C) □	(D) □	(E) ■
2	(A) ■	(B) □	(C) □	(D) □	(E) □
3	(A) □	(B) ■	(C) □	(D) □	(E) □
4	(A) □	(B) ■	(C) □	(D) □	(E) □
5	(A) □	(B) □	(C) ■	(D) □	(E) □
6	(A) □	(B) □	(C) ■	(D) □	(E) □
7	(A) □	(B) □	(C) ■	(D) □	(E) □
8	(A) □	(B) □	(C) □	(D) ■	(E) □
9	(A) ■	(B) □	(C) □	(D) □	(E) □
10	(A) □	(B) □	(C) □	(D) ■	(E) □
11	(A) □	(B) □	(C) □	(D) □	(E) ■
12	(A) ■	(B) □	(C) □	(D) □	(E) □
13	(A) ■	(B) □	(C) □	(D) □	(E) □
14	(A) □	(B) □	(C) □	(D) □	(E) ■
15	(A) □	(B) ■	(C) □	(D) □	(E) □

Nr.	Block 2				
1	(A) □	(B) □	(C) □	(D) □	(E) ■
2	(A) ■	(B) □	(C) □	(D) □	(E) □
3	(A) □	(B) ■	(C) □	(D) □	(E) □
4	(A) □	(B) ■	(C) □	(D) □	(E) □
5	(A) □	(B) □	(C) ■	(D) □	(E) □
6	(A) □	(B) □	(C) □	(D) ■	(E) □
7	(A) □	(B) □	(C) □	(D) ■	(E) □
8	(A) ■	(B) □	(C) □	(D) □	(E) □
9	(A) ■	(B) □	(C) □	(D) □	(E) □
10	(A) □	(B) ■	(C) □	(D) □	(E) □
11	(A) □	(B) ■	(C) □	(D) □	(E) □
12	(A) □	(B) ■	(C) □	(D) □	(E) □
13	(A) □	(B) □	(C) ■	(D) □	(E) □
14	(A) □	(B) □	(C) ■	(D) □	(E) □
15	(A) □	(B) □	(C) □	(D) ■	(E) □

Nr.	Block 4				
1	(A) □	(B) □	(C) □	(D) □	(E) ■
2	(A) □	(B) □	(C) □	(D) ■	(E) □
3	(A) □	(B) □	(C) □	(D) ■	(E) □
4	(A) □	(B) □	(C) □	(D) □	(E) ■
5	(A) ■	(B) □	(C) □	(D) □	(E) □
6	(A) ■	(B) □	(C) □	(D) □	(E) □
7	(A) □	(B) □	(C) □	(D) □	(E) ■
8	(A) ■	(B) □	(C) □	(D) □	(E) □
9	(A) □	(B) ■	(C) □	(D) □	(E) □
10	(A) □	(B) ■	(C) □	(D) □	(E) □
11	(A) □	(B) ■	(C) □	(D) □	(E) □
12	(A) □	(B) □	(C) ■	(D) □	(E) □
13	(A) □	(B) □	(C) ■	(D) □	(E) □
14	(A) □	(B) □	(C) ■	(D) □	(E) □
15	(A) □	(B) □	(C) □	(D) ■	(E) □

Nr.	Block 5				
1	(A) □	(B) □	(C) ■	(D) □	(E) □
2	(A) □	(B) □	(C) □	(D) □	(E) ■
3	(A) ■	(B) □	(C) □	(D) □	(E) □
4	(A) ■	(B) □	(C) □	(D) □	(E) □
5	(A) □	(B) ■	(C) □	(D) □	(E) □
6	(A) ■	(B) □	(C) □	(D) □	(E) □
7	(A) □	(B) ■	(C) □	(D) □	(E) □
8	(A) □	(B) □	(C) ■	(D) □	(E) □
9	(A) □	(B) □	(C) ■	(D) □	(E) □
10	(A) □	(B) □	(C) □	(D) ■	(E) □
11	(A) □	(B) ■	(C) □	(D) □	(E) □
12	(A) □	(B) □	(C) □	(D) ■	(E) □
13	(A) □	(B) □	(C) ■	(D) □	(E) □
14	(A) ■	(B) □	(C) □	(D) □	(E) □
15	(A) □	(B) □	(C) □	(D) □	(E) ■

Nr.	Block 6				
1	(A) □	(B) □	(C) ■	(D) □	(E) □
2	(A) □	(B) □	(C) □	(D) ■	(E) □
3	(A) □	(B) □	(C) □	(D) □	(E) ■
4	(A) ■	(B) □	(C) □	(D) □	(E) □
5	(A) ■	(B) □	(C) □	(D) □	(E) □
6	(A) □	(B) □	(C) □	(D) □	(E) ■
7	(A) ■	(B) □	(C) □	(D) □	(E) □
8	(A) □	(B) ■	(C) □	(D) □	(E) □
9	(A) □	(B) □	(C) □	(D) □	(E) ■
10	(A) □	(B) ■	(C) □	(D) □	(E) □
11	(A) □	(B) □	(C) ■	(D) □	(E) □
12	(A) □	(B) □	(C) ■	(D) □	(E) □
13	(A) □	(B) □	(C) ■	(D) □	(E) □
14	(A) □	(B) □	(C) □	(D) ■	(E) □
15	(A) □	(B) □	(C) □	(D) ■	(E) □

Nr.	Block 7				
1	(A) □	(B) ■	(C) □	(D) □	(E) □
2	(A) □	(B) ■	(C) □	(D) □	(E) □
3	(A) □	(B) □	(C) ■	(D) □	(E) □
4	(A) □	(B) □	(C) ■	(D) □	(E) □
5	(A) □	(B) □	(C) ■	(D) □	(E) □
6	(A) □	(B) □	(C) □	(D) ■	(E) □
7	(A) □	(B) □	(C) □	(D) ■	(E) □
8	(A) □	(B) □	(C) □	(D) ■	(E) □
9	(A) □	(B) □	(C) □	(D) ■	(E) □
10	(A) ■	(B) □	(C) □	(D) □	(E) □
11	(A) ■	(B) □	(C) □	(D) □	(E) □
12	(A) ■	(B) □	(C) □	(D) □	(E) □
13	(A) □	(B) □	(C) □	(D) □	(E) ■
14	(A) ■	(B) □	(C) □	(D) □	(E) □
15	(A) □	(B) ■	(C) □	(D) □	(E) □

Nr.	Block 8				
1	(A) □	(B) □	(C) □	(D) ■	(E) □
2	(A) □	(B) □	(C) □	(D) ■	(E) □
3	(A) □	(B) □	(C) □	(D) □	(E) ■
4	(A) ■	(B) □	(C) □	(D) □	(E) □
5	(A) ■	(B) □	(C) □	(D) □	(E) □
6	(A) □	(B) □	(C) □	(D) ■	(E) □
7	(A) □	(B) □	(C) □	(D) ■	(E) □
8	(A) ■	(B) □	(C) □	(D) □	(E) □
9	(A) □	(B) □	(C) □	(D) ■	(E) □
10	(A) □	(B) □	(C) □	(D) ■	(E) □
11	(A) □	(B) □	(C) □	(D) □	(E) ■
12	(A) ■	(B) □	(C) □	(D) □	(E) □
13	(A) □	(B) ■	(C) □	(D) □	(E) □
14	(A) □	(B) □	(C) ■	(D) □	(E) □
15	(A) □	(B) ■	(C) □	(D) □	(E) □

Nr.	Block 9				
1	(A) □	(B) ■	(C) □	(D) □	(E) □
2	(A) □	(B) □	(C) ■	(D) □	(E) □
3	(A) □	(B) □	(C) ■	(D) □	(E) □
4	(A) □	(B) □	(C) ■	(D) □	(E) □
5	(A) □	(B) □	(C) □	(D) ■	(E) □
6	(A) ■	(B) □	(C) □	(D) □	(E) □
7	(A) □	(B) □	(C) □	(D) ■	(E) □
8	(A) □	(B) □	(C) □	(D) ■	(E) □
9	(A) □	(B) □	(C) □	(D) □	(E) ■
10	(A) □	(B) □	(C) □	(D) □	(E) ■
11	(A) ■	(B) □	(C) □	(D) □	(E) □
12	(A) □	(B) ■	(C) □	(D) □	(E) □
13	(A) □	(B) □	(C) □	(D) □	(E) ■
14	(A) ■	(B) □	(C) □	(D) □	(E) □
15	(A) □	(B) ■	(C) □	(D) □	(E) □

Nr.	Block 11				
1	(A) □	(B) □	(C) ■	(D) □	(E) □
2	(A) □	(B) □	(C) □	(D) ■	(E) □
3	(A) □	(B) □	(C) □	(D) ■	(E) □
4	(A) ■	(B) □	(C) □	(D) □	(E) □
5	(A) □	(B) □	(C) ■	(D) □	(E) □
6	(A) □	(B) □	(C) □	(D) ■	(E) □
7	(A) □	(B) □	(C) □	(D) □	(E) ■
8	(A) ■	(B) □	(C) □	(D) □	(E) □
9	(A) □	(B) □	(C) □	(D) ■	(E) □
10	(A) □	(B) □	(C) □	(D) □	(E) ■
11	(A) ■	(B) □	(C) □	(D) □	(E) □
12	(A) □	(B) □	(C) ■	(D) □	(E) □
13	(A) □	(B) □	(C) □	(D) ■	(E) □
14	(A) □	(B) □	(C) □	(D) □	(E) ■
15	(A) □	(B) □	(C) □	(D) □	(E) ■

Nr.	Block 10				
1	(A) □	(B) ■	(C) □	(D) □	(E) □
2	(A) □	(B) □	(C) ■	(D) □	(E) □
3	(A) □	(B) □	(C) ■	(D) □	(E) □
4	(A) □	(B) □	(C) □	(D) ■	(E) □
5	(A) □	(B) □	(C) □	(D) □	(E) ■
6	(A) □	(B) □	(C) □	(D) ■	(E) □
7	(A) □	(B) □	(C) □	(D) □	(E) ■
8	(A) ■	(B) □	(C) □	(D) □	(E) □
9	(A) ■	(B) □	(C) □	(D) □	(E) □
10	(A) □	(B) □	(C) □	(D) □	(E) ■
11	(A) ■	(B) □	(C) □	(D) □	(E) □
12	(A) □	(B) ■	(C) □	(D) □	(E) □
13	(A) □	(B) ■	(C) □	(D) □	(E) □
14	(A) □	(B) □	(C) ■	(D) □	(E) □
15	(A) □	(B) □	(C) ■	(D) □	(E) □

Nr.	Block 12				
1	(A) ■	(B) □	(C) □	(D) □	(E) □
2	(A) □	(B) ■	(C) □	(D) □	(E) □
3	(A) □	(B) □	(C) ■	(D) □	(E) □
4	(A) □	(B) ■	(C) □	(D) □	(E) □
5	(A) □	(B) □	(C) ■	(D) □	(E) □
6	(A) □	(B) □	(C) □	(D) □	(E) ■
7	(A) □	(B) □	(C) ■	(D) □	(E) □
8	(A) □	(B) □	(C) □	(D) ■	(E) □
9	(A) ■	(B) □	(C) □	(D) □	(E) □
10	(A) □	(B) ■	(C) □	(D) □	(E) □
11	(A) □	(B) □	(C) □	(D) ■	(E) □
12	(A) □	(B) □	(C) □	(D) □	(E) ■
13	(A) □	(B) □	(C) □	(D) □	(E) ■
14	(A) ■	(B) □	(C) □	(D) □	(E) □
15	(A) □	(B) ■	(C) □	(D) □	(E) □

8.2 MERKFÄHIGKEIT

Nr.	Block 1
1	(A) □ (B) □ (C) □ (D) ■ (E) □
2	(A) □ (B) □ (C) ■ (D) □ (E) □
3	(A) □ (B) □ (C) □ (D) ■ (E) □
4	(A) □ (B) ■ (C) □ (D) □ (E) □
5	(A) □ (B) □ (C) □ (D) □ (E) ■
6	(A) □ (B) □ (C) □ (D) ■ (E) □
7	(A) □ (B) □ (C) □ (D) ■ (E) □
8	(A) ■ (B) □ (C) □ (D) □ (E) □
9	(A) □ (B) □ (C) ■ (D) □ (E) □
10	(A) □ (B) □ (C) □ (D) □ (E) ■

Nr.	Block 2
1	(A) □ (B) □ (C) □ (D) □ (E) ■
2	(A) □ (B) □ (C) □ (D) ■ (E) □
3	(A) □ (B) □ (C) □ (D) ■ (E) □
4	(A) □ (B) □ (C) ■ (D) □ (E) □
5	(A) □ (B) ■ (C) □ (D) □ (E) □
6	(A) □ (B) ■ (C) □ (D) □ (E) □
7	(A) □ (B) □ (C) □ (D) □ (E) ■
8	(A) □ (B) ■ (C) □ (D) □ (E) □
9	(A) □ (B) □ (C) □ (D) ■ (E) □
10	(A) ■ (B) □ (C) □ (D) □ (E) □

Nr.	Block 3
1	(A) □ (B) □ (C) □ (D) □ (E) ■
2	(A) □ (B) ■ (C) □ (D) □ (E) □
3	(A) □ (B) □ (C) ■ (D) □ (E) □
4	(A) ■ (B) □ (C) □ (D) □ (E) □
5	(A) □ (B) ■ (C) □ (D) □ (E) □
6	(A) □ (B) ■ (C) □ (D) □ (E) □
7	(A) □ (B) ■ (C) □ (D) □ (E) □
8	(A) ■ (B) □ (C) □ (D) □ (E) □
9	(A) □ (B) □ (C) □ (D) □ (E) ■
10	(A) □ (B) □ (C) □ (D) □ (E) ■

Nr.	Block 4
1	(A) ■ (B) □ (C) □ (D) □ (E) □
2	(A) □ (B) □ (C) □ (D) ■ (E) □
3	(A) □ (B) □ (C) ■ (D) □ (E) □
4	(A) □ (B) □ (C) □ (D) ■ (E) □
5	(A) □ (B) □ (C) ■ (D) □ (E) □
6	(A) □ (B) □ (C) □ (D) ■ (E) □
7	(A) □ (B) □ (C) □ (D) ■ (E) □
8	(A) □ (B) □ (C) □ (D) □ (E) ■
9	(A) □ (B) □ (C) □ (D) ■ (E) □
10	(A) □ (B) □ (C) ■ (D) □ (E) □

Nr.	Block 5
1	(A) □ (B) ■ (C) □ (D) □ (E) □
2	(A) □ (B) □ (C) □ (D) ■ (E) □
3	(A) ■ (B) □ (C) □ (D) □ (E) □
4	(A) □ (B) □ (C) □ (D) ■ (E) □
5	(A) □ (B) □ (C) □ (D) □ (E) ■
6	(A) □ (B) □ (C) □ (D) □ (E) ■
7	(A) □ (B) □ (C) □ (D) ■ (E) □
8	(A) □ (B) □ (C) □ (D) ■ (E) □
9	(A) □ (B) □ (C) □ (D) ■ (E) □
10	(A) □ (B) □ (C) □ (D) □ (E) ■
11	(A) □ (B) □ (C) □ (D) ■ (E) □
12	(A) □ (B) □ (C) □ (D) ■ (E) □
13	(A) □ (B) □ (C) □ (D) ■ (E) □
14	(A) □ (B) □ (C) ■ (D) □ (E) □
15	(A) □ (B) □ (C) □ (D) □ (E) ■
16	(A) □ (B) □ (C) ■ (D) □ (E) □
17	(A) ■ (B) □ (C) □ (D) □ (E) □
18	(A) □ (B) ■ (C) □ (D) □ (E) □
19	(A) □ (B) □ (C) □ (D) □ (E) ■
20	(A) □ (B) □ (C) □ (D) ■ (E) □

Nr.	Block 6				
1	(A) □	(B) □	(C) ■	(D) □	(E) □
2	(A) □	(B) ■	(C) □	(D) □	(E) □
3	(A) □	(B) □	(C) □	(D) □	(E) ■
4	(A) □	(B) ■	(C) □	(D) □	(E) □
5	(A) □	(B) ■	(C) □	(D) □	(E) □
6	(A) □	(B) □	(C) ■	(D) □	(E) □
7	(A) ■	(B) □	(C) □	(D) □	(E) □
8	(A) □	(B) ■	(C) □	(D) □	(E) □
9	(A) □	(B) □	(C) ■	(D) □	(E) □
10	(A) □	(B) □	(C) □	(D) ■	(E) □
11	(A) □	(B) □	(C) □	(D) □	(E) ■
12	(A) □	(B) □	(C) □	(D) ■	(E) □
13	(A) □	(B) □	(C) □	(D) ■	(E) □
14	(A) □	(B) ■	(C) □	(D) □	(E) □
15	(A) □	(B) □	(C) □	(D) ■	(E) □
16	(A) □	(B) ■	(C) □	(D) □	(E) □
17	(A) □	(B) □	(C) □	(D) □	(E) ■
18	(A) ■	(B) □	(C) □	(D) □	(E) □
19	(A) □	(B) □	(C) ■	(D) □	(E) □
20	(A) □	(B) □	(C) □	(D) ■	(E) □

Nr.	Block 7				
1	(A) □	(B) □	(C) ■	(D) □	(E) □
2	(A) □	(B) □	(C) □	(D) □	(E) ■
3	(A) □	(B) □	(C) □	(D) ■	(E) □
4	(A) □	(B) □	(C) □	(D) □	(E) ■
5	(A) □	(B) ■	(C) □	(D) □	(E) □
6	(A) □	(B) □	(C) □	(D) □	(E) ■
7	(A) □	(B) □	(C) ■	(D) □	(E) □
8	(A) □	(B) ■	(C) □	(D) □	(E) □
9	(A) □	(B) □	(C) □	(D) □	(E) ■
10	(A) ■	(B) □	(C) □	(D) □	(E) □
11	(A) □	(B) □	(C) □	(D) ■	(E) □
12	(A) □	(B) ■	(C) □	(D) □	(E) □
13	(A) ■	(B) □	(C) □	(D) □	(E) □
14	(A) ■	(B) □	(C) □	(D) □	(E) □
15	(A) □	(B) ■	(C) □	(D) □	(E) □
16	(A) □	(B) □	(C) □	(D) ■	(E) □
17	(A) □	(B) □	(C) ■	(D) □	(E) □
18	(A) □	(B) □	(C) □	(D) □	(E) ■
19	(A) □	(B) ■	(C) □	(D) □	(E) □
20	(A) ■	(B) □	(C) □	(D) □	(E) □

Nr.	Block 8				
1	(A) □	(B) □	(C) □	(D) □	(E) ■
2	(A) ■	(B) □	(C) □	(D) □	(E) □
3	(A) □	(B) □	(C) ■	(D) □	(E) □
4	(A) □	(B) □	(C) □	(D) ■	(E) □
5	(A) □	(B) ■	(C) □	(D) □	(E) □
6	(A) □	(B) □	(C) □	(D) □	(E) ■
7	(A) ■	(B) □	(C) □	(D) □	(E) □
8	(A) □	(B) ■	(C) □	(D) □	(E) □
9	(A) □	(B) □	(C) ■	(D) □	(E) □
10	(A) ■	(B) □	(C) □	(D) □	(E) □
11	(A) □	(B) □	(C) □	(D) □	(E) ■
12	(A) □	(B) ■	(C) □	(D) □	(E) □
13	(A) □	(B) □	(C) □	(D) ■	(E) □
14	(A) □	(B) □	(C) □	(D) ■	(E) □
15	(A) □	(B) ■	(C) □	(D) □	(E) □
16	(A) □	(B) □	(C) □	(D) □	(E) ■
17	(A) □	(B) □	(C) □	(D) ■	(E) □
18	(A) ■	(B) □	(C) □	(D) □	(E) □
19	(A) □	(B) ■	(C) □	(D) □	(E) □
20	(A) □	(B) □	(C) ■	(D) □	(E) □

Nr.	Block 9 – Teil 1				
1	(A) □	(B) □	(C) □	(D) □	(E) ■
2	(A) □	(B) □	(C) □	(D) ■	(E) □
3	(A) □	(B) □	(C) □	(D) □	(E) ■
4	(A) □	(B) □	(C) ■	(D) □	(E) □
5	(A) ■	(B) □	(C) □	(D) □	(E) □
6	(A) □	(B) ■	(C) □	(D) □	(E) □
7	(A) □	(B) ■	(C) □	(D) □	(E) □
8	(A) □	(B) □	(C) □	(D) □	(E) ■
9	(A) □	(B) □	(C) □	(D) ■	(E) □
10	(A) ■	(B) □	(C) □	(D) □	(E) □
11	(A) □	(B) □	(C) ■	(D) □	(E) □
12	(A) □	(B) ■	(C) □	(D) □	(E) □
13	(A) □	(B) ■	(C) □	(D) □	(E) □
14	(A) □	(B) □	(C) □	(D) ■	(E) □
15	(A) ■	(B) □	(C) □	(D) □	(E) □
16	(A) □	(B) □	(C) ■	(D) □	(E) □
17	(A) □	(B) ■	(C) □	(D) □	(E) □
18	(A) □	(B) □	(C) □	(D) ■	(E) □
19	(A) □	(B) ■	(C) □	(D) □	(E) □
20	(A) ■	(B) □	(C) □	(D) □	(E) □

Nr.	Block 9 – Teil 2				
21	(A) ■	(B) □	(C) □	(D) □	(E) □
22	(A) □	(B) □	(C) □	(D) ■	(E) □
23	(A) □	(B) □	(C) ■	(D) □	(E) □
24	(A) □	(B) □	(C) □	(D) ■	(E) □
25	(A) □	(B) □	(C) ■	(D) □	(E) □

Nr.	Block 10				
1	(A) ■	(B) □	(C) □	(D) □	(E) □
2	(A) □	(B) □	(C) □	(D) ■	(E) □
3	(A) □	(B) □	(C) ■	(D) □	(E) □
4	(A) ■	(B) □	(C) □	(D) □	(E) □
5	(A) □	(B) □	(C) □	(D) □	(E) ■
6	(A) □	(B) □	(C) □	(D) ■	(E) □
7	(A) □	(B) □	(C) □	(D) □	(E) ■
8	(A) □	(B) ■	(C) □	(D) □	(E) □
9	(A) □	(B) □	(C) □	(D) ■	(E) □
10	(A) □	(B) ■	(C) □	(D) □	(E) □
11	(A) □	(B) □	(C) ■	(D) □	(E) □
12	(A) ■	(B) □	(C) □	(D) □	(E) □
13	(A) □	(B) ■	(C) □	(D) □	(E) □
14	(A) □	(B) ■	(C) □	(D) □	(E) □
15	(A) □	(B) □	(C) □	(D) ■	(E) □
16	(A) □	(B) □	(C) □	(D) □	(E) ■
17	(A) □	(B) □	(C) □	(D) □	(E) ■
18	(A) □	(B) □	(C) □	(D) ■	(E) □
19	(A) □	(B) □	(C) ■	(D) □	(E) □
20	(A) □	(B) ■	(C) □	(D) □	(E) □
21	(A) ■	(B) □	(C) □	(D) □	(E) □
22	(A) □	(B) □	(C) □	(D) □	(E) ■
23	(A) □	(B) □	(C) □	(D) ■	(E) □
24	(A) □	(B) ■	(C) □	(D) □	(E) □
25	(A) □	(B) □	(C) ■	(D) □	(E) □

Nr.	Block 11				
1	(A) □	(B) ■	(C) □	(D) □	(E) □
2	(A) □	(B) □	(C) ■	(D) □	(E) □
3	(A) □	(B) □	(C) □	(D) □	(E) ■
4	(A) □	(B) □	(C) ■	(D) □	(E) □
5	(A) ■	(B) □	(C) □	(D) □	(E) □
6	(A) □	(B) ■	(C) □	(D) □	(E) □
7	(A) □	(B) □	(C) ■	(D) □	(E) □
8	(A) □	(B) □	(C) □	(D) ■	(E) □
9	(A) ■	(B) □	(C) □	(D) □	(E) □
10	(A) □	(B) □	(C) □	(D) □	(E) ■
11	(A) □	(B) ■	(C) □	(D) □	(E) □
12	(A) □	(B) □	(C) □	(D) ■	(E) □
13	(A) □	(B) □	(C) ■	(D) □	(E) □
14	(A) ■	(B) □	(C) □	(D) □	(E) □
15	(A) □	(B) □	(C) □	(D) □	(E) ■
16	(A) □	(B) □	(C) □	(D) ■	(E) □
17	(A) □	(B) □	(C) □	(D) □	(E) ■
18	(A) ■	(B) □	(C) □	(D) □	(E) □
19	(A) □	(B) ■	(C) □	(D) □	(E) □
20	(A) □	(B) □	(C) □	(D) ■	(E) □
21	(A) □	(B) ■	(C) □	(D) □	(E) □
22	(A) ■	(B) □	(C) □	(D) □	(E) □
23	(A) □	(B) □	(C) ■	(D) □	(E) □
24	(A) □	(B) □	(C) ■	(D) □	(E) □
25	(A) □	□	(C) □	(D) ■	(E) □

8.3 ZAHLENFOLGEN

Block 1 – Leicht

1.	5 / 9	System	+4; -3; +4; -3; +4 etc.
2.	55 / 165	System	×3; -2; ×3; -2; ×3; -2 etc.
3.	21 / 42	System	×2; -5; ×2; -5; ×2 etc.
4.	11 / 15	System	+ 4; -1; +4; -1; +4; -1 etc.
5.	16 / 14	System	-2; +5; -2; +5; -2 etc.
6.	45 / 90	System	×2; +3; ×2; +3; ×2 etc.
7.	64 / 60	System	-28; -24; -20; -16; -12; -8 etc.
8.	54 / 18	System	÷3; +3; ×3; ÷3; +3; ×3 etc.
9.	3409 / 3417	System	+2; -3; ×4; +5; -6; ×7 etc.
10.	560 / 568	System	+5; +5, +6, +6; +7; +7 etc.

Block 2 – Leicht

1.	97 / 107	System	+10; +20; +10; +20 etc.
2.	535 / 505	System	-30; -20; -10; -30; -20; -10 etc.
3.	71 / 38	System	-99; -88; -77; -66; -55 etc.
4.	36 / 8	System	-4; -8; -12; -16; -20 etc.
5.	85 / 90	System	+5; -10; +5; -10 etc.
6.	20 / 40	System	×2; -2; +2; ×2; -2; +2 etc.
7.	98 / 109	System	+11; +12; +13; +11; +12; +13 etc.
8.	720 / 5040	System	×1; ×2; ×3; ×4; ×5 etc.
9.	83 / 249	System	×3; -4; ×3; -4; ×3 etc.
10.	2 / 1	System	÷3; ÷2; ÷1; ÷3; ÷2; ÷1 etc.

Block 3 – Leicht – mittel

1.	175 / 283	System	Addition der vorangegangenen Zahl
2.	681 / 673	System	-2; +3; -4; +5 etc.
3.	108 / 95	System	-1; -3; -5; -7; -9; -11 etc.
4.	156 / 184	System	+4; +8; +12; +16; +20; +24 etc.
5.	140 / 128	System	-12; +7; -12; +7 etc.
6.	41 / 68	System	+27; ÷3; +27; ÷3; +27 etc.
7.	74 / 95	System	+3; +6; +9; +12; +15; +18 etc.
8.	289 / 286	System	-3; +4; -3; +4 etc.
9.	89 / 96	System	+1; -2; +3; -4; +5; -6 etc.
10.	97 / 107	System	+10; +20; +10; +20 etc.

Block 4 – Leicht

1.	444 / 892	System	(×2 +4); (×2 +4); (×2 +4) etc.
2.	240 / 960	System	×4; +2; ×4; +3; ×4; +4 etc.
3.	1536 / 3072	System	×2; ×4; ×2; ×4 etc.
4.	88 / 43	System	(÷2 -1); (÷2 -1); (÷2 -1) etc.
5.	512 / 12	System	Zwei Reihen: 1. Reihe: ×4; 2. Reihe: -4
6.	5522 / 5521	System	- 7; ×6; -5; ×4 etc.
7.	260 / 264	System	-4; ×4; +4; ÷4; -4; ×4; +4 etc.
8.	984 / 996	System	Wechsel der Vorzeichen: +12; ×2; -8; -12; ×2; +8 etc.
9.	271 / 355	System	+12; +24; +36; +48; +60 etc.
10.	42 / 23	System	(÷2 +2); (÷2 +2); (÷2 +2) etc.

Block 5 – Mittel – schwer

1.	180 / 186	System	Wechsel der Vorzeichen: +6; ÷2; -2; -6; ÷2; +2 etc.
2.	4 / 1	System	(-1 ÷3); (-1 ÷3); (-1 ÷3) etc.
3.	-27 / 27	System	×(-1); ×3; ×(-1); ×3 etc.
4.	1 / 0	System	(-1 ÷4); (-1 ÷4); (-1 ÷4) etc.
5.	228 / 235	System	+7; -14; +21; +7; -14; +21; etc.
6.	1824 / 5469	System	(×3 -3); (×3 -3); (×3 -3) etc.
7.	101 / 102	System	+1; +2, +3; -1; -2; -3; +1; +2; +3 etc.
8.	380 / 373	System	-1; -2; -3; -4; -5; -6 etc.
9.	308 / 408	System	+100; -34; +100; -34 etc.
10.	2931 / 8763	System	(-10 ×3); (-10 ×3); (-10 ×3) etc.

Block 6 – Mittel – schwer

1.	17 /19	System	Folge der Primzahlen
2.	13 / 21	System	Fibonacci-Folge
3.	4 / 1	System	(-1 ÷3); (-1 ÷3); (-1 ÷3) etc.
4.	180 / 186	System	Wechsel der Vorzeichen: +6; ÷2; -2; -6; ÷2; +2 etc.
5.	-3/ -10	System	(×2 -4); -1; (×2 -4); -1 etc.
6.	54 / 99	System	Summe der drei Vorgängerzahlen
7.	149 / 297	System	(×2 -1); (×2 +3); (×2 -1); (×2 +3) etc.
8.	79 / 83	System	Folge der Primzahlen
9.	444 / 892	System	(×2 +4); (×2 +4); (×2 +4) etc.
10.	984 / 996	System	Wechsel der Vorzeichen: +12; ×2; -8; -12; ×2; +8 etc.

Block 7 – Mittel – schwer

1.	666 / 672	System	-6; ×6; +6; ÷6; -6; ×6; +6; ÷6 etc.
2.	681 / 673	System	-2; +3; -4; +5 etc.
3.	14 / 13	System	-1; ×3; +2; -1; ×3; +2 etc.
4.	12 / 9	System	-3; ÷3; +4; -3; ÷3; +4 etc.
5.	400 / 441	System	Folge der Quadratzahlen
6.	7 / 14	System	+7; ÷4; -2; +7; ÷4; -2 etc.
7.	2 / 6	System	+4; +3; ÷5; +4; +3; ÷5 etc.
8.	54 / 18	System	÷3; +3; ×3; ÷3; +3; ×3 etc.
9.	3409 / 3417	System	+2; -3; ×4; +5; -6; ×7 etc.
10.	1464 / 4380	System	(-4 ×3); (-4 ×3) bzw. (×3 -12); (×3 -12) etc.

Block 8 – Schwer

1.	163 / 263	System	Addition der vorangegangenen Zahl abzüglich 1
2.	4 / 1	System	÷4; ÷2; ÷4; ÷2; etc.
3.	110 / 219	System	(×2-1); (×2+1); (×2); etc
4.	347 / 351	System	+7; -3; +6; -4; +5; -5 etc.
5.	38 / 26	System	(÷2+1); (×2+2); (÷2+3); (×2+4) etc.
6.	256 / 8192	System	Multiplikation der beiden Vorgängerzahlen
7.	80 / 72	System	-8; ×3; +8; -8; ×3; +8; etc.
8.	186 / 551	System	(×3-1); (×3-2); (×3-3); etc.
9.	71 / 38	System	-99; -88; -77; -66; -55 etc.
10.	42 / 49	System	(÷2+4); (÷2+8); (÷2+12); etc.

Block 9 – Schwer

1.	78 / 92	System	+2; -4; -6; +8; -10; -12; etc.
2.	9 / 3	System	÷3; ÷2; ÷1; ÷3; ÷2; ÷1; etc.
3.	67 / 131	System	(×2-3); (×2-3); (×2-3); etc.
4.	127 / 64	System	-9; +18; -27; +36; -45; etc.
5.	112 / 110	System	-2; +4; ×2; -2; +4; ×2; etc.
6.	534 / 541	System	+1; ×2; +3; ×4; +5; etc.
7.	0 / 0	System	(×2-4); -4; (×2-4); -4; etc.
8.	9 / 7	System	(÷3+4); (÷3+4); (÷3+4); etc.
9.	9 / 25	System	Zwei Reihen: 1. Reihe: +2; 2. Reihe: (×2-1)
10.	3 / 55	System	Zwei Reihen: 1. Reihe: -1; 2. Reihe: (×3-2)

Block 10 – Schwer

1.	59 / 61	System	Folge der Primzahlen
2.	640 / 80	System	÷8; ×16; ÷8; ×16; etc.
3.	187 / 552	System	(×3-3); (×3-4); (×3-5); etc.
4.	2970 / 2241	System	-3^0; -3^1; -3^2; -3^3; etc.
5.	8 / 14	System	Zwei Reihen: 1. Reihe: -2; 2. Reihe: +1
6.	4168 / 4167	System	(×7-7); (×6-6); (×5-5); etc.
7.	79 / 128	System	+7; -14; +21; -28; +35; -42; etc.
8.	90 / 70	System	+20; -30; -20; +30; +20; -30; etc.
9.	-27 / 27	System	×(-1); ×3; ×(-1); ×3; etc.
10.	42 / 68	System	Summe der zwei Vorgängerzahlen

Block 11

1.	9 / 21	System	+3; -2; +6; -4; +9; -6; etc.
2.	16 / 23	System	+10; -6; +9; -7; +8; -8; etc.
3.	53 / 108	System	(×2+2); -11; (×2+2); -12; (×2+2); -13; etc.
4.	284 / 376	System	+92; -34; +92; -34; etc.
5.	11 / 12	System	+4; -7; +3; -7; +2; -7; etc.
6.	89 / 96	System	+1; -2; +3; -4; +5; -6; etc.
7.	244 / 286	System	+36; +37; +38; +39; etc.
8.	8 / 10	System	+2; ×2; -2; +2; ×2; -2; etc.
9.	11 / 13	System	+5; -2; +4; -2; +3; -2; etc.
10.	1178 / 1175	System	-3; (×4-2); -3; (×4-2); etc.

Block 12

1.	9 / 63	System	×7; +7; ÷7; etc.
2.	19 / 12	System	-4; -5; -5; -6; -6; -7; etc.
3.	2,5 / 3,5	System	+1; ÷2; -3; -1; ÷2; +3; etc.
4.	27 / 36	System	+9; -3; +9; -3; etc.
5.	37 / 118	System	$+3^1$; -2^1; $+3^2$; -2^2; $+3^3$; -2^3; etc.
6.	27 / 80	System	(×3-1); +1; (×3-1); +1; etc.
7.	407 / 2841	System	(×1-2); (×2-3); (×3-4); etc.
8.	33 / 36	System	+3; +6; +3; +7; +3; +8; etc.
9.	-1 / 6	System	+1; -2; +3; -4; +5; etc.
10.	144 / 173	System	+11; +14; +17; +20; etc.

Block 13

1.	29 / 47	System	Summe der beiden Vorgängerzahlen
2.	67 / 80	System	+10; -5; +11; -6; +12; -7; etc.
3.	3 / 0	System	+3; -1; -3; -1; +3; -1; -3; -1; etc.
4.	283 / 570	System	(×2+1); (×2-1); (×2+2); (×2-2); etc.
5.	98 / 108	System	+10; -24; +10; -24; etc.
6.	138 / 23	System	÷6; +6; ×6; ÷6; +6; ×6; etc.
7.	8 / 11	System	+3; -2; +3; -2; etc.
8.	6 / 12	System	÷2; +2; ×2; -2; ÷2; +2; ×2; -2; etc.
9.	1830 / 5475	System	(-5×3); (-5×3); (-5×3); etc.
10.	23 / 26	System	+3; -2; +3; -2; etc.

Block 14

1.	676 / 677	System	+1; ^{2}; +1; ^{2}; +1; ^{2}; etc.
2.	1 / 1	System	÷7; ÷6; ÷5; ÷4; ÷3; ÷2; ÷1; etc.
3.	672 / 664	System	-8; ×4; -8; ×5; -8; ×6; -8; ×7; etc.
4.	112 / 124	System	+3; -2; +6; -4; +9; -6; etc.
5.	2160 / 0	System	×6; ×5; ×4; etc.
6.	28 / 7	System	×4; -4; ÷4; +4; etc.
7.	16 / 16	System	÷4; +11; ÷3; +9; ÷2; +7; etc.
8.	17 / 34	System	×2; -5; ×2; -6; ×2; -7; etc.
9.	45 / 9	System	Zwei Reihen: 1 Reihe: +9; 2. Reihe: +0
10.	8,5 / 17	System	×2; +6; ÷4; ×2; +6; ÷4; etc.

Block 15

1.	96 / 24	System	÷4; ×8; ÷4; ×8; etc.
2.	78 / 144	System	(×2-0); (×2-2); (×2-4); etc.
3.	26 / 42	System	Summe der beiden Vorgängerzahlen
4.	97 / 82	System	-3; +5; -7; +9; etc.
5.	47 / 53	System	Folge der Primzahlen
6.	162 / 157	System	-8; ×3; -7; ×3; -6; ×3; etc.
7.	8 / 4	System	÷5; +5; ÷4; +4; ÷3; +3; etc.
8.	35 / 105	System	×3; -4; +6; ×3; -4; +6; etc.
9.	79 / 143	System	+1; +2; +4; +8; +16; +32; etc.
10.	20 / 44	System	(×2+4); (÷2+4); (×2+4); (÷2+4); etc.

Block 16

1.	2 / 15	System	+1; -3; +5; -7; +9; -11; etc.
2.	240 / 494	System	(+1×2); (+2×2); (+3×2); (+4×2); etc.
3.	61 / 109	System	(×2-1); (×2+3); (×2-5); (×2+7); etc.
4.	317 / 634	System	(×2-18); (×2-15); (×2-12); (×2-9); etc.
5.	4 / 1	System	(-7÷3); (-6÷3); (-5÷3); etc.
6.	913 / 3644	System	(×4-2); (×4-3); (×4-4); etc.
7.	4 / 1	System	(÷2-1); (-2÷2); (÷2-1); (-2÷2); etc.
8.	1093 / 3280	System	(×3+1); (×3+1); etc.
9.	44 / 86	System	(×2-2); -10; (×2-2); -8; (×2-2); -6; etc.
10.	432 / 435	System	+3; ×2; +3; ×3; +3; ×4; etc.

Block 17

1.	57 / 92	System	+5; -10; -15; +20; -25; -30; etc.
2.	124 / 118	System	-12; +4; -10; +3; -8; +2; etc.
3.	59 / 66	System	+4; -15; +5; -15; +6; -15; etc.
4.	915 / 2738	System	(×3-1); (×3-2); (×3-3); etc.
5.	50 / 65	System	+3; +5; +7; +9; +11; +13; etc.
6.	151 / 151	System	+36; +30; +24; +18; +12; etc.
7.	464 / 571	System	+47; +57; +67; +77; etc.
8.	33 / 54	System	(×2-12); +3; (×2-12); +3; etc.
9.	14 / 12	System	+2; ×2; -2; ÷2; etc.
10.	55 / 105	System	(×2-5); -10; (×2-5); -10; etc.

Block 18

1.	7 / 20	System	+1; -3; +5; -7; etc.
2.	53 / 106	System	÷2; +2; ×2; -2; etc.
3.	58 / 406	System	×7; +; 7; ÷7; etc.
4.	14 / 56	System	÷4; +4; ×4; -4; etc.
5.	108 / 2	System	Zwei Reihen: 1. Reihe: ×3; 2. Reihe: ÷2
6.	11 / 9	System	-2; -5; -2; -6; -2; -7; etc.
7.	79 / 128	System	+7; -14; +21; -28; +35; -42; etc.
8.	4 / 1	System	(-1÷3); (-1÷3); etc.
9.	180 / 180	System	×1; ×2; ×3; etc.
10.	47 / 50	System	+1; ×2; -3; +2; ×3; -4; etc.

Block 19

1.	24 / 41	System	+17; -12; +17; -12; etc.
2.	45 / 63	System	+18; -6; +18; -6; etc.
3.	3 /-1	System	-1; ×1; -2; ×2; -3; ×3; -4; ×4; etc.
4.	89 / 92	System	+3; -2; +3; -3; +3; -4; etc.
5.	131 / 1048	System	×2; -3; ×4; -5; ×6; -7; ×8; -9; etc.
6.	325 / 2600	System	×2; -5; ×4; -5; ×6; -5; etc.
7.	613 / 1226	System	×2; +3; ×2; +5; ×2; +7; etc.
8.	725 / 730	System	+5; ×3; +5; ×4; +5; ×5; etc.
9.	30 / 5	System	÷6; ×3; ÷6; ×3; etc.
10.	7 / -8	System	Zwei Reihen: 1. Reihe: 1, 3, 5; 2. Reihe: -2, -4, -6

Block 20

1.	809 / 827	System	+0; +3; +6; +9; +12; etc.
2.	124 / 36	System	Zwei Reihen: 1. Reihe: -2; 2. Reihe: +7
3.	455 / 1820	System	(×4-6); (×4-5); (×4-4); etc.
4.	254 / 510	System	(×2+2); (×2+2); etc.
5.	2188 / 6562	System	(×3-2); (×3-2); etc.
6.	1292 / 2081	System	Summe der beiden Vorgängerzahlen
7.	705 / 2820	System	×4; -3; ×4; -3; etc.
8.	6 / 3	System	(+3÷3); (÷3+1); (+3÷3); (÷3+1); etc.
9.	33 / 54	System	(×2-12); +3; (×2-12); +3; etc.
10.	14 / 12	System	+2; ×2; -2; ÷2; etc.

Block 21

1.	671 / 673	System	+5; ×3; +4; ×2; +3; ×1; etc.
2.	250 / 750	System	×3; ÷4; -5; ×3; etc.
3.	8 / 9	System	+1; ÷2; -4; +1; ÷2; etc.
4.	252 / 250	System	+2; ×2; -2; ÷2; etc.
5.	21 / 22	System	Zwei Reihen: 1. Reihe: +3; 2. Reihe: -6
6.	3129 / 3137	System	+2; -3; ×4; +5; -6; ×7; etc.
7.	19 / 76	System	÷4; +4; ×4; -4; etc.
8.	64 / 60	System	-4; +4; ×4; -4; +4; ×4; etc.
9.	70 / 134	System	(×2-6); (×2-6); etc.
10.	253 / 509	System	(×2+3); (×2+3); etc.

Block 22

1.	14 / 16	System	+2; +3; +1; +2; +3; +1; etc.
2.	9 / 10	System	+1; +2; +3; -1; -2; -3; +1; +2; +3; etc.
3.	82 / 148	System	(-2×2); (-3×2); (-4×2); (-5×2); etc.
4.	11 / 3	System	-2; +3; -4; +5; -6; +7; etc.
5.	20 / 15	System	(÷2+5); (+10÷2); (÷2+5); (+10÷2); etc.
6.	1821 / 5466	System	(+1×3); (+1×3);
7.	4 / 2	System	(+2÷3); (+2÷3); etc.
8.	-360 / -2520	System	×1; ×(-2); ×3; ×(-4); ×5; etc.
9.	374 / 1121	System	(×3-1); (×3-1); etc.
10.	380 / 764	System	(+2 ×2); (+2 ×2); etc.

Nr.	Block 11				
1	(A) ■	(B) □	(C) □	(D) □	(E) □
2	(A) □	(B) ■	(C) □	(D) □	(E) □
3	(A) ■	(B) □	(C) □	(D) □	(E) □
4	(A) ■	(B) □	(C) □	(D) □	(E) □
5	(A) □	(B) □	(C) ■	(D) □	(E) □
6	(A) □	(B) □	(C) □	(D) ■	(E) □
7	(A) □	(B) □	(C) □	(D) □	(E) ■
8	(A) □	(B) □	(C) □	(D) □	(E) ■
9	(A) □	(B) □	(C) □	(D) □	(E) ■
10	(A) ■	(B) □	(C) □	(D) □	(E) □

Nr.	Block 12				
1	(A) □	(B) □	(C) ■	(D) □	(E) □
2	(A) □	(B) □	(C) □	(D) ■	(E) □
3	(A) ■	(B) □	(C) □	(D) □	(E) □
4	(A) □	(B) □	(C) □	(D) ■	(E) □
5	(A) □	(B) ■	(C) □	(D) □	(E) □
6	(A) □	(B) □	(C) □	(D) ■	(E) □
7	(A) □	(B) ■	(C) □	(D) □	(E) □
8	(A) □	(B) ■	(C) □	(D) □	(E) □
9	(A) □	(B) □	(C) □	(D) □	(E) ■
10	(A) □	(B) □	(C) □	(D) ■	(E) □

Nr.	Block 13				
1	(A) □	(B) ■	(C) □	(D) □	(E) □
2	(A) □	(B) □	(C) ■	(D) □	(E) □
3	(A) □	(B) □	(C) ■	(D) □	(E) □
4	(A) ■	(B) □	(C) □	(D) □	(E) □
5	(A) □	(B) □	(C) □	(D) ■	(E) □
6	(A) ■	(B) □	(C) □	(D) □	(E) □
7	(A) ■	(B) □	(C) □	(D) □	(E) □
8	(A) □	(B) □	(C) ■	(D) □	(E) □
9	(A) □	(B) □	(C) ■	(D) □	(E) □
10	(A) □	(B) ■	(C) □	(D) □	(E) □

Nr.	Block 14				
1	(A) ■	(B) □	(C) □	(D) □	(E) □
2	(A) □	(B) ■	(C) □	(D) □	(E) □
3	(A) □	(B) □	(C) □	(D) □	(E) ■
4	(A) □	(B) □	(C) □	(D) □	(E) ■
5	(A) □	(B) □	(C) □	(D) ■	(E) □
6	(A) □	(B) □	(C) □	(D) □	(E) ■
7	(A) □	(B) □	(C) □	(D) □	(E) ■
8	(A) ■	(B) □	(C) □	(D) □	(E) □
9	(A) □	(B) □	(C) □	(D) ■	(E) □
10	(A) ■	(B) □	(C) □	(D) □	(E) □

Nr.	Block 15				
1	(A) □	(B) ■	(C) □	(D) □	(E) □
2	(A) ■	(B) □	(C) □	(D) □	(E) □
3	(A) □	(B) □	(C) □	(D) □	(E) ■
4	(A) ■	(B) □	(C) □	(D) □	(E) □
5	(A) □	(B) □	(C) □	(D) ■	(E) □
6	(A) ■	(B) □	(C) □	(D) □	(E) □
7	(A) □	(B) □	(C) □	(D) ■	(E) □
8	(A) □	(B) ■	(C) □	(D) □	(E) □
9	(A) □	(B) □	(C) ■	(D) □	(E) □
10	(A) □	(B) □	(C) □	(D) ■	(E) □

Nr.	Block 16				
1	(A) □	(B) ■	(C) □	(D) □	(E) □
2	(A) □	(B) □	(C) □	(D) ■	(E) □
3	(A) □	(B) ■	(C) □	(D) □	(E) □
4	(A) □	(B) □	(C) ■	(D) □	(E) □
5	(A) □	(B) □	(C) □	(D) ■	(E) □
6	(A) □	(B) □	(C) □	(D) □	(E) ■
7	(A) ■	(B) □	(C) □	(D) □	(E) □
8	(A) □	(B) □	(C) ■	(D) □	(E) □
9	(A) □	(B) □	(C) □	(D) ■	(E) □
10	(A) □	(B) □	(C) ■	(D) □	(E) □

Nr.	Block 17
1	(A) □ (B) □ (C) ■ (D) □ (E) □
2	(A) ■ (B) □ (C) □ (D) □ (E) □
3	(A) □ (B) □ (C) □ (D) □ (E) ■
4	(A) □ (B) □ (C) ■ (D) □ (E) □
5	(A) □ (B) □ (C) □ (D) □ (E) ■
6	(A) ■ (B) □ (C) □ (D) □ (E) □
7	(A) □ (B) □ (C) ■ (D) □ (E) □
8	(A) ■ (B) □ (C) □ (D) □ (E) □
9	(A) ■ (B) □ (C) □ (D) □ (E) □
10	(A) □ (B) □ (C) □ (D) ■ (E) □

Nr.	Block 18
1	(A) □ (B) ■ (C) □ (D) □ (E) □
2	(A) □ (B) ■ (C) □ (D) □ (E) □
3	(A) □ (B) □ (C) □ (D) ■ (E) □
4	(A) □ (B) □ (C) ■ (D) □ (E) □
5	(A) □ (B) □ (C) ■ (D) □ (E) □
6	(A) □ (B) ■ (C) □ (D) □ (E) □
7	(A) ■ (B) □ (C) □ (D) □ (E) □
8	(A) □ (B) □ (C) □ (D) □ (E) ■
9	(A) □ (B) □ (C) □ (D) ■ (E) □
10	(A) □ (B) □ (C) □ (D) ■ (E) □

Nr.	Block 19
1	(A) ■ (B) □ (C) □ (D) □ (E) □
2	(A) □ (B) ■ (C) □ (D) □ (E) □
3	(A) □ (B) □ (C) ■ (D) □ (E) □
4	(A) ■ (B) □ (C) □ (D) □ (E) □
5	(A) □ (B) □ (C) □ (D) □ (E) ■
6	(A) □ (B) □ (C) □ (D) ■ (E) □
7	(A) □ (B) □ (C) □ (D) □ (E) ■
8	(A) □ (B) □ (C) □ (D) □ (E) ■
9	(A) □ (B) □ (C) □ (D) □ (E) ■
10	(A) ■ (B) □ (C) □ (D) □ (E) □

Nr.	Block 20
1	(A) □ (B) □ (C) ■ (D) □ (E) □
2	(A) □ (B) ■ (C) □ (D) □ (E) □
3	(A) □ (B) □ (C) ■ (D) □ (E) □
4	(A) □ (B) ■ (C) □ (D) □ (E) □
5	(A) □ (B) □ (C) ■ (D) □ (E) □
6	(A) □ (B) □ (C) ■ (D) □ (E) □
7	(A) □ (B) □ (C) □ (D) ■ (E) □
8	(A) ■ (B) □ (C) □ (D) □ (E) □
9	(A) ■ (B) □ (C) □ (D) □ (E) □
10	(A) ■ (B) □ (C) □ (D) □ (E) □

Nr.	Block 21
1	(A) □ (B) □ (C) □ (D) □ (E) ■
2	(A) ■ (B) □ (C) □ (D) □ (E) □
3	(A) □ (B) □ (C) ■ (D) □ (E) □
4	(A) □ (B) ■ (C) □ (D) □ (E) □
5	(A) ■ (B) □ (C) □ (D) □ (E) □
6	(A) □ (B) □ (C) ■ (D) □ (E) □
7	(A) □ (B) □ (C) □ (D) ■ (E) □
8	(A) □ (B) ■ (C) □ (D) □ (E) □
9	(A) □ (B) □ (C) ■ (D) □ (E) □
10	(A) □ (B) □ (C) □ (D) □ (E) ■

Nr.	Block 22
1	(A) ■ (B) □ (C) □ (D) □ (E) □
2	(A) □ (B) □ (C) □ (D) □ (E) ■
3	(A) □ (B) □ (C) □ (D) ■ (E) □
4	(A) □ (B) □ (C) □ (D) ■ (E) □
5	(A) □ (B) ■ (C) □ (D) □ (E) □
6	(A) ■ (B) □ (C) □ (D) □ (E) □
7	(A) □ (B) □ (C) □ (D) □ (E) ■
8	(A) □ (B) ■ (C) □ (D) □ (E) □
9	(A) □ (B) □ (C) ■ (D) □ (E) □
10	(A) □ (B) ■ (C) □ (D) □ (E) □

8.4 WORTFLÜSSIGKEIT

Nr.	Block 12				
1	(A) □	(B) □	(C) □	(D) ■	(E) □
2	(A) □	(B) □	(C) □	(D) ■	(E) □
3	(A) □	(B) □	(C) □	(D) □	(E) ■
4	(A) ■	(B) □	(C) □	(D) □	(E) □
5	(A) □	(B) ■	(C) □	(D) □	(E) □
6	(A) □	(B) □	(C) □	(D) ■	(E) □
7	(A) □	(B) □	(C) ■	(D) □	(E) □
8	(A) ■	(B) □	(C) □	(D) □	(E) □
9	(A) □	(B) ■	(C) □	(D) □	(E) □
10	(A) □	(B) □	(C) □	(D) □	(E) ■
11	(A) ■	(B) □	(C) □	(D) □	(E) □
12	(A) □	(B) ■	(C) □	(D) □	(E) □
13	(A) □	(B) □	(C) □	(D) ■	(E) □
14	(A) □	(B) ■	(C) □	(D) □	(E) □
15	(A) □	(B) □	(C) □	(D) ■	(E) □

Nr.	Block 13				
1	(A) □	(B) □	(C) ■	(D) □	(E) □
2	(A) ■	(B) □	(C) □	(D) □	(E) □
3	(A) □	(B) ■	(C) □	(D) □	(E) □
4	(A) □	(B) ■	(C) □	(D) □	(E) □
5	(A) ■	(B) □	(C) □	(D) □	(E) □
6	(A) □	(B) ■	(C) □	(D) □	(E) □
7	(A) □	(B) □	(C) ■	(D) □	(E) □
8	(A) □	(B) □	(C) □	(D) ■	(E) □
9	(A) □	(B) □	(C) □	(D) □	(E) ■
10	(A) □	(B) ■	(C) □	(D) □	(E) □
11	(A) □	(B) □	(C) □	(D) □	(E) ■
12	(A) ■	(B) □	(C) □	(D) □	(E) □
13	(A) □	(B) ■	(C) □	(D) □	(E) □
14	(A) ■	(B) □	(C) □	(D) □	(E) □
15	(A) □	(B) □	(C) ■	(D) □	(E) □

Nr.	Block 14				
1	(A) □	(B) □	(C) □	(D) □	(E) ■
2	(A) □	(B) ■	(C) □	(D) □	(E) □
3	(A) □	(B) □	(C) □	(D) ■	(E) □
4	(A) □	(B) □	(C) □	(D) ■	(E) □
5	(A) □	(B) □	(C) □	(D) □	(E) ■
6	(A) □	(B) □	(C) □	(D) ■	(E) □
7	(A) □	(B) □	(C) ■	(D) □	(E) □
8	(A) □	(B) ■	(C) □	(D) □	(E) □
9	(A) □	(B) ■	(C) □	(D) □	(E) □
10	(A) □	(B) □	(C) □	(D) ■	(E) □
11	(A) □	(B) □	(C) □	(D) ■	(E) □
12	(A) ■	(B) □	(C) □	(D) □	(E) □
13	(A) □	(B) ■	(C) □	(D) □	(E) □
14	(A) □	(B) □	(C) ■	(D) □	(E) □
15	(A) □	(B) □	(C) □	(D) □	(E) ■

Nr.	Block 15				
1	(A) □	(B) ■	(C) □	(D) □	(E) □
2	(A) ■	(B) □	(C) □	(D) □	(E) □
3	(A) □	(B) ■	(C) □	(D) □	(E) □
4	(A) □	(B) □	(C) □	(D) ■	(E) □
5	(A) □	(B) □	(C) □	(D) □	(E) ■
6	(A) □	(B) □	(C) ■	(D) □	(E) □
7	(A) ■	(B) □	(C) □	(D) □	(E) □
8	(A) □	(B) ■	(C) □	(D) □	(E) □
9	(A) □	(B) □	(C) □	(D) □	(E) ■
10	(A) ■	(B) □	(C) □	(D) □	(E) □
11	(A) □	(B) □	(C) □	(D) ■	(E) □
12	(A) □	(B) □	(C) □	(D) □	(E) ■
13	(A) □	(B) □	(C) □	(D) ■	(E) □
14	(A) □	(B) □	(C) □	(D) ■	(E) □
15	(A) □	(B) □	(C) ■	(D) □	(E) □

Nr.	Block 16				
1	(A) □	(B) ■	(C) □	(D) □	(E) □
2	(A) ■	(B) □	(C) □	(D) □	(E) □
3	(A) □	(B) □	(C) □	(D) ■	(E) □
4	(A) □	(B) ■	(C) □	(D) □	(E) □
5	(A) □	(B) ■	(C) □	(D) □	(E) □
6	(A) □	(B) □	(C) □	(D) □	(E) ■
7	(A) □	(B) ■	(C) □	(D) □	(E) □
8	(A) ■	(B) □	(C) □	(D) □	(E) □
9	(A) □	(B) □	(C) □	(D) ■	(E) □
10	(A) □	(B) □	(C) ■	(D) □	(E) □
11	(A) □	(B) □	(C) ■	(D) □	(E) □
12	(A) □	(B) □	(C) □	(D) ■	(E) □
13	(A) ■	(B) □	(C) □	(D) □	(E) □
14	(A) □	(B) □	(C) ■	(D) □	(E) □
15	(A) □	(B) □	(C) ■	(D) □	(E) □

Nr.	Block 17				
1	(A) □	(B) ■	(C) □	(D) □	(E) □
2	(A) ■	(B) □	(C) □	(D) □	(E) □
3	(A) □	(B) ■	(C) □	(D) □	(E) □
4	(A) □	(B) □	(C) □	(D) □	(E) ■
5	(A) ■	(B) □	(C) □	(D) □	(E) □
6	(A) □	(B) □	(C) □	(D) ■	(E) □
7	(A) □	(B) □	(C) □	(D) □	(E) ■
8	(A) □	(B) □	(C) ■	(D) □	(E) □
9	(A) □	(B) ■	(C) □	(D) □	(E) □
10	(A) □	(B) ■	(C) □	(D) □	(E) □
11	(A) ■	(B) □	(C) □	(D) □	(E) □
12	(A) □	(B) □	(C) ■	(D) □	(E) □
13	(A) □	(B) ■	(C) □	(D) □	(E) □
14	(A) ■	(B) □	(C) □	(D) □	(E) □
15	(A) □	(B) ■	(C) □	(D) □	(E) □

Nr.	Block 18				
1	(A) □	(B) ■	(C) □	(D) □	(E) □
2	(A) ■	(B) □	(C) □	(D) □	(E) □
3	(A) □	(B) □	(C) □	(D) ■	(E) □
4	(A) □	(B) □	(C) □	(D) ■	(E) □
5	(A) □	(B) ■	(C) □	(D) □	(E) □
6	(A) ■	(B) □	(C) □	(D) □	(E) □
7	(A) □	(B) ■	(C) □	(D) □	(E) □
8	(A) □	(B) □	(C) □	(D) □	(E) ■
9	(A) □	(B) □	(C) ■	(D) □	(E) □
10	(A) □	(B) □	(C) □	(D) ■	(E) □
11	(A) □	(B) □	(C) □	(D) □	(E) ■
12	(A) □	(B) □	(C) ■	(D) □	(E) □
13	(A) □	(B) □	(C) ■	(D) □	(E) □
14	(A) □	(B) ■	(C) □	(D) □	(E) □
15	(A) □	(B) □	(C) □	(D) ■	(E) □

Nr.	Block 19				
1	(A) □	(B) ■	(C) □	(D) □	(E) □
2	(A) □	(B) □	(C) □	(D) ■	(E) □
3	(A) ■	(B) □	(C) □	(D) □	(E) □
4	(A) □	(B) □	(C) ■	(D) □	(E) □
5	(A) □	(B) □	(C) □	(D) □	(E) ■
6	(A) □	(B) □	(C) □	(D) ■	(E) □
7	(A) ■	(B) □	(C) □	(D) □	(E) □
8	(A) □	(B) □	(C) ■	(D) □	(E) □
9	(A) □	(B) ■	(C) □	(D) □	(E) □
10	(A) □	(B) □	(C) □	(D) □	(E) ■
11	(A) □	(B) ■	(C) □	(D) □	(E) □
12	(A) ■	(B) □	(C) □	(D) □	(E) □
13	(A) ■	(B) □	(C) □	(D) □	(E) □
14	(A) ■	(B) □	(C) □	(D) □	(E) □
15	(A) □	(B) □	(C) ■	(D) □	(E) □

Nr.	Block 20				
1	(A) □	(B) ■	(C) □	(D) □	(E) □
2	(A) ■	(B) □	(C) □	(D) □	(E) □
3	(A) □	(B) ■	(C) □	(D) □	(E) □
4	(A) ■	(B) □	(C) □	(D) □	(E) □
5	(A) □	(B) ■	(C) □	(D) □	(E) □
6	(A) □	(B) ■	(C) □	(D) □	(E) □
7	(A) ■	(B) □	(C) □	(D) □	(E) □
8	(A) □	(B) ■	(C) □	(D) □	(E) □
9	(A) □	(B) □	(C) □	(D) □	(E) ■
10	(A) □	(B) □	(C) □	(D) ■	(E) □
11	(A) □	(B) □	(C) ■	(D) □	(E) □
12	(A) ■	(B) □	(C) □	(D) □	(E) □
13	(A) □	(B) □	(C) □	(D) ■	(E) □
14	(A) □	(B) □	(C) □	(D) □	(E) ■
15	(A) □	(B) ■	(C) □	(D) □	(E) □

Nr.	Block 21				
1	(A) □	(B) □	(C) □	(D) □	(E) ■
2	(A) □	(B) □	(C) ■	(D) □	(E) □
3	(A) ■	(B) □	(C) □	(D) □	(E) □
4	(A) □	(B) □	(C) □	(D) ■	(E) □
5	(A) □	(B) □	(C) □	(D) □	(E) ■
6	(A) □	(B) □	(C) ■	(D) □	(E) □
7	(A) □	(B) □	(C) □	(D) □	(E) ■
8	(A) □	(B) □	(C) ■	(D) □	(E) □
9	(A) □	(B) ■	(C) □	(D) □	(E) □
10	(A) □	(B) ■	(C) □	(D) □	(E) □
11	(A) □	(B) □	(C) □	(D) ■	(E) □
12	(A) □	(B) □	(C) □	(D) □	(E) ■
13	(A) □	(B) □	(C) ■	(D) □	(E) □
14	(A) ■	(B) □	(C) □	(D) □	(E) □
15	(A) ■	(B) □	(C) □	(D) □	(E) □

Nr.	Block 22				
1	(A) □	(B) □	(C) □	(D) ■	(E) □
2	(A) □	(B) ■	(C) □	(D) □	(E) □
3	(A) □	(B) □	(C) □	(D) □	(E) ■
4	(A) □	(B) □	(C) ■	(D) □	(E) □
5	(A) □	(B) □	(C) □	(D) □	(E) ■
6	(A) ■	(B) □	(C) □	(D) □	(E) □
7	(A) □	(B) ■	(C) □	(D) □	(E) □
8	(A) □	(B) □	(C) □	(D) □	(E) ■
9	(A) ■	(B) □	(C) □	(D) □	(E) □
10	(A) □	(B) □	(C) ■	(D) □	(E) □
11	(A) □	(B) □	(C) ■	(D) □	(E) □
12	(A) ■	(B) □	(C) □	(D) □	(E) □
13	(A) □	(B) □	(C) □	(D) □	(E) ■
14	(A) ■	(B) □	(C) □	(D) □	(E) □
15	(A) □	(B) □	(C) □	(D) □	(E) ■

Nr.	Block 23				
1	(A) □	(B) □	(C) ■	(D) □	(E) □
2	(A) □	(B) □	(C) □	(D) ■	(E) □
3	(A) □	(B) ■	(C) □	(D) □	(E) □
4	(A) ■	(B) □	(C) □	(D) □	(E) □
5	(A) □	(B) □	(C) □	(D) □	(E) ■
6	(A) □	(B) □	(C) □	(D) □	(E) ■
7	(A) □	(B) □	(C) ■	(D) □	(E) □
8	(A) □	(B) □	(C) □	(D) ■	(E) □
9	(A) □	(B) ■	(C) □	(D) □	(E) □
10	(A) □	(B) ■	(C) □	(D) □	(E) □
11	(A) ■	(B) □	(C) □	(D) □	(E) □
12	(A) □	(B) □	(C) □	(D) ■	(E) □
13	(A) □	(B) ■	(C) □	(D) □	(E) □
14	(A) □	(B) ■	(C) □	(D) □	(E) □
15	(A) ■	(B) □	(C) □	(D) □	(E) □

Nr.	Block 24				
1	(A) ■	(B) □	(C) □	(D) □	(E) □
2	(A) □	(B) ■	(C) □	(D) □	(E) □
3	(A) ■	(B) □	(C) □	(D) □	(E) □
4	(A) ■	(B) □	(C) □	(D) □	(E) □
5	(A) □	(B) □	(C) □	(D) ■	(E) □
6	(A) ■	(B) □	(C) □	(D) □	(E) □
7	(A) □	(B) □	(C) ■	(D) □	(E) □
8	(A) □	(B) □	(C) □	(D) □	(E) ■
9	(A) □	(B) □	(C) □	(D) ■	(E) □
10	(A) □	(B) □	(C) ■	(D) □	(E) □
11	(A) ■	(B) □	(C) □	(D) □	(E) □
12	(A) □	(B) ■	(C) □	(D) □	(E) □
13	(A) □	(B) □	(C) □	(D) □	(E) ■
14	(A) □	(B) □	(C) ■	(D) □	(E) □
15	(A) ■	(B) □	(C) □	(D) □	(E) □

Nr.	Block 25				
1	(A) □	(B) □	(C) ■	(D) □	(E) □
2	(A) □	(B) □	(C) □	(D) ■	(E) □
3	(A) □	(B) □	(C) □	(D) □	(E) ■
4	(A) □	(B) ■	(C) □	(D) □	(E) □
5	(A) ■	(B) □	(C) □	(D) □	(E) □
6	(A) □	(B) ■	(C) □	(D) □	(E) □
7	(A) ■	(B) □	(C) □	(D) □	(E) □
8	(A) □	(B) □	(C) □	(D) ■	(E) □
9	(A) □	(B) ■	(C) □	(D) □	(E) □
10	(A) □	(B) □	(C) □	(D) □	(E) ■
11	(A) ■	(B) □	(C) □	(D) □	(E) □
12	(A) □	(B) □	(C) □	(D) □	(E) ■
13	(A) ■	(B) □	(C) □	(D) □	(E) □
14	(A) □	(B) ■	(C) □	(D) □	(E) □
15	(A) □	(B) □	(C) ■	(D) □	(E) □

Nr.	Block 26				
1	(A) ■	(B) □	(C) □	(D) □	(E) □
2	(A) □	(B) □	(C) □	(D) □	(E) ■
3	(A) □	(B) ■	(C) □	(D) □	(E) □
4	(A) ■	(B) □	(C) □	(D) □	(E) □
5	(A) □	(B) □	(C) □	(D) ■	(E) □
6	(A) ■	(B) □	(C) □	(D) □	(E) □
7	(A) ■	(B) □	(C) □	(D) □	(E) □
8	(A) □	(B) □	(C) ■	(D) □	(E) □
9	(A) □	(B) ■	(C) □	(D) □	(E) □
10	(A) □	(B) □	(C) ■	(D) □	(E) □
11	(A) ■	(B) □	(C) □	(D) □	(E) □
12	(A) □	(B) □	(C) □	(D) ■	(E) □
13	(A) □	(B) □	(C) □	(D) ■	(E) □
14	(A) □	(B) ■	(C) □	(D) □	(E) □
15	(A) □	(B) ■	(C) □	(D) □	(E) □

Nr.	Block 27				
1	(A) □	(B) □	(C) ■	(D) □	(E) □
2	(A) □	(B) □	(C) ■	(D) □	(E) □
3	(A) □	(B) □	(C) ■	(D) □	(E) □
4	(A) □	(B) ■	(C) □	(D) □	(E) □
5	(A) □	(B) □	(C) □	(D) ■	(E) □
6	(A) □	(B) □	(C) □	(D) □	(E) ■
7	(A) □	(B) ■	(C) □	(D) □	(E) □
8	(A) □	(B) □	(C) □	(D) ■	(E) □
9	(A) □	(B) ■	(C) □	(D) □	(E) □
10	(A) □	(B) □	(C) ■	(D) □	(E) □
11	(A) □	(B) □	(C) □	(D) ■	(E) □
12	(A) □	(B) ■	(C) □	(D) □	(E) □
13	(A) ■	(B) □	(C) □	(D) □	(E) □
14	(A) □	(B) ■	(C) □	(D) □	(E) □
15	(A) ■	(B) □	(C) □	(D) □	(E) □

LÖSUNGSWORTE

Block 1

1. MAROTTE
2. KATZE
3. SCHOKOCREME
4. STRUMPFHOSE
5. PUPILLE
6. KONKURRENT
7. STEWARDESS
8. MEILE
9. ZWECK
10. RESTAURANT
11. LEBERWURST
12. PROGRAMM
13. SCHADEN
14. UMWELT
15. ORGANISATION

Block 2

1. RESSOURCE
2. SCHLACHT
3. WELTKRIEG
4. TOMATE
5. WINDSTILLE
6. STOPPSCHILD
7. BARON
8. KONZERTKARTE
9. ARTISCHOCKE
10. MEERSALZ
11. SCHLEIFE
12. NAGELBETT
13. WASCHMASCHINE
14. INTERNET
15. MESSERBLOCK

Block 3

1. PARKSCHEIBE
2. KLEBER
3. KOMPOSTEIMER
4. UMARMUNG
5. GIROKONTO
6. HANDTASCHE
7. KATZENJAMMER
8. BODENPLATTE
9. SCHNEIDER
10. SONNENBRILLE
11. BLUMENSTRAUSS
12. ERDBEERE
13. JOGHURT
14. LADEKABEL
15. FLASCHENHALS

Block 4

1. SEIDENTUCH
2. KRANKENKASSE
3. LEBENSLAUF
4. RENNMAUS
5. SCHORNSTEIN
6. KINDERZIMMER
7. BAUMASCHINE
8. TASCHENDIEB
9. BILDERRAHMEN
10. EINLASS
11. SCHIMMEL
12. KELLERGESCHOSS
13. OHRRING
14. BEWERBUNG
15. FOTOAPPARAT

Block 5

1.	EINLADUNG	6.	PROTESTZUG	11.	LIMONADE
2.	RICHTER	7.	GRUNDSATZ	12.	WEINKELLER
3.	AMTSGERICHT	8.	KRITIKER	13.	URLAUBSREISE
4.	PAKETFAHRER	9.	ALLHEILMITTEL	14.	WIRTSCHAFT
5.	PROZESSTAG	10.	ARBEITSLOSER	15.	LEIBGERICHT

Block 6

1.	FREUDENTANZ	6.	MESSESTAND	11.	HAARFARBE
2.	STEUERMANN	7.	KONZEPT	12.	ROLLTREPPE
3.	KLAUSUR	8.	TOASTER	13.	WAAGE
4.	SAITE	9.	ALUMINIUM	14.	STERNZEICHEN
5.	VERBANDSKASTEN	10.	KOCHTOPF	15.	HOROSKOP

Block 7

1.	ZEITSCHRIFT	6.	VORLESUNG	11.	ZAHNPASTA
2.	AUTOBAHN	7.	ADLERHORST	12.	VOGELNEST
3.	WALNUSS	8.	GEODREIECK	13.	BLEICHE
4.	BAUMSTAMM	9.	BIBLIOTHEK	14.	KUHFLECKEN
5.	GASTGEBER	10.	HOTELPOOL	15.	EISENBAHN

Block 8

1.	BANANENSAFT	6.	FALTENCREME	11.	PAPYRUS
2.	WIMPERNTUSCHE	7.	LASTSCHRIFT	12.	MILLION
3.	GRUPPENZWANG	8.	AUFLAUFFORM	13.	AUFSCHNITT
4.	GIESSKANNE	9.	BRILLENGLAS	14.	WALDWEG
5.	UNTERHEMD	10.	KINDERBUCH	15.	GARTENZAUN

Block 9

1. ANZUGHEMD
2. LEDERJACKE
3. WESTE
4. KRANKENHAUS
5. HUNDERASSE
6. ZAHNSPANGE
7. BLAULICHT
8. TOPFSCHLAGEN
9. LADENZEILE
10. PLATZHALTER
11. POSTEINGANG
12. SPIELSUCHT
13. LIEBE
14. ANZUG
15. BECHER

Block 10

1. ORIENT
2. HAGEL
3. ZUFALL
4. GESTE
5. AHORN
6. KOMMUNIKATION
7. GASTRONOMIE
8. AUTOREIFEN
9. KINOABEND
10. APOTHEKE
11. SCHAUMFESTIGER
12. WOLLPULLOVER
13. SOCKENFACH
14. PLATTFORM
15. MEDIKAMENT

Block 11

1. MITTAGSTISCH
2. HOSTESS
3. PINGUIN
4. FELSVORSPRUNG
5. FERNGLAS
6. LEHRER
7. FAHNE
8. NOBELPREIS
9. CHEMIE
10. IRRWEG
11. IMMUNSYSTEM
12. LEUCHTDIODE
13. MAMMUT
14. LEHRBUCH
15. MONDFINSTERNIS

Block 12

1. RASIERMESSER
2. LADENSCHLUSS
3. GITARRE
4. BACKE
5. GURKE
6. NUMMER
7. WISSEN
8. GEDANKE
9. TORTENSPRITZE
10. ORTSTEIL
11. NACHTZUG
12. PROBEFAHRT
13. UNTERNEHMER
14. SCHNEEFLOCKE
15. STURHEIT

Block 13

1. MODEPUPPE
2. DOSENFISCH
3. NACHTSCHICHT
4. GURKENSALAT
5. BAUERNSCHAFT
6. CURRY
7. BAUCH
8. SCHULE
9. GELDWERT
10. MUSKETIER
11. SOMMER
12. ZAHNSTEIN
13. BRATPFANNE
14. PARADIESVOGEL
15. EINGEWEIDE

Block 14

1. SAHNETORTE
2. MITTELPUNKT
3. EINZELKARTE
4. TISCHDECKE
5. DARBIETUNG
6. AUSGRABUNG
7. LUFTFAHRT
8. QUITTUNG
9. MILCHBREI
10. ZITRONENSAFT
11. SORGE
12. DATTEL
13. HIMMEL
14. INNENSTADT
15. MUSIKSCHULE

Block 15

1. LAUTSPRECHER
2. MUTTERMAL
3. ZOOLOGE
4. ROLLTOR
5. UMZUGSFIRMA
6. BITTERSALZ
7. MUTTERTAG
8. SCHEINEHE
9. TRAUMFIGUR
10. LOKALSENDER
11. UTENSIL
12. CHAOS
13. KAFFEE
14. BASILIKUM
15. TIGERTATZE

Block 16

1. KOLLAGE
2. WASSERPUMPE
3. ANGEKLAGTE
4. PSYCHOPATH
5. MANDALA
6. DUSCHGEL
7. LEGEBATTERIE
8. GEFRIERTRUHE
9. XYLOFON
10. ERREGER
11. RADFAHRER
12. MANUSKRIPT
13. WILDSCHWEIN
14. INTUITION
15. SENDUNG

Block 17

1. ROLLATOR
2. ERLAUBNIS
3. ZEITBOMBE
4. PADDELBOOT
5. WASSER
6. HUSTENSAFT
7. EXTREMFALL
8. FUSSBALLFAN
9. GUMMIBALL
10. HALLENBAD
11. BOXER
12. ABTEI
13. ABITUR
14. WUNDER
15. ABGANG

Block 18

1. KAUGUMMI
2. TATWAFFE
3. SINGVOGEL
4. SPARKASSE
5. ZUSATZ
6. WUNSCH
7. DRAMA
8. DRAHT
9. ALARMANLAGE
10. NASENSPRAY
11. ZWEIG
12. WILLE
13. TRITT
14. TRAUBE
15. STRICH

Block 19

1. PICKEL
2. STORNO
3. REGION
4. PILGER
5. NAGETIER
6. OBSTBAUM
7. FUNDSTELLE
8. GELDSCHEIN
9. OBERST
10. MINUTE
11. METEOR
12. MANTEL
13. BLUTEGEL
14. DICKDARM
15. FLUSSBETT

Block 20

1. LACHS
2. KETTE
3. HINDU
4. ENGEL
5. VOKAL
6. DATEI
7. JAGUAR
8. HAUFEN
9. STADTPLATZ
10. KLAGE
11. ABEND
12. FAHRT
13. AUGENBRAUE
14. KOPFKISSEN
15. PROBE

Block 21

1. KASTEN	6. HALSTUCH	11. KERZE
2. BUTTERMILCH	7. LAUTSPRECHER	12. FENSTER
3. VOGEL	8. LEBERFLECK	13. HANDTUCH
4. GEDICHT	9. ZAHNFLEISCH	14. FRIEDEN
5. GARTEN	10. SCHREIBTISCH	15. ANRUF

Block 22

1. TASSE	6. FINGERNAGEL	11. GEBET
2. TELLER	7. TASTATUR	12. SCHAL
3. REGAL	8. KOFFER	13. UMARMUNG
4. PFLEGE	9. STIFT	14. NICHTE
5. KOCHTOPF	10. WARZE	15. TOCHTER

Block 23

1. KELLNER	6. LEUCHTTURM	11. MOSAIK
2. ZWEIFEL	7. STURM	12. ILTIS
3. RELIGION	8. KLAVIER	13. GARAGE
4. RUCKSACK	9. SCHLAGZEUG	14. SALAT
5. FRIEDHOF	10. ABGAS	15. MEISE

Block 24

1. SPINNE	6. STUHL	11. RIESE
2. NOTIZ	7. BALKEN	12. VATER
3. BUSCH	8. GONDEL	13. ABBILD
4. WOCHE	9. DROHNE	14. HAUBE
5. PROVOKATION	10. KARTON	15. NACHT

Block 25

1. ARABER
2. KIRCHE
3. KORKEN
4. JUNGE
5. ANGABE
6. NIESELREGEN
7. SCHUHE
8. FEIER
9. REISEKOFFER
10. SPIELEABEND
11. IMMITATION
12. SACHERTORTE
13. NUDELAUFLAUF
14. FLEISCH
15. REGENBOGEN

Block 26

1. ANGST
2. DEPRESSION
3. FLAUM
4. HAFER
5. DOGGE
6. BADEWANNE
7. LEHRER
8. KNEBEL
9. HOCHZEIT
10. UHRZEIT
11. KALENDER
12. KASSE
13. FLASCHE
14. ABENDBROT
15. BAMBUS

Block 27

1. FINALE
2. QUITTE
3. BARRIKADE
4. NABEL
5. TISCH
6. GARTENARBEIT
7. FILMFESTIVAL
8. LASTWAGEN
9. SCHULBANK
10. FORMULAR
11. IMKEREI
12. BLUME
13. REISEKATALOG
14. SONNENMILCH
15. ACRYLFARBE

8.5 IMPLIKATIONEN ERKENNEN

Nr.	Block 1				
1	(A) □	(B) ■	(C) □	(D) □	(E) □
2	(A) □	(B) □	(C) □	(D) □	(E) ■
3	(A) ■	(B) □	(C) □	(D) □	(E) □
4	(A) ■	(B) □	(C) □	(D) □	(E) □
5	(A) □	(B) □	(C) □	(D) □	(E) ■
6	(A) □	(B) ■	(C) □	(D) □	(E) □
7	(A) □	(B) □	(C) ■	(D) □	(E) □
8	(A) ■	(B) □	(C) □	(D) □	(E) □
9	(A) □	(B) □	(C) ■	(D) □	(E) □
10	(A) □	(B) □	(C) □	(D) □	(E) ■

Nr.	Block 2				
1	(A) □	(B) □	(C) □	(D) □	(E) ■
2	(A) □	(B) □	(C) □	(D) □	(E) ■
3	(A) □	(B) □	(C) □	(D) ■	(E) □
4	(A) □	(B) □	(C) □	(D) □	(E) ■
5	(A) □	(B) □	(C) □	(D) □	(E) ■
6	(A) □	(B) □	(C) ■	(D) □	(E) □
7	(A) □	(B) □	(C) ■	(D) □	(E) □
8	(A) □	(B) □	(C) □	(D) □	(E) ■
9	(A) □	(B) □	(C) □	(D) ■	(E) □
10	(A) □	(B) □	(C) □	(D) ■	(E) □

Nr.	Block 3				
1	(A) □	(B) □	(C) □	(D) ■	(E) □
2	(A) □	(B) □	(C) □	(D) □	(E) ■
3	(A) ■	(B) □	(C) □	(D) □	(E) □
4	(A) □	(B) □	(C) □	(D) □	(E) ■
5	(A) □	(B) □	(C) □	(D) □	(E) ■
6	(A) □	(B) □	(C) □	(D) □	(E) ■
7	(A) □	(B) □	(C) □	(D) □	(E) ■
8	(A) □	(B) ■	(C) □	(D) □	(E) □
9	(A) □	(B) □	(C) □	(D) □	(E) ■
10	(A) □	(B) □	(C) ■	(D) □	(E) □

Nr.	Block 4				
1	(A) □	(B) □	(C) □	(D) □	(E) ■
2	(A) □	(B) ■	(C) □	(D) □	(E) □
3	(A) ■	(B) □	(C) □	(D) □	(E) □
4	(A) □	(B) □	(C) □	(D) □	(E) ■
5	(A) ■	(B) □	(C) □	(D) □	(E) □
6	(A) □	(B) □	(C) □	(D) □	(E) ■
7	(A) □	(B) □	(C) □	(D) □	(E) ■
8	(A) □	(B) □	(C) □	(D) □	(E) ■
9	(A) □	(B) □	(C) □	(D) □	(E) ■
10	(A) □	(B) □	(C) □	(D) ■	(E) □

Nr.	Block 5				
1	(A) □	(B) ■	(C) □	(D) □	(E) □
2	(A) □	(B) □	(C) ■	(D) □	(E) □
3	(A) □	(B) □	(C) □	(D) □	(E) ■
4	(A) □	(B) □	(C) ■	(D) □	(E) □
5	(A) ■	(B) □	(C) □	(D) □	(E) □
6	(A) □	(B) □	(C) ■	(D) □	(E) □
7	(A) □	(B) □	(C) ■	(D) □	(E) □
8	(A) □	(B) □	(C) □	(D) ■	(E) □
9	(A) □	(B) □	(C) □	(D) ■	(E) □
10	(A) □	(B) □	(C) □	(D) □	(E) ■

Nr.	Block 6				
1	(A) □	(B) □	(C) □	(D) □	(E) ■
2	(A) □	(B) □	(C) □	(D) ■	(E) □
3	(A) ■	(B) □	(C) □	(D) □	(E) □
4	(A) □	(B) □	(C) □	(D) □	(E) ■
5	(A) □	(B) □	(C) □	(D) ■	(E) □
6	(A) □	(B) ■	(C) □	(D) □	(E) □
7	(A) □	(B) □	(C) □	(D) □	(E) ■
8	(A) □	(B) □	(C) □	(D) □	(E) ■
9	(A) □	(B) □	(C) □	(D) □	(E) ■
10	(A) □	(B) □	(C) ■	(D) □	(E) □

Nr.	Block 7
1	(A) □ (B) ■ (C) □ (D) □ (E) □
2	(A) ■ (B) □ (C) □ (D) □ (E) □
3	(A) □ (B) □ (C) □ (D) □ (E) ■
4	(A) ■ (B) □ (C) □ (D) □ (E) □
5	(A) □ (B) □ (C) □ (D) □ (E) ■
6	(A) □ (B) □ (C) ■ (D) □ (E) □
7	(A) □ (B) ■ (C) □ (D) □ (E) □
8	(A) ■ (B) □ (C) □ (D) □ (E) □
9	(A) □ (B) □ (C) ■ (D) □ (E) □
10	(A) □ (B) □ (C) □ (D) □ (E) ■

Nr.	Block 8
1	(A) □ (B) □ (C) □ (D) □ (E) ■
2	(A) □ (B) □ (C) □ (D) ■ (E) □
3	(A) □ (B) □ (C) □ (D) □ (E) ■
4	(A) □ (B) □ (C) □ (D) □ (E) ■
5	(A) □ (B) □ (C) □ (D) □ (E) ■
6	(A) □ (B) □ (C) ■ (D) □ (E) □
7	(A) □ (B) □ (C) ■ (D) □ (E) □
8	(A) □ (B) □ (C) □ (D) □ (E) ■
9	(A) □ (B) □ (C) □ (D) ■ (E) □
10	(A) □ (B) □ (C) □ (D) ■ (E) □

Nr.	Block 9
1	(A) □ (B) □ (C) □ (D) □ (E) ■
2	(A) □ (B) ■ (C) □ (D) □ (E) □
3	(A) □ (B) □ (C) □ (D) □ (E) ■
4	(A) □ (B) □ (C) □ (D) □ (E) ■
5	(A) □ (B) □ (C) □ (D) □ (E) ■
6	(A) ■ (B) □ (C) □ (D) □ (E) □
7	(A) □ (B) □ (C) ■ (D) □ (E) □
8	(A) □ (B) □ (C) □ (D) ■ (E) □
9	(A) □ (B) □ (C) □ (D) □ (E) ■
10	(A) □ (B) □ (C) □ (D) ■ (E) □

Nr.	Block 10
1	(A) □ (B) ■ (C) □ (D) □ (E) □
2	(A) □ (B) □ (C) □ (D) □ (E) ■
3	(A) ■ (B) □ (C) □ (D) □ (E) □
4	(A) ■ (B) □ (C) □ (D) □ (E) □
5	(A) □ (B) □ (C) □ (D) □ (E) ■
6	(A) □ (B) ■ (C) □ (D) □ (E) □
7	(A) □ (B) □ (C) ■ (D) □ (E) □
8	(A) ■ (B) □ (C) □ (D) □ (E) □
9	(A) □ (B) □ (C) ■ (D) □ (E) □
10	(A) □ (B) □ (C) □ (D) □ (E) ■

Nr.	Block 11
1	(A) □ (B) □ (C) □ (D) □ (E) ■
2	(A) □ (B) □ (C) □ (D) □ (E) ■
3	(A) □ (B) □ (C) □ (D) ■ (E) □
4	(A) □ (B) □ (C) □ (D) □ (E) ■
5	(A) □ (B) □ (C) □ (D) □ (E) ■
6	(A) □ (B) □ (C) □ (D) □ (E) ■
7	(A) ■ (B) □ (C) □ (D) □ (E) □
8	(A) □ (B) □ (C) □ (D) ■ (E) □
9	(A) □ (B) ■ (C) □ (D) □ (E) □
10	(A) □ (B) ■ (C) □ (D) □ (E) □

Nr.	Block 12
1	(A) □ (B) □ (C) □ (D) ■ (E) □
2	(A) □ (B) □ (C) □ (D) □ (E) ■
3	(A) □ (B) □ (C) ■ (D) □ (E) □
4	(A) □ (B) □ (C) ■ (D) □ (E) □
5	(A) □ (B) □ (C) □ (D) ■ (E) □
6	(A) □ (B) □ (C) □ (D) □ (E) ■
7	(A) ■ (B) □ (C) □ (D) □ (E) □
8	(A) □ (B) ■ (C) □ (D) □ (E) □
9	(A) □ (B) □ (C) □ (D) ■ (E) □
10	(A) □ (B) ■ (C) □ (D) □ (E) □

Nr.	Block 13				
1	(A) □	(B) □	(C) □	(D) □	(E) ■
2	(A) □	(B) □	(C) □	(D) □	(E) ■
3	(A) □	(B) □	(C) ■	(D) □	(E) □
4	(A) □	(B) □	(C) □	(D) ■	(E) □
5	(A) □	(B) □	(C) ■	(D) □	(E) □
6	(A) ■	(B) □	(C) □	(D) □	(E) □
7	(A) □	(B) □	(C) □	(D) ■	(E) □
8	(A) □	(B) □	(C) □	(D) □	(E) ■
9	(A) □	(B) ■	(C) □	(D) □	(E) □
10	(A) □	(B) ■	(C) □	(D) □	(E) □

Nr.	Block 14				
1	(A) □	(B) □	(C) □	(D) □	(E) ■
2	(A) □	(B) □	(C) □	(D) □	(E) ■
3	(A) □	(B) □	(C) □	(D) ■	(E) □
4	(A) □	(B) □	(C) ■	(D) □	(E) □
5	(A) □	(B) □	(C) ■	(D) □	(E) □
6	(A) □	(B) □	(C) □	(D) □	(E) ■
7	(A) ■	(B) □	(C) □	(D) □	(E) □
8	(A) □	(B) □	(C) □	(D) ■	(E) □
9	(A) □	(B) ■	(C) □	(D) □	(E) □
10	(A) □	(B) ■	(C) □	(D) □	(E) □

Nr.	Block 15				
1	(A) □	(B) □	(C) □	(D) □	(E) ■
2	(A) ■	(B) □	(C) □	(D) □	(E) □
3	(A) □	(B) □	(C) □	(D) □	(E) ■
4	(A) □	(B) ■	(C) □	(D) □	(E) □
5	(A) □	(B) ■	(C) □	(D) □	(E) □
6	(A) □	(B) □	(C) □	(D) □	(E) ■
7	(A) □	(B) □	(C) □	(D) □	(E) ■
8	(A) □	(B) □	(C) ■	(D) □	(E) □
9	(A) □	(B) □	(C) □	(D) ■	(E) □
10	(A) □	(B) □	(C) ■	(D) □	(E) □

ANHANG

9. BUCHEMPFEHLUNGEN

Weitere, ausführliche Informationen zu unseren Büchern, Seminaren und Online-Lernangeboten erhältst Du auf unserer Homepage ***www.medgurus.de***. Wenn Du mehr Informationen, Bilder oder Leseproben zu den unten aufgeführten Büchern unserer TMS, EMS und MedAT Buchreihen erhalten willst, folge einfach dem QR-Link neben dem jeweiligen Buch.

9.1 UNSERE KOMPLETTE MEDAT BUCHREIHE

MEDAT – DER LEITFADEN – Tipps, Tricks und Lösungsstrategien für den Medizinaufnahmetest MedAT in Österreich

- Lösungsstrategien zu allen Untertests werden anhand anschaulicher Beispiele und Musteraufgaben erklärt
- Zahlreiche Übungsaufgaben zu allen Untertests
- Allgemeine Bearbeitungstipps und ein detaillierter Lernplan für den MedAT
- Alle Infos rund um den MedAT inkl. Erfahrungsberichten von Teilnehmern

TEXTVERSTÄNDNIS IM MEDAT – DAS ÜBUNGSBUCH

- 45 Medizinische Übungstexte zu MedAT relevanten Themen
- Lösungsstrategien, Tipps und Tricks zur effizienten Bearbeitung
- Die Themen sind an die Ansprüche des MedAT 2016 angepasst

KOGNITIVE FÄHIGKEITEN UND FERTIGKEITEN - DAS ÜBUNGSBUCH

- Zehn komplette Aufgabenblöcke zu den Kognitiven Fähigkeiten und Fertigkeiten
- Zu allen 1.150 Aufgaben sind Musterlösungen angegeben
- Alle Aufgaben sind top-aktuell und an den MedAT 2016 angepasst

MEDAT 2016 - DIE KOMPLETTE SIMULATION

- Eine komplette Simulation des MedAT 2016
- Alle Aufgaben wurden an die Ansprüche des MedAT 2016 angepasst
- Alle Aufgaben wurden von über 200 Teilnehmer getestet

MEDAT-Z - DER LEITFADEN - MANUELLE FÄHIGKEITEN IM MEDAT-Z

- Zahlreiche, erprobte Übungsaufgaben für ein ausgiebiges Training
- Tipps für eine effizientere und schnellere Bearbeitung
- Ein Set mit 30 Drähten, die den Drähten im MedAT-Z entsprechen

9.2 UNSERE MEDAT VORBEREITUNGSSEMINARE

Seit 2007 bieten wir studentische Vorbereitungskurse zu fairen Preisen für den EMS, TMS und den MedAT an. In unseren Seminaren stellen wir effiziente Bearbeitungsstrategien zu den einzelnen Untertests vor und trainieren diese mit den Teilnehmern anhand von Beispielaufgaben ein. Mehr Informationen zu unseren Kursen findest Du auf unserer Homepage ***www.medgurus.de***.

DER MEDAT CRASHKURS

In zwei Tagen erfährst Du alles über den MedAT. Jedes Jahr aktualisieren und verbessern wir den Inhalt anhand der Rückmeldungen der TestteilnehmerInnen. Jeder Tipp, jede Strategie und jede Empfehlung ist im Test erprobt und von den Schülern als sehr hilfreich eingestuft worden. In unserem MedAT Crash Kurs stellen wir Dir den MedAT vor, erklären Dir die Lösungsstrategien zu allen Untertests der Kognitiven Fähigkeiten, des Sozialen Entscheidens, geben dir praktische Tipps für die Bearbeitung des Untertests Textverständnis und bringen Dir die wichtigsten Lerntechniken zur Bewältigung des geprüften Lernstoffes im BMS bei.

DER MEDAT CRASH DELUXE KURS

Es werden die gleichen Kursinhalte wie beim Crashkurs vermittelt. Zudem wird während dieses 3-tägigen Kurses eine komplette MedAT-Simulation abgehalten.

DER MEDAT KOMPLETTKURS

Unser Rundum-sorglos-Paket! Dieser fünftägige MedAT Komplettkurs stattet Dich mit allem aus, was Du für die Aufnahmeprüfung MedAT in Österreich brauchst. In den fünf Tagen behandeln wir alle wichtigen Themen und studieren die vorgestellten Lösungsstrategien gemeinsam ein.

9.3 UNSERE KOMPLETTE TMS UND EMS BUCHREIHE

Unsere TMS Buchreihe wird jährlich aktualisiert und umfasst folgende Bücher:

- TMS & EMS - Der Leitfaden
- TMS & EMS - Der Mathe Leitfaden
- Konzentriertes und sorgfältiges Arbeiten im TMS & EMS - Das Übungsbuch
- Textverständnis im TMS & EMS - Das Übungsbuch
- Muster zuordnen im TMS & EMS - Das Übungsbuch
- Figuren und Fakten lernen im TMS & EMS - Das Übungsbuch
- Schlauchfiguren im TMS & EMS - Das Übungsbuch
- Diagramme und Tabellen im TMS & EMS - Das Übungsbuch
- Medizinisch-naturwissenschaftliches Grundverständnis - Das Übungsbuch
- Die TMS Simulation - Eine komplette Simulation des TMS